Psychosomatik im Zentrum

Die Buchreihe versteht sich als interdisziplinäres Forum zur Diskussion aktueller Themen der Psychosomatik, Psychiatrie, Psychotherapie und Psychologie, ergänzt durch andere Disziplinen, insbesondere der Human- und Naturwissenschaften. Ein besonderer Schwerpunkt liegt dabei auf der Darstellung der wechselseitigen Beeinflussung psychischer und somatischer Faktoren, sowie deren Bedeutung für das jeweilige Krankheitsgeschehen. Dies geschieht jedoch immer auf der Basis unserer Haltung – der Untrennbarkeit von Körper und Seele – im Sinne der Leiblichkeit des Menschen.

Es steht also der «ganze» Mensch im Zentrum unserer Überlegungen und unseres Handelns, insbesondere im klinischen Alltag. Im ständigen Versuch der Annäherung an das Leiblichkeitskonzept scheint uns jedoch reduktionistisches Denken und Handeln eine notwendige und sinnvolle Möglichkeit in klinischer Praxis und Forschung.

Auf der Grundlage bisheriger Erfahrungen des 2006 gegründeten Psychosomatischen Zentrums Waldviertel (PSZW) in der Behandlung von Patientinnen und Patienten mit einem breiten Spektrum psychosomatischer bzw. psychiatrischer Störungsbilder hat sich die Buchreihe zum Ziel gesetzt Fragen zur Entstehung und Aufrechterhaltung der Symptome dieser Störungsbilder, zu spezifischen diagnostischen Verfahren und neue Aspekte in der Therapie möglichst differenziert zu diskutieren. Die Buchreihe soll somit zu einem intensiven Austausch zwischen Forschung und Praxis innerhalb und außerhalb des Psychosomatischen Zentrums Waldviertel (PSZW) beitragen.

Friedrich Riffer
Elmar Kaiser
Manuel Sprung
Lore Streibl
Hrsg.

Das Fremde: Flucht – Trauma – Resilienz

Aktuelle traumaspezifische Konzepte in der Psychosomatik

Mit 55 Abbildungen

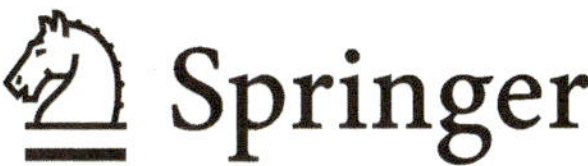

Herausgeber:
Friedrich Riffer
Psychosomatisches Zentrum
Eggenburg GmbH
Eggenburg, Österreich

Manuel Sprung
Psychosomatisches Zentrum
Eggenburg GmbH
Eggenburg, Österreich

Elmar Kaiser
Psychosomatisches Zentrum
Eggenburg GmbH
Eggenburg, Österreich

Lore Streibl
Psychosomatisches Zentrum
Eggenburg GmbH
Eggenburg, Österreich

ISSN 2520-1395
Psychosomatik im Zentrum
ISBN 978-3-662-56618-3
https://doi.org/10.1007/978-3-662-56619-0

ISSN 2520-1409 (electronic)

ISBN 978-3-662-56619-0 (eBook)

Die Deutsche Nationalbibliothek verzeichnet diese Publikation in der Deutschen Nationalbibliografie; detaillierte bibliografische Daten sind im Internet über http://dnb.d-nb.de abrufbar.

Umschlaggestaltung: deblik Berlin
Fotonachweis Umschlag: © Fotolia/Urheber: bittedankeschön

Gedruckt auf säurefreiem und chlorfrei gebleichtem Papier

Springer ist ein Imprint der eingetragenen Gesellschaft Springer-Verlag GmbH, DE
und ist Teil von Springer Nature
Die Anschrift der Gesellschaft ist: Heidelberger Platz 3, 14197 Berlin, Germany

Vorwort

Der zweite Band der Buchreihe *Psychosomatik im Zentrum* befasst sich mit aktuellen traumaspezifischen Konzepten in der Psychosomatik. Die Beiträge rund um die Themen Flucht, Trauma und Resilienz sind in drei Teile gegliedert.

Im ersten Teil sind verschiedene Beiträge zu den Themen Trauma, Persönlichkeit und Entwicklung zusammengefasst. *Wolfgang Müller-Funk* analysiert philologisch-kulturwissenschaftlich die Trennung des Selbst und des Fremden und versucht dabei psychoanalytische und phänomenologische Ansätze zu verbinden. Anschließend beschäftigt sich der Beitrag von *Molinari und Lobbestael* mit möglichen Zusammenhängen zwischen Trauma und Persönlichkeit und analysiert dabei, welche Persönlichkeitsmerkmale Schutz- oder Risikofaktoren für Psychopathologien nach traumatischen Erlebnissen darstellen, welche Persönlichkeitsmerkmale die Wahrscheinlichkeit von Traumaexpositionen erhöhen können, wie der spezifische Zusammenhang zwischen Kindheitstrauma und Persönlichkeitsstörungen ist und welche klinischen Implikationen sich daraus ergeben, insbesondere in Bezug auf schematherapeutische Ansätze.

Danach fokussiert der Beitrag von *Riffer und Kollegen* den Zusammenhang zwischen posttraumatischer Belastungsstörung und chronischen Schmerzen. Die Autoren gehen dabei auf epidemiologische, klinische und diagnostische Aspekte ein und berichten relevante Befunde der Neurowissenschaft, der klinischen Psychologie und der Psychiatrie zum Zusammenhang der beiden Störungsbilder.

Der Schwerpunkt der beiden weiteren Kapitel in diesem Teil ist das Kindheitstrauma. *Manuel Sprung* gibt hier zunächst eine Übersicht über die relevante Literatur zur Häufigkeit und den Folgen von traumatischen Kindheitserlebnissen für die biopsychosoziale Entwicklung. Dabei werden sowohl Auswirkungen auf die kognitive, emotionale und soziale Entwicklung als auch verschiedene psychische Folgeerkrankungen wie die akute Belastungsstörung oder die posttraumatische Belastungsstörung (PTBS) berichtet. Abschließend befasst sich das letzte Kapitel in diesem Teil mit den Auswirkungen von Krieg, Terrorismus und Flucht auf die psychische Gesundheit und Entwicklung von Kindern und Jugendlichen. Unter anderem werden in diesem Beitrag von *Manuel Sprung* auch die Ergebnisse einer Untersuchung zur sprachlichen, kognitiven, sozialen und emotionalen Entwicklung und psychischen Auffälligkeiten von Flüchtlingskindern berichtet sowie relevante Möglichkeiten zur Entwicklungsförderung und Prävention von emotionalen Problemen und Verhaltensauffälligkeiten diskutiert.

Der zweite Teil beschäftigt sich mit psychosomatischen Aspekten der Versorgung und Betreuung von traumatisierten Menschen. *Barbara Preitler* vom Hemayat Betreuungszentrum für Folter- und Kriegsüberlebende beschreibt die psychotherapeutische Arbeit mit Flüchtlingen als einen Balanceakt zwischen akuten Belastungssituationen und posttraumatischen Leiden. Sie betont dabei, wie wichtig es ist, den rechtlichen und sozialen Kontext der Hilfesuchenden sowie kulturelle Unterschiede zwischen Patient und Behandler zu berücksichtigen, auch hinsichtlich des Umgangs mit Übertragung und Gegenübertragung. In einem weiteren Beitrag zur Betreuung von Menschen nach Fluchterfahrungen berichtet *Michael Kühnel* seine persönlichen Eindrücke als Arzt für das Österreichische Rote Kreuz in Flüchtlingslagern in Mazedonien und Griechenland sowie auf einem Rettungsschiff im Mittelmeer. Er schildert einerseits sehr eindrücklich die Verzweiflung und Hilflosigkeit der geflüchteten Menschen. Andererseits berichtet er über begrenzte medizinische Mittel und die extreme Belastung der Helfer sowie vom Nutzen psychologischer Hilfestellung für Hilfesuchende sowie Helfer. *Danzinger und Kollegen* präsentieren anschließend eine allgemeine Stellungnahme zur psychosozialen Versorgung von Flüchtlingen aus aktueller Sicht. Die Autoren beschreiben die Herausforderungen für das psychosoziale Hilfesystem und geben Empfehlungen, die für die psychische Stabilität von Flüchtlingen wichtig sind. Sie gehen dabei auch auf eine bedarfsorientierte Versorgung im Sinne der Interventionspyramide des Inter-Agency Standing Committee der WHO ein.

Wenzel und Kollegen setzten sich danach mit der Rolle transkultureller Aspekte in der Diagnostik und Begutachtung von Migranten oder Flüchtlingen, insbesondere jenen mit Gewalterfahrungen, auseinander. Die Autoren weisen darauf hin, dass kulturabhängige Reaktionen und Belastungsformen zunehmend in den Standard-Diagnosesystemen berücksichtigt werden und auch in der Begutachtung vermehrt Eingang finden sollten, und beschreiben am Beispiel des sogenannten «Istanbul-Protokolls» die transkulturelle Begutachtung nach Folter.

Im letzten Beitrag in diesem Teil beschäftigt sich *Friedrich Riffer* mit verschiedenen Aspekten von akuten und chronischen Schmerzen im Kontext psychiatrischer-psycho-somatischer Versorgung. Er geht dabei auch auf die Rolle des gesellschaftlichen Kontexts ein und beleuchtet wichtige Aspekte zur Genese chronischer Schmerzen sowie psycho-dynamische Prozesse und Interaktionen in der Arzt/Therapeut-Patient-Beziehung.

Der dritte Teil widmet sich verschiedenen Aspekten der Taumatherapie, Resilienz und Resilienzförderung. *Müller, Drennig, Schulten und Truffer Summhammer* beschreiben anhand zweier Fallbeispiele die interdisziplinäre Zusammenarbeit in der stationären Traumatherapie und gehen dabei auch auf die Chancen, Herausforderungen und Risiken dieser Form der Zusammenarbeit ein. Der zweite Beitrag in diesem Teil beschäftigt sich mit psychodynamischer Kunsttherapie bei traumatisierten Menschen. *Elisabeth McGlynn* beschreibt darin insbesondere das Spannungsverhältnis zwischen Integration und Differenz und illustriert sehr anschaulich den psychodynamischen Veränderungs-prozess anhand mehrerer Fallbeispiele. Anschließend beschreiben *Sprung und Kollegen* relevante transdiagnostische Behandlungsansätze, unter anderem das «Unified Trans-diagnostic Protocol», die emotionsfokussierte Kognitive Verhaltenstherapie, die trans-diagnostische Anwendung der Dialektisch-Behavioralen Therapie, die Akzeptanz- und Commitment-Therapie, die Mentalisierungsbasierte Therapie, «Interoceptive exposure» sowie Biofeedback- und narrative Expositionstherapie. *Norman Schmid* stellt einen wei-teren interessanten Ansatz zur Traumabewältigung, die Bibliotherapie vor. Die heilsame Wirkung von Romanen ist in der Psychologie, Psychotherapie und Medizin bisher nur wenig berücksichtigt worden – zu Unrecht, wie Schmid unterstreicht. Schmid beschreibt anhand ausgewählter Romane den Einsatz der Bibliotherapie bei der posttraumatischen Belastungsstörung und zur Förderung der Resilienz.

Anschließend beschäftigen sich *Sprung und Kollegen* mit relevanten Befunde zur Resilienz, d. h., selbst auf schlimmste traumatische Ereignisse sind einige Betroffene widerstandsfähig und zeigen keinerlei negative Folgen. Manche Betroffene scheinen sich sogar infolge traumatischer Erlebnisse in einer positiven Art und Weise weiterzuentwickeln, d. h., posttraumatisch zu reifen. Dieses Kapitel gibt eine Übersicht über relevante Literatur zur Häufigkeit von Resilienz, und es werden relevante Resilienzfaktoren beschrieben. Außerdem wird ein Programm zur Resilienzförderung bei Patienten mit PTBS, Adipositas oder chronischen Schmerzen, das «Goal-Directed Resilience in Training» vorgestellt.

Im letzten Beitrag in diesem Teil betont *Devon Hinton* die Förderung der psychologischen Flexibilität als Schlüsselaufgabe in der Resilienzförderung bei traumatisierten Flüchtlingen und beschreibt die Förderung der psychologischen Flexibilität anhand von Beispielen aus der kulturell adaptierten Multiplex Kognitiven Verhaltenstherapie. Er hebt dabei auch hervor, dass die Steigerung der psychologischen Flexibilität zum Beispiel die Kapazität zur Emotionsregulation verbessert und dass die Techniken zur Förderung der psychologischen Flexibilität, wie zum Beispiel die angewandte Muskeldehnung und die Achtsamkeitsmeditation, auch von Flüchtlingen mit geringen sprachlichen Kenntnissen leicht erlernt werden können.

▪▪ Panorama

Darüber hinaus zu finden ist in diesem Buch eine neue eigenständige Rubrik in dieser Buchreihe mit dem Titel «Panorama». In dieser Rubrik finden sich Beiträge zu relevanten Forschungsergebnissen und andere aktuelle Beiträge zur Vielgestaltigkeit der Psychosomatik. Im aktuellen Panorama werden relevante Forschungsergebnisse zur stationären psychiatrischen-psychosomatischen Rehabilitation in der Rehabilitationsklinik Gars am Kamp berichtet.

Friedrich Riffer, Elmar Kaiser, Manuel Sprung, Lore Streibl

Inhaltsverzeichnis

II   Versorgung und Betreuung von traumatisierten Menschen

III   Traumatherapie und Resilienz

11   Interdisziplinäre Zusammenarbeit in der stationären Traumatherapie: Veranschaulichung an zwei Personenbeispielen

Regina Müller, Saskia Drennig, Andrea Schulten, Maria Truffer Summhammer

12   Zwischen Integration und Differenz: Kunsttherapie bei traumatisierten Menschen mit Fluchterfahrung

Elizabeth McGlynn

13   Transdiagnostische Behandlungsansätze

Manuel Sprung, Friedrich Riffer, Lore Streibl, Elmar Kaiser

IV   Panorama: aktuelle Forschungsergebnisse

Autorenverzeichnis

Cané Molinari, René
Psychologist-Psychotherapist
Weimarstraat 120c
2562 HC Den Haag
Niederlande
renecanemolinari@gmail.com

Danzinger, Carryn, Dr.
Ärztin für Allgemeinmedizin
Fachärztin für Psychiatrie und Neurologie
Fachärztin für Psychiatrie und Psycho-
therapeutische Medizin
Psychotherapeutin (Individualpsychologie)
Psychosoziales Zentrum ESRA
Tempelgasse 5A, 1020 Wien
Österreich
c.danzinger@esra.at

Drennig, Saskia, Mag.
Klinische Psychologin und Gesundheits-
psychologin
Psychotherapeutin (Systemische Familien-
therapie)
Psychosomatisches Zentrum Waldviertel
Klinik Eggenburg
Grafenberger Straße 2, 3730 Eggenburg
Österreich
saskia.drennig@pszw.at

Fellinger, Matthäus, Dr.
Facharzt für Psychiatrie und Psychotherapie
in Ausbildung
Department für Psychiatrie und Psychotherapie
Abteilung für Sozialpsychiatrie
Medizinische Universität Wien
Währinger Gürtel 18–20, 1090 Wien
Österreich
matthaeus.fellinger@meduniwien.ac.at

Fellinger-Vols, Waltraud, Prim. Dr.
Fachärztin für Psychiatrie und Psycho-
therapeutische Medizin
Psychotherapeutin (Katathym Imaginative
Psychotherapie)
Psychosoziale Dienste Wien
Sozialpsychiatrisches Ambulatorium Ottakring
– SPA 16
Weinheimergasse 2/2.OG, 1160 Wien
Österreich
waltraud.fellinger-vols@psd-wien.at

Hinton, Devon, M.D., Ph.D.
Associate Professor of Psychiatry
Massachusetts General Hospital
Harvard Medical School
Center for Anxiety and Traumatic Stress
Disorders
One Bowdoin Square, 6th Floor, Boston, MA
02114
USA
devon_hinton@hms.harvard.edu

Kaiser, Elmar, Primar Dr.
Facharzt für Psychiatrie und Psychotherapie
(Deutschland)
Facharzt für Psychiatrie und Psycho-
therapeutische Medizin
Ärztlicher Leiter
Psychosomatisches Zentrum Waldviertel,
Klinik Eggenburg
Grafenberger Straße 2, 3730 Eggenburg
Österreich
elmar.kaiser@pszw.at

Kletečka-Pulker, Maria, Dr.
Rechtswissenschaftlerin
Wissenschaftliche Mitarbeiterin und
Geschäftsführerin
Spitalgasse 2–4, Hof 2.8, Campus, Altes AKH,
1090 Wien
Österreich
maria.kletecka-pulker@univie.ac.at

Kühnel, Michael, Dr.
Arzt für Allgemeinmedizin
Hans Sachs Gasse 29/4, 1180 Wien
Österreich
michael.kuehnel@hotmail.com

Kuhn-Natriashvili, Sofia, Dr.
Ärztin für Allgemeinmedizin
Assistenzärztin an der Universitätsklinik
für Kinder- und Jugendpsychiatrie
Währinger Gürtel 18–20, 1090 Wien
Österreich
sofiakuhn.sk@gmail.com

Lobbestael, Jill, Dr., Assistant professor
Section of Clinical Psychology, Department of
Clinical Psychological Science, Faculty of
Psychology and Neuropsychology
Maastricht University
P.O. box 616, 6200 MD Maastricht
Niederlande
jill.lobbestael@maastrichtuniversity.nl

McGlynn, Elisabeth, Mag.
Kunsttherapeutin
Psychosomatisches Zentrum Waldviertel
Klinik Eggenburg
Grafenberger Straße 2, 3730 Eggenburg
Österreich
Elisabeth.McGlynn@pszw.at

Müller, Regina, MSc.
Psychotherapeutin
Psychosomatisches Zentrum Waldviertel
Klinik Eggenburg
Grafenberger Straße 2, 3730 Eggenburg
Österreich
regina.mueller@pszw.at

Müller-Funk, Wolfgang, Univ.-Prof. Doz. Dr.
Philologisch-kulturwissenschaftliche Fakultät,
Universität Wien
Hauptplatz 24, 2095 Drosendorf/Thaya
Österreich
wolfgang.mueller-funk@univie.ac.at

Parrag, Sabine, Mag.
Kultur- und Sozialanthropologin
Universitätsassistenz am Institut für Ethik und
Recht in der Medizin
Spitalgasse 2–4, Hof 2.8, Campus, Altes AKH,
1090, Wien
Österreich
sabine.parrag@univie.ac.at

Preitler, Barbara, Dr.
Psychotherapeutin (Dynamische Gruppen-
psychotherapie)
Hemayat – Betreuungszentrum für Folter-
und Kriegsüberlebende
Sechsschimmelgasse 21, 1090 Wien
Österreich
barbara.preitler@hemayat.org

Psota, Georg, Prim. Dr.
Facharzt für Psychiatrie und Neurologie
Chefarzt, Psychosoziale Dienste Wien
Psychosoziale Dienste Wien, Zentrale
Modecenterstr. 14/AD/2, 1030 Wien
Österreich

Riffer, Friedrich, Prim. Dr.
Facharzt für Psychiatrie und Psychotherapie
Psychotherapeut (Klientenzentriert)
Vorstand der Sozialpsychiatrischen Abteilung
Waidhofen an der Thaya
Ärztlicher Direktor des Psychosomatischen
Zentrums Waldviertel
Kliniken Eggenburg und Gars am Kamp
Grafenberger Straße 2, 3730 Eggenburg
Österreich
fritz.riffer@pszw.at

Schmid, Norman, Dr.
Klinischer Psychologe und Gesundheits-
psychologe
Leiter des Fachbereiches Psychologie
Dr. Schmid & Dr. Schmid
Hygieia-Gesundheitsförderung
Praxis für Psychologie und Medizin
Putzgasse 29, 3100 St. Pölten
Österreich
norman@schmid-schmid.at

Schulten, Andrea, Mag.
Klinische Psychologin und Gesundheits-
psychologin
Psychotherapeutin (Verhaltenstherapie,
Hypnotherapie)
Psychosomatisches Zentrum Waldviertel
Klinik Eggenburg
Grafenberger Straße 2, 3730 Eggenburg
Österreich
andrea.schulten@pszw.at

Sprung, Manuel, Priv.-Doz. Dr.
Klinischer Psychologe und Gesundheits-
psychologe
Psychotherapeut (Verhaltenstherapie)
Wissenschaftlicher Leiter des Psycho-
somatischen Zentrums Waldviertel
Klinik Eggenburg und Gars am Kamp
Grafenberger Straße 2, 3730 Eggenburg
Österreich
manuel.sprung@pszw.at

Streibl, Lore Elisabeth, Mag.
Klinische Psychologin und Gesundheits-
psychologin
Psychotherapeutin in Ausbildung unter
Supervision
Therapeutische Leitung
Psychosomatisches Zentrum Waldviertel
Klinik Eggenburg
Grafenberger Straße 2, 3730 Eggenburg
Österreich
lore.streibl@pszw.at

Truffer Summhammer, Maria, Mag.
Klinische Psychologin und Gesundheits-
psychologin
Psychotherapeutin (Personzentrierte
Psychotherapie)
Psychosomatisches Zentrum Waldviertel
Klinik Eggenburg
Grafenberger Straße 2, 3730 Eggenburg
Österreich
maria.truffer@pszw.at

Wancata, Johannes, Univ.-Prof. Dr.
Facharzt für Psychiatrie und Neurologie
Facharzt für Psychiatrie u. Psychothera-
peutische Medizin
Leiter der Klinischen Abteilung für Sozial-
psychiatrie
Universitätsklinik für Psychiatrie und
Psychotherapie
Medizinische Universität Wien
Währinger Gürtel 18–20, 1090 Wien
Österreich
johannes.wancata@meduniwien.ac.at

Wenzel, Thomas, Ao.Univ.-Prof. Dr.
Facharzt für Psychiatrie und Neurologie
Facharzt für Psychiatrie u. Psychothera-
peutische Medizin
Psychotherapeut
Universitätsklinik für Psychiatrie und
Psychotherapie
Medizinische Universität Wien
Währinger Gürtel 18–20, 1090 Wien
Österreich
drthomaswenzel@web.de

Wimmer, Alice, Dr., MSc.
Ärztin
Caritas der Erzdiözese Wien
Albrechtskreithgasse 19–21, 1160 Wien
Österreich
alice.wimmer@caritas-wien.at

Wochele-Thoma, Thomas, Dr., MSc.
Facharzt für Psychiatrie und Psycho-
therapeutische Medizin
Arzt für Allgemeinmedizin
Psychotherapeut (Verhaltenstherapie)
Ärztlicher Leiter der Caritas der Erzdiözese Wien
Albrechtskreithgasse 19–21, 1160 Wien
Österreich
Thomas.wochele-thoma@caritas-wien.at

Trauma, Persönlichkeit und Entwicklung

Inhaltsverzeichnis

Vom Fremd- und vom Selbst-Sein: Schichtung des Fremden und Anderen

Wolfgang Müller-Funk

© Springer-Verlag GmbH Deutschland, ein Teil von Springer Nature 2018
F. Riffer et al. (Hrsg.), *Das Fremde: Flucht – Trauma – Resilienz*
https://doi.org/10.1007/978-3-662-56619-0_1

In Erinnerung an C. S., den großen Horváth-Begeisterten

1.1   Vorbemerkung: Kontext

Die Einladung zur Publikation bringt mich in Verlegenheit, weil sie mich daran gemahnt, dass in meinem Buch *Theorien des Fremden*[1] (Müller-Funk 2016) mindestens zwei Kapitel fehlen, ein kulturanthropologisches sowie eines, das über den klassischen Diskurs hinaus Alterität im Diskus der Psychiatrie verfolgt. Dabei kommen mir zwei markante Persönlichkeiten in den Sinn, zum einen – apropos Anthropologie – Gregory Bateson und seine Theorie des «double bind» (Bateson 1981, S. 353–361), zum anderen Ronald D. Laing mit seinem seinerzeit gefeierten Buch *Das geteilte Selbst* und mit der daran anschließenden Studie *Das Selbst und die Anderen* (Laing 1973).

Batesons Theorie macht deutlich, dass Alterität ein Kommunikationsphänomen eröffnet. Das Opfer des «double bind» sieht sich zwei Anforderungen seitens eines und einer Anderen, nicht selten der Mutter, gegenüber, die im Konflikt miteinander stehen (Bateson 1981, S. 276). «Das Individuum steckt», schreibt Bateson, «in einer intensiven Beziehung …, in der es als lebenswichtig empfindet, ganz genau zu unterscheiden, welche Art von Mitteilung ihm kommuniziert wird, damit es angemessen reagieren kann» (Bateson 1981, S. 278). Die Schizophrenie entsteht nun Bateson zufolge nicht durch die Beziehung als solche, die eine Anforderung an uns stellt, sondern durch eine Situation, «in der sein Gegenüber zwei Arten von Mitteilungen ausdrückt und eine davon die andere leugnet» (Bateson 1981, S. 278f). In dieser Situation ist der Mensch, an den die beiden inkompatiblen Anforderungen ergehen, «gefangen». Er ist außerstande, sich zu entscheiden. Eine solche Erstarrung hat Franz Kafka vielfach beschrieben. Das vielleicht berühmteste Beispiel ist die Parabel im Roman *Der Prozeß* (Kafka 1925): Der Mann vom Lande kann sich nicht entscheiden, ob er vor dem Tor warten oder ob er es durchschreiten soll.

Laut Ronald David Laing sind Schizoide hoch sensibel für das, was in ihrem Inneren vorgeht, und sehr um den Schutz ihres Selbst bemüht, das sie unter den Schichten falscher Persönlichkeiten verbergen. Die Patienten wollen nicht untersucht werden, sie benötigen indes einen Zuhörer.

Der schottische Psychiater definiert Schizoide wie folgt: «Es sind Menschen, die entweder mit sich selbst oder mit der Welt im Zwiespalt leben.» Seine Unterscheidung von Schizoiden und Schizophrenen lautet: «Während der Schizoide zwar beeinträchtigt, aber gesund ist, hat die Persönlichkeitsspaltung vom Schizophrenen bereits die Grenze zur Psychose überschritten» (Laing 1973; Klumbies 2017, S. 46).

Gespaltenheit wird hier im Gefolge von Heidegger und Sartre als problematisch gesehen, nämlich als ein Mangel des Selbst an sich und am Anderen, der zu einer Spaltung des Seelischen vom Körperlichen führt. Wenn aber Gespaltenheit ein menschliches Schicksal an und für sich ist, dann lässt sich vielleicht davon sprechen, dass es dem Schizophrenen offenkundig nicht gelingt, mit dem Anderen und Fremden seiner Selbst in eine angemessene und produktive interpersonale Beziehung zu treten. Dem gespaltenen Selbst lässt sich nicht mit der humanistischen Beschwörung eines einheitlichen Selbst begegnen, und das haben Laing und auch Bateson niemals angenommen. In gelungener Kommunikation ist es möglich, dem Anderen zu antworten, dessen Macht freilich in jener Vorgängigkeit des

---

1   Ich beziehe mich im Folgenden insbesondere auf die Ausführungen des 1. Kapitels, S. 15-34.

Anderen besteht, die Philosophen wie Emmanuel Levinas so eindringlich beschrieben haben (Müller-Funk 2016, S. 100–120)[2].

Fremdheit ist demnach etwas, das sich nicht nur auf ein Externes, sondern auf unser Selbst bezieht, auf ein Selbst, das als ein Fremdes wahrgenommen und womöglich, wie die Psychoanalytikerin Julia Kristeva ausführt, auf andere projiziert wird: «Das Fremde ist in uns selbst. Und wenn wir den Fremden fliehen oder bekämpfen, kämpfen wir gegen unser Unbewußtes – dieses ‹Uneigene› unseres nicht möglichen ‹Eigenen› (Kristeva 1990, S. 208f).

1.2 Fremdheit in der Literatur

Dass Weltfremdheit und Kommunikationsverlust einander bedingen, zeigt sich im Phänomen jener männlichen Einsamkeit, wie sie uns Autoren wie Joseph Roth und Ödön von Horváth in ihren Romanen bzw. Dramen über die Kriegsheimkehrer des ersten Weltkriegs vorführen. Sladek, der sich ganz offenkundig für den Faschismus anfällig zeigt, ist eine solche Figur, die verloren in der Welt dasteht. Er lebt, wie sein Verhältnis zu einer Umwelt und insbesondere zu den Frauen nahelegt, in einem undurchschauten gespaltenen Sein. Aber die Welt ist kein Gegenstand, kein Ding, sondern manifestiert sich im sozialen Gegenüber, das ihm abhandengekommen ist. Diese Fremdheitserfahrung treibt ihn zur Sehnsucht nach dem ganz Anderen:

> ERSTER MATROSE Wie? Was? Du willst um das Kap der guten Hoffnung herum nach Südamerika?
> SLADEK Ich denk.
> ERSTER MATROSE Um das Kap der guten Hoffnung?
> SLADEK Nach Nicaragua.
> ZWEITER MATROSE In Südamerika?
> ERSTER MATROSE Mittelamerika, Kamel! Mittelamerika!
> SLADEK So? Möglich.
> ZWEITER MATROSE Wen hast Du denn in Nicaragua, Du Neger? Erbtante? Erbonkel?
> SLADEK Niemand. Ich fahr auch anderswohin. Nur möglichst bald, bitte. Hier ist es nicht schön. Ich hörte von Nicaragua – da dacht ich: Dorthin, der Name war mir so sympathisch, er ist so sehr fremd, so ganz anders, wie hier. Hier ist es doch wirklich nicht schön.
> (von Horváth 2009, S. 65)

Liebe ist der zentrale menschliche Schauplatz der Sehnsucht nach dem oder der Anderen. Was Sladeks Weltfremdheit ausmacht, das ist seine Unfähigkeit, in eine Beziehung zu einer Frau einzutreten, so sehr er sich auch danach sehnen mag. Es ergeht ihm so ähnlich wie Kafkas Mann vom Lande gegenüber dem Türhüter. Es ist also nicht allein die Anforderung, die von der Frau auszugehen scheint, sondern es ist vielmehr auch die Angst vor allem Anderen, vor allem vor dem fremden Weiblichen, die seine interpersonale Erstarrung bewirkt. Sie geht mit einem Phänomen Hand in Hand, das man Schüchternheit nennt:

> SLADEK *(zahlt und fixiert schüchtern* LOTTE*)* Das wär auch schön. Das wär sogar sehr schön, wenn – Verzeihen Sie, wenn Sie mit mir – Sie fahren doch auch gern Karussell? Das wär doch schön, Fräulein.

---

2   In Müller-Funk (2016) finden sich auch weitere bibliographische Hinweise.

> LOTTE Das wär schon schön, aber ich muss auf meine Freundinnen warten, die
> kommen jeden Augenblick.
> SLADEK Das ist nicht schön. Es wär nämlich wirklich sehr schön gewesen, wenn wir
> jetzt zum Beispiel Karussell gefahren wären, oder überhaupt: Es gibt hier ja so viel zum
> Sehen, aber so allein, da geht man nur immer an allem vorbei – ich kenn nämlich kei-
> nen Menschen.
> LOTTE Sie sind hier fremd?
> SLADEK Sehr fremd.
> LOTTE Sind Sie nicht Engländer? (von Horváth 2009, S. 69)

In einem anderen Stück führt Horváth vor, wie die Beziehung zwischen zwei scheinbar ganz vertrauten Menschen jäh in Beziehungslosigkeit umschlägt und ein Paar, Mann und Frau, sich plötzlich als einander fremd erfahren. Die Szene nimmt jenes Fremd-Werden vorweg, das sich im Verlauf des Stückes steigert:

> ANNA Jetzt bin ich aber erschrocken!
> MARTIN Du?
> ANNA Ich dacht, Du wärst wer anders –
> MARTIN So.
> ANNA Du warst mir jetzt so fremd.
> MARTIN *(fast spöttisch)* War ich das?
> (von Horváth 2009, S. 331)

1.3   Prozess, Kontext und Relation

Alterität, so lässt sich der Psychiatrie wie der Literatur entnehmen, impliziert einen komplexen Prozess der Bezugnahme und der Relation. Wählen wir noch einen literarischen Autor, der sich nicht nur in diesem einen Sketch mit dem schillernden und vielfältigen Phänomen der Fremdheit auseinandergesetzt hat, mit Karl Valentin und seinem Dialog mit Liesl Karstadt über «Die Fremden»:

> VALENTIN: Ja, ein Fremder ist nicht immer ein Fremder.
> KARSTADT: Wieso?
> VALENTIN: Fremd ist der Fremde nur in der Fremde.
> KARSTADT: Das ist nicht unrichtig. – Und warum fühlt sich ein Fremder nur in der
> Fremde fremd?
> VALENTIN: Weil jeder Fremde, der sich fremd fühlt, ein Fremder ist und zwar so lange,
> bis er sich nicht mehr fremd fühlt, dann ist er kein Fremder mehr.
> KARSTADT: Sehr richtig! – Wenn aber ein Fremder schon lange in der Fremde ist, bleibt
> er dann immer ein Fremder?
> VALENTIN: Nein. Das ist nur so lange ein Fremder, bis er alles kennt und gesehen hat,
> denn dann ist ihm nichts mehr fremd.
> KARSTADT: Es kann aber auch einem Einheimischen etwas fremd sein!
> VALENTIN: Gewiß, manchem Münchner zum Beispiel ist das Hofbräuhaus nicht fremd,
> während ihm in der gleichen Stadt das Deutsche Museum, die Glyptothek, die Pinako-
> thek und so weiter fremd sind.
> KARSTADT: Damit wollen Sie also sagen, daß der Einheimische in mancher Hinsicht in
> seiner eigenen Vaterstadt zugleich noch ein Fremder sein kann.
> (Valentin 1983, S. 165–170)

Ohne jetzt diesen wunderbaren, verrückten wie paradoxen Text hier eingehend analysieren zu können, lassen sich schon vorab drei maßgebliche Aussagen über den Gesamtkomplex des Fremden treffen. Der scheinbare unsinnige tautologische Satz, wonach der Fremde nur in der Fremde fremd ist, benennt die kontextuale Dimension des Fremden. Die Aussage, wonach er nicht im Status des Fremden verbleibt, beleuchtet den prozessualen Aspekt von Alterität und damit auch jenen von Nähe und Distanz. Die Polarität von Einheimischen und Fremden bezieht sich schließlich auf die Relation, die dem Phänomen des Fremden zugrunde liegt.

Das Fremde ist demnach

- prozessual und unterliegt Veränderung(en),
- kontextuell,
- relational
- und
- selbstreferentiell.

Fremdheit ist keine Eigenschaft, kein Prädikat wie eine Farbe, eine Form, eine Struktur oder ein Aussehen, sondern die Beschreibung einer Beziehung etwa zwischen zwei Personen, Gruppen und abstrakten Entitäten (wie zum Beispiel ethnische Gruppen oder Nationen) zueinander.

Wie Karl Valentins Dialog sinnfällig macht, lässt sich das irrlichternde Fremde aus verschiedenen Perspektiven beschreiben. Ob und wie etwas fremd ist, ergibt sich auch aus dem, was die Narratologie «Fokalisierung» nennt, also als die Frage, wer was sieht und mit dem Fremden identifiziert bzw. wer in dem fraglichen Text spricht. Fremde lässt sich

- aus der Perspektive des Menschen beschreiben, der eine bestimmte Situation oder einen Kontext als fremd erlebt (Innenansicht);
- aus der Perspektive derjenigen, die andere Menschen als fremd wahrnehmen und identifizieren;
- aus der Perspektive des Menschen, der diese Begegnung mit dem Fremden als mehr oder minder neutraler Zuschauer beobachtet (Müller-Funk 2016).

1.4 Begriffliche Klärung: fremd, anders, ausländisch

Die Beschäftigung mit der Figur des Fremden gehört seit mehreren Jahrzehnten zum unverzichtbaren Bestandteil gegenwärtiger kultureller, sozialer und politischer Diskurse und Debatten. Phänomene wie Migration, Kulturtransfers und eine globale Medialität im Bereich von Kommunikation und Information, von Verkehr und Transfer jedweder Art, die allesamt ein verändertes Verhältnis von Fremdheit und Heimat implizieren, sind für die Aktualität eines Themas verantwortlich, das sich als ein vielschichtiger Phänomenkomplex erweist. In diesem Zusammenhang passt auch der Verdacht oder die Angst, dass Fremdheit im traditionellen exotischen Sinne, vorsichtig formuliert, im Rückzug begriffen sein könnte oder, wie ich an anderer Stelle schrieb, zum raren Gut geworden ist, während in der «eigenen» Kultur Fremdheit – dafür stehen ja auch die literarisch formatierten Erfahrungen bei Horváth, Kafka und Valentin – auf paradoxe Weise wächst (Müller-Funk 2005, S. 45–51 und S. 76–98).

Zu dieser Dynamik gehört, dass die Bedeutung des Fremden wie übrigens auch des Eigenen fragwürdig geworden ist. Wenn das Fremde, wenn auch oftmals verdeckt, sich letztendlich als Teil des Eigenen erweist, so verändert eine solche Annahme, wie wir sie aus den verschiedensten Denktraditionen – von der Psychoanalyse über die Phänomenologie bis zu den Cultural Studies –kennen, sowohl unser Verständnis jenes scheinbar so vertrackten Fremden, das sich dadurch bestimmt, dass es sich uns entzieht, als auch jenes des uns scheinbar so Vertrauten, das sich durch die Amalgamierung mit Fremdheit plötzlich in ein Vexierbild unserer selbst verwandelt. In jedem Fall scheint es nicht angebracht, Fremdes und Eigenes oder auch Fremde und Heimat als binäre Oppositionen zu begreifen, sondern als Pole einer unaufkündbaren Relation und damit als Teil des kulturellen Prozesses, der sich Georg Simmel zufolge durch Wechselwirkungen wie Verbinden und Trennen, durch Einschluss und Ausschluss bestimmt. Mit diesem Verweis wird aber deutlich, wie Liminalität und Alterität miteinander verwoben sind. Denn ohne jene ausschließenden wie verbindenden Grenzformationen und -konstruktionen, ohne die relationale Abhängigkeitsbeziehung von Fremdem und Eigenem, von Öffnung und Schließung, von Trennung und Verbindung sind Phänomene des Alteritären nicht denkbar. Was von mir aus jenseits einer bestimmten, oftmals unsichtbaren Grenze angesiedelt ist, das ist eben das Fremde, das freilich so beweglich und veränderlich ist wie all jene Grenzprozeduren, die Sicherheit und Verbindung ermöglichen. Was «fremd» und was «eigen» ist, das ist in höchstem Maße kontextabhängig. Wenn ich mich etwa auf einem anderen Erdteil befinde, dann schmilzt meine binneneuropäische sprachliche oder ethnische Differenz womöglich sehr schnell zusammen. Oder anders ausgedrückt: Die Figur des Fremden widersetzt sich heutzutage jedweder Substanzialisierung. Jeder von uns kann in einer bestimmten Situation, Relation oder Konstellation zum Fremden werden.

Der französische Philosoph François Jullien hat diese komplexe Struktur eines beinahe dialektischen Umschlages am Beispiel des Phänomens der Intimität herausgearbeitet. Er unterscheidet zwei Bedeutungen des französischen Wortes *intime*, Abschluss des Einzelnen vor seiner/ihrer Umgebung und Verbindung mit einem anderen Menschen, mit dem man einen gemeinsamen intimen «Raum» stiftet. Die Öffnung hin zum Anderen erfolgt aber genau in jener Zone, in der sich das Individuum zurückzieht (Jullien 2013).

Fremdheit und Eigenheit funktionieren infolgedessen nicht länger im Sinn eines Gegensatzes oder einer Gegenüberstellung. Wenn im Buch der Begriff der Alterität, der die Relationen von Fremdheit und Eigenheit als Prozess und Erfahrung in eins fasst, in den Vordergrund gerückt wird, dann hat das auch noch andere Gründe, gilt es doch, verschiedene Phänomenlagen des Alteritären zu unterscheiden. Ich möchte höchst provisorisch drei unterscheiden, die Figur des Anderen, die mit dem *Double* zusammenhängt, die Figur des Fremden im engeren Sinn, die mit dem *Unbekannten* korreliert, und jene des Ausländers, des Nicht-Einheimischen, der von uns durch eine oftmals unsichtbare *Grenze* getrennt ist.

Viele europäische Sprachen kennen diese Unterscheidungen, die selbstredend keineswegs trennscharf sind und sich immer wieder irritierend überlagern. Aber in den germanischen wie in den romanischen und slawischen Sprachen wird, wie unscharf auch immer, zwischen dem/der Ausländer/in, dem/der Fremden und dem/der Anderen unterschieden. Das Tschechische und Kroatische sind hier besonders illustrativ, denn als fremd, *neznámý* bzw. *neznanac* – die zweite Silbe ist eine Ableitung des betreffendes Wortes, das *wissen, kennen* bedeutet – bezeichnen sie einen Menschen, der unbekannt ist, der womöglich keinen Namen und keine Adresse hat. Ein Ausländer hat demgegenüber eine klare liminale Zuordnung, er befindet sich, symbolisch durchaus markiert, auf einer anderen Seite, er gehört auf jeden Fall nicht dazu, nicht, weil man ihn oder sie nicht kennt, sondern vielleicht weil man ihn zu kennen glaubt und weil er sich von uns unterscheidet. Im Gegensatz zum Fremden, der, wie Simmel und Schütz gezeigt haben, Teil eines kulturellen Systems ist oder sein kann und darin vom Sündenbock bis zum Schiedsrichter eine Rolle einnehmen kann, bleibt der Ausländer, dessen Aufenthalt im «eigenen» kulturellen Raum nicht nur zeitlichen Restriktionen unterliegt, außerhalb eines gegebenen kulturellen Systems. Der ausländische Mensch hat zumindest ein Prädikat, er ist ein *nemec*, jemand, der nicht unsere Sprache spricht und stumm ist. Die trennende Grenze bildet dabei die Sprache im weitestmöglichen Sinn des Wortes.

Noch komplizierter erweist sich die abstrakte Kategorie des Anderen, für die das Tschechische das Wort *druhy*, das Kroatische das verwandte *drugo* verwendet, das in der Nebenbedeutung der/die/das Zweite als Konnotation in sich trägt. Das heißt, der Andere hängt damit zusammen, dass ich nicht allein auf dieser Welt bin. Dieser Andere ist aber keineswegs, wie noch zu zeigen sein wird, irgendein kulturell Fremder, sondern konfiguriert sich darin, dass er – männlich wie weiblich – ein Zweiter/eine Zweite/ein Zweites ist, der/die/das mir gegenübertritt. Er/sie/es ist übrigens, um an dieser Stelle die geschlechtliche Differenz ins Spiel zu bringen, noch keineswegs oder nicht unbedingt sexuell markiert. Diese Zweiheit, diese Dualität der Andersartigkeit ist geradezu dadurch bestimmt, dass in ihr und in dem durch sie geschaffenen Zwiespalt die konkrete symbolische Bestimmung als Eigenschaft nicht existiert. Deshalb ist es, dem feministischen Einspruch und Impuls folgend, problematisch, diesem unbestimmten Pronomen eine männliche Markierung – «,der Andere» zu geben. Aber die männliche durch eine weibliche Prädikation zu substituieren oder ihr diese zur Seite zu stellen, würde diesem subtilen Sachverhalt der Alterität als Zwiespalt nicht gerecht, sondern suggerierte höchst missverständlich und irreführend, dass Alterität maßgeblich mit der Dualität von Männlichkeit und Weiblichkeit einhergeht. Was, wenigstens aus der Perspektive dieses Buches, nicht der Fall ist. Aber in jedem Fall kann der/die/das Andere etwas sein, was weder im herkömmlichen Sinn unbekannt noch ausländisch und exterritorial, das heißt, Teil einer anderen Kultur sein muss.

In dem kurzen Versuch, die drei relativen Unterscheidungen fremd, anders, ausländisch voneinander zu unterscheiden und zugleich miteinander zu verbinden, wird deutlich, dass die Zuschreibung von Fremdheit immer die Tendenz in sich trägt, diesem oder dieser Fremden den Status des (gleichberechtigen und respektierten) Anderen abzusprechen. Das gilt für sexistische wie für rassistische Diskurse fast gleichermaßen. Den/die oder das Andere zu respektieren, bedeutet nämlich auch einen Akt wechselseitiger Anerkennung, bei dem jedwede Art von Differenzsetzung, von Fremdheit oder Ausschluss keine Rolle spielt, weder negativ noch positiv. Einem Menschen[3] wegen seines Geschlechts, seiner geschlechtlichen Orientierung, seiner spezifischen Sprache, seiner besonderen Religion oder seiner unverkennbaren Hautfarbe besondere Anerkennung zu erweisen, widerspricht einer generellen Respektierung, in der Anerkennung in keiner Abhängigkeit von solchen kulturellen «Eigenschaften» steht.

Die sexuelle Differenz, um kurz auf sie zu sprechen zu kommen, lässt sich dieser Argumentation zufolge ausschließlich gegenüber dem alteritären Phänomen der Fremdheit/Unbekanntheit analysieren und begreifen, denn die Alterität des Anders-Seins im Sinne der Zweiheit übersteigt die sexuelle Differenz, während die Alterität des Ausländischen für die geschlechtlichen Differenzen nur dann von Belang ist, wenn sexuelle und kulturelle Andersheit miteinander ge- und verkoppelt ist. Es mag zudem Orte geben, an denen sich Frauen in einem männlichen Ausland befinden und umgekehrt, aber der Mythos vom fremden Volk der Frauen, am prominentesten in der Geschichte von den Amazonen, ist

---

3 Ich gebrauche den Terminus «Mensch» und begreife den männlichen Artikel hier wie im Folgenden in diesem unspezifischen, ausschließlich grammatischen Sinn.

eben ein strukturell ganz besonderes gegenweltliches Narrativ, das der Gegenwart entzogen bleibt oder eine männliche Angst-Utopie darstellt (vgl. hierzu das Gender-Kapitel in Müller-Funk 2016, S. 248–272).

Natürlich besteht zwischen diesen drei sich überlappenden Alteritätsphänomenen – Zweiheit, Unbekanntheit und Exterritorialität – ein innerer und unkündbarer Zusammenhang, alle drei sind relational und beziehen sich auf etwas, das sich als widerständig oder irritierend erweist und das sich nicht aus der Welt schaffen lässt. Der Fall des Ausländischen und der Status des Fremden mag sich ändern, verschieben und sogar verschwinden, aber das Phänomen eben jener Alterität, die vielleicht den mir allernächsten Menschen betrifft, bleibt grundsätzlich bestehen, auch wenn diese Relation sich verschieben und verändern mag. Die Alterität ist, philosophisch gesprochen, die ontologische Voraussetzung für eine Ethik, die nicht einfach Anwendung von bestimmten Normen und Werten ist, sondern sich im Sinne eines Subjekt-Subjekt-Verhältnisses fassen lässt, das philosophisch besehen grundlegend, «existentiell», ist. In der Begegnung mit dem Anderen vollzieht sich jenes Moment der Annahme des Fremden und Anderen, das zugleich Selbst-Annahme bedeutet.

Zusammenfassend lässt sich sagen, dass das kulturell nicht-markierte Andere, das wir etwa in jenem Bereich des Intimen antreffen, das Phänomen des Doubles und des Alter Ego ins Spiel bringt, während das Fremde mit dem Unbekannten und vielleicht auch Unheimlichen verquickt ist, wohingegen das Ausländische durch eine Grenze markiert ist, die nicht unbedingt physisch sichtbar sein muss, sondern immer auch unsichtbares Phänomen mit sich bringt. Diese Unterscheidung soll nun nicht so verstanden werden, dass diese drei Grundformen des Alteritären vollständig unvereinbar miteinander wären. Das ist keineswegs der Fall. Vielmehr gehen diese Formen von Andersheit positiv wie negativ Verbindungen miteinander ein, so etwa das Double, das Doppelgängerische mit dem Unbekannten oder auch mit dem kulturell Andersartigen.

1.5   Der Andere und der Raum. Alterität und Liminalität

Zweifelsohne gibt es einen sehr klaren Zusammenhang zwischen dem Thema der Alterität und einem anderen Themenkomplex, der mit dem «spatial turn», der Hinwendung zu Phänomenen des Räumlichen, in Zusammenhang steht. Die Rede ist von der Liminalität, ohne die die Diskussion über räumliche oder auch raum-zeitliche Phänomene nur schwer denkbar ist. Diesen Bezug zwischen der Produktion des Fremden und der Konstruktion von Grenzen möchte ich etwas systematischer in einer Schlussbemerkung festhalten.

Bekanntlich ist der Rahmen, Simmel folgend[4], jenes Strukturelement, das dem, was es umrahmt, Bedeutung verleiht, indem es ihm einen Kontext zuweist, ohne den das so Gerahmte keine Bedeutung hat. Das gilt auch für jene vielschichtigen Dispositionen, die hier im Überbegriff des Alteritären versammelt sind. Wobei die sichtbaren Rahmen und Grenzen keineswegs die Ursache für liminale Phänomene sind, sondern diese explizieren und sichtbar machen.

Wir sprechen, wie gesagt, über Andersheit, weil wir in einer Welt leben, in der sich diese nachhaltig verändert hat. Nimmt man die Globalisierung nämlich nicht als einen Effekt, der sich vornehmlich auf die Zeit nach 1989 bezieht, sondern im Sinne einer *long*

---

4   Eine ausführliche Lektüre von Simmels Essays zum Thema Tür und Brücke, Bilderrahmen und der Figur des Fremden findet sich in Müller-Funk 2016, S. 134–146.

duree, eines sich über Jahrhunderte erstreckenden Prozesses, so wird sichtbar, dass diese Globalisierung, die in der Neuzeit mit den außereuropäischen Entdeckungsreisen beginnt, gegenläufige Tendenzen in sich birgt. Sie bedeutet Öffnung und Weitung, ja eine Expansion in den Raum, die von europäischem Boden ihren Ausgang nimmt, insofern öffnet sie den Raum um Dimensionen, die zuvor undenkbar waren und die zu Anfang dieser Ausfahrt von phantastischen und monströsen Wesen bevölkert sind, die in diesen Konstruktionen der Anderen die neuen peripheren Ränder bevölkern (Todorov 1985). Mit dieser Ausweitung des Raumes beginnen indessen die kollektiven Anstrengungen, diesen Raum zu komprimieren, einerseits durch den Transfer europäischer Kultur in die neuen, unbekannten Räume, andererseits durch die Entwicklung neuer Medien, die eben diesen Transfer von Menschen, Gütern und Ideen beschleunigen – zu denken ist an die Beschleunigung des Schiffsverkehrs und die Erfindung der «Luftschiffe», den Buchdruck (Zeitung, technisch produzierte Bücher) und die sich daran anschließenden medialen Revolutionen im Bereich von Information und Kommunikation (Radio, Telefon, Computer). Von ganz entscheidender Bedeutung ist indes der kulturgeschichtliche Triumph des wohl wichtigsten Mediums der Neuzeit, des Tauschmediums Geld, das sich in diesem Langzeitprozess als das entscheidende Movens erweist, das überaus asymmetrische Zusammenwachsen der Welt voranzutreiben. Der unübersehbare Effekt all dieser Medien ist nämlich, wenigstens an der Oberfläche dieses Globus, dass Entferntes sich näher kommt. Dass die Welt, in der wir leben, eine runde Gestalt besitzt und nicht eine unendliche lineare Erstreckung, mag real wie symbolisch zu diesem Zusammengehörigkeitsgefühl beitragen, das sich ja immerhin darin manifestiert, dass wir eine globale Katastrophengemeinschaft geworden sind: Jeder Unfall, jedwede Umweltkatastrophe sowie die Kriege und Bürgerkriege dieser Welt werden tendenziell, mehr oder minder, in unterschiedlichen narrativen Versionen von den Menschen auf diesem Erdball wahrgenommen.

So bedingen die beiden Effekte, Öffnung der Räume und Erfahrung des kulturell Fremden, ganz Anderen, und die Schließung der Räume und die Verbindung mit jenen neuen Alteritäten, einander, sie sind Teil ein und desselben kulturellen Prozesses, der keineswegs linear verläuft, der «Rückschläge» kennt und Gegenreaktionen nicht zuletzt dadurch erfährt, dass neue Grenzen gesetzt werden, die Räume strukturieren und zugleich trennen, vom klassischen Nationalstaat, der nach innen Homogenisierung forciert und sich nach außen hin gegen den Einfluss von Außen abschotten, diesen aber zumindest regeln und kanalisieren möchte und dadurch Heterogenität produziert. Wie gegenläufig diese Prozesse verlaufen, lässt sich an den zentral-, ost- und südosteuropäischen Metropolen beobachten: Keine von ihnen, weder Wien noch Budapest, weder Prag noch Belgrad, weder Zagreb noch Triest, weder Thessaloniki noch Wilna-Vilnius waren sprachlich, ethnisch oder religiös homogen, sie sind es erst infolge des ersten und zweiten Weltkrieges bzw. durch die Ereignisse um und nach 1989 geworden. Umgekehrt strömen heute in viele wohlhabende europäische Städte, von Stockholm bis Wien, Menschen aus allen Teilen der Welt und generieren so neue Fremden und auch neue Heimaten.

Auch wenn sich der marxistische Sozialismus zunächst als eine wiederum globale Alternative zur kapitalistischen Globalisierung verstanden hat, so hat er dem kapitalistischen Weltmarkt und der medialen Globalisierung markante Grenzen gesetzt, sichtbare wie den Eisernen Vorhang, unsichtbarere durch die Kontrolle von Medien und Binnenmärkten. Auch Kriege größeren Ausmaßes erweisen sich als Momente, die globale Kommunikation behindern und neutralisieren.

Wie ich in einem anderen Buch *(Niemand zu Hause)* dargelegt habe, wird das Fremde in einem starken, exotischen Sinn infolge dieser Doppelbewegung von Öffnung und

Schließung zum raren Gut (Müller-Funk 2005). Wer in den vielen Städten dieser Welt mit dem Flugzeug landet, der ist nicht allein von der Fremdheit des anderen Landes überrascht, sondern auch davon, dass sich bestimmte Infrastrukturen ähneln und dass er dort neben Flughäfen und breiten Fahrstraßen all jene globalen Produkte, Markennamen, elektronischen Ausrüstungen, Imbiss-Restaurants und postmodernen Einkaufszentren findet, die er von Zuhause her kennt. Aber vermutlich vollzieht sich dieses Zusammenwachsen an einer fragilen, sich schnell ändernden Oberfläche, die Marx Augé als ein System von Nicht-Orten bestimmt hat (Augé 1994); so wie es aussieht, sind die klassischen, oft vormodernen Orte, ohne die etwa der moderne Nationalismus sein Auskommen nicht finden kann, nach wie vor als symbolische Ressource intakt. Unter der Oberfläche einer gleichförmigen, scheinbar alles nivellierenden Globalisierung halten sich hartnäckig partikulare Eigensinnigkeiten, die etwa einer stärkeren Integration Europas im Wege stehen; von diesen auch medial gepflegten Besonderheiten, die ja auch dem Selbstbild des multiplen Halbkontinents bis zu einem gewissen Grad entsprechen, profitieren in jüngster Zeit nicht zuletzt radikale Rechte wie Linke, die gegen eine gemeinsame Politik, Kultur und Ökonomie bereits innerhalb Europas Sturm laufen.

Wo niemand zu Hause ist, da sind die Menschen räumlich gesprochen potenziell unterwegs, ohne dass freilich die Menschen globale Nomaden geworden sind; gewiss, die privilegierten Erdenbürger nomadisieren im Urlaub, und sie verlassen ihre angestammten Länder, aber eigentlich machen sie sich damit zugleich anderorts sesshaft: So, wie sich Medien und Zeichensysteme vermischen, so kombinieren sich nomadische und sesshafte Existenzen. Das bedeutet aber auch, dass jene letztendlich auf der Sesshaftigkeit beruhende fixe Identität – und nichts anderes bedeutet das keineswegs unproblematische deutsche Wort «Heimat» – mit Anführungszeichen versehen wird. Das bedeutet, dass die Konstruktion von «Heimat» als einem Ort, an dem sich der Mensch befindet, dem er sich zurechnet und in den er mitgestaltend eingreifen möchte, keineswegs an Bedeutung einbüßt, aber nicht mehr über ein metaphysisches Potenzial verfügt wie im Nationalismus und im Familialismus, auf den sie sich beruft.

Niemand zu Hause, das bedeutet auch, dass der moderne (post- bzw. hypermoderne) Mensch nicht mehr bei sich zu Hause ist. Während also das Fremde in der weiten Welt draußen seine Fremdheit einzubüßen scheint, wächst das Fremde in der eigenen Kultur, äußerlich durch die Anwesenheit von Menschen aus historisch anderen Kulturen, innerlich durch die Einsicht jener Selbst-Fremdheit, wie sie Freuds Lehre vom Unbewussten nahelegt. Nicht zuletzt – und das wäre ein anderer, letztendlich auf den frühen Marx rekurrierender kulturkritischer Befund – ist dem Menschen die Welt, die er selbst als ein kollektiver Demiurg ge- und erschaffen hat, fremd geworden. Das Entäußerte tritt ihm dabei, so die einstmals sehr prominente und heute ein wenig verschattete Theorie der Entfremdung, als ein fremdes Anderes und Unbekanntes entgegen (Zima 2014).

1.6   Die Figur des Anderen

Der Einbruch der Figur des bzw. der Anderen (Singular und Plural, Mann und Frau) in den philosophischen Diskurs wäre neben der Globalisierung der zweite Rahmen, innerhalb dessen heute Phänomene des Alteritären verhandelt werden. Er bedeutet den Bruch mit einer Tradition des Philosophierens, die vornehmlich – Ausnahmen hat es immer gegeben – stets monologisch und monadisch nach dem Verhältnis von Mensch und Welt gefragt hat und Letztere dabei unter die Kategorie eines gegenständlichen Objekts gefasst hat, mit dem das theoretisch fragende Subjekt konfrontiert ist. Dieser Bezug ist heute von einem anderen gleichsam überschrieben, in dem es um die Relation zwischen Subjekten, um eine Subjekt-Subjekt-Beziehung geht. Martin Buber und Gabriel Marcel haben sie im Sinne einer Ich-Du-Beziehung skizziert, aber vielleicht markiert dieses *Du* doch tendenziell ein exklusives und intimes Verhältnis zweier Menschen und unterschlägt eben die in und durch die Moderne erkannte und formulierte «Heimatlosigkeit» des modernen Menschen, der sich selbst fremd ist und dem auch sein Gegenüber an einem entscheidenden Punkt fremd bleibt. Insofern beginnt der Diskurs der Alterität, der mit der französischen Nachkriegsphilosophie beginnt, tatsächlich erst, als dieses Gegenüber in einem schillernden und vieldeutigen Sinn mit dem Epitheton des Anderen versehen wird.

Der Blick auf die beiden Rahmungen unseres Themas – Globalisierung einerseits, Alterität andererseits – macht deutlich, dass diese Überlagerungen sich wechselweise produktiv beeinflussen, ohne doch theoretisch und «kategorisch» identisch zu sein. Rückt nämlich der mit den Globalisierungsphänomenen befasste kulturwissenschaftliche Blick, der mit der Zuschreibung des Ausländisch-Exterritorialen und darüber hinaus mit der des Fremden verbunden ist, die Figur des oder der kulturell konkret Anderen ins Zentrum, so kreist der philosophische viel stärker um die Frage der Zweiheit, Gespaltenheit und Fragmentierung der *conditio humana*. Die Fremdheit, die sich dabei auftut, unterscheidet sich prinzipiell von der traditionellen Angst-Lust vor anderen, fremden Kulturen. Strukturell löst sie ebenfalls Angst-Lust aus, aber sie entzündet sich nicht an der kulturellen Fremdheit eines Menschen, sondern an der Tatsache, dass es ein Moment an Fremdheit in uns gibt, das wir nicht zu übersteigen vermögen, das wir im Sinne einer nachtraditionellen Ethik indes produktiv entfalten können.

Literatur

Augé M (1994) Orte und Nicht-Orte. Vorüberlegungen zu einer Ethnologie der Einsamkeit. Deutsche Übersetzung von Michael Bischoff. Fischer, Frankfurt/Main

Bateson G (1981) Ökologie des Geistes. Deutsche Übersetzung von Hans Günter Holl. Suhrkamp, Frankfurt/Main

Jullien F (2013) Vom Intimen: fern der lärmenden Liebe. Turia + Kant, Wien

Kafka F (1925) Der Prozess. Verlag Die Schmiede, Berlin

Klumbies H (2017) Ronald David Laing durchschaut das geteilte Selbst. http://www.psychologie-guide.de/ronald-david-laing-durchschaut-das-geteilte-selbst.html

Kristeva J (1990) Fremde sind wir uns selbst. Deutsche Übersetzung von Xenia Rajewski. Suhrkamp, Frankfurt/Main

Laing R D (1973) Das Selbst und die Anderen. Deutsche Übersetzung von Hans Hermann. dtv, München

Müller-Funk W (2005) Niemand zu Hause. Essays zu Kultur, Globalisierung und neuer Ökonomie. Czernin, Wien

Müller-Funk W (2016) Theorien des Fremden. UTB, Tübingen

Todorov T (1985) Die Eroberung Amerikas. Deutsche Übersetzung von Wilfried Böhringer. Suhrkamp, Frankfurt/Main

Valentin K (1983) Gesammelte Werke: Jubiläumsausgabe in Vier Bänden. 1. Monologe Und Dialoge. Piper, München

von Horváth Ö (2009) Wiener Ausgabe sämtlicher Werke: Band II. Historisch-kritische Edition, herausgegeben von Klaus Kastberger. de Gruyter, Berlin

Zima P V (2014) Entfremdung. Pathologien der postmodernen Gesellschaft. UTB, Tübingen

Trauma und Persönlichkeit

René Cané Molinari, Jill Lobbestael

© Springer-Verlag GmbH Deutschland, ein Teil von Springer Nature 2018
F. Riffer et al. (Hrsg.), *Das Fremde: Flucht – Trauma – Resilienz*
https://doi.org/10.1007/978-3-662-56619-0_2

2.1   Einleitung

Die Untersuchung des Zusammenhangs zwischen Trauma, Persönlichkeitsmerkmalen und Persönlichkeitsstörungen stellt ein weites und komplexes Forschungsfeld dar (Hampson et al. 2016). In diesem Beitrag konzentrieren wir uns auf die bisher vorliegende Literatur zu den folgenden vier Hauptforschungsrichtungen: 1) Persönlichkeitsmerkmale als Schutz- oder Risikofaktoren für Psychopathologien nach traumatischen Erlebnissen, 2) Persönlichkeitsmerkmale, die die Wahrscheinlichkeit von Traumaexpositionen erhöhen können, sowie 3) Kindheitstrauma und Persönlichkeitsstörungen. Abschließend beschäftigen wir uns in diesem Kapitel mit 4) klinischen Implikationen, mit einem Fokus auf Heilung der durch Kindheitstraumata entstandenen Wunden, um Persönlichkeitsstörungen durch Schematherapie zu bewältigen.

2.2   Persönlichkeitsmerkmale als Schutz- oder Risikofaktoren für Psychopathologien nach traumatischen Erlebnissen

In den letzten Jahrzehnten habe Forscher mit großen Interesse festgestellt, dass die überwiegende Mehrheit der Menschen in der Lage ist, traumatische Erlebnisse wie z. B. interpersonelle Verluste oder gewaltsame und lebensbedrohliche Ereignisse auf relativ gesunde Art und Weise zu bewältigen, ohne wesentliches Leiden oder Beeinträchtigung ihrer normalen Funktionsfähigkeit (d. h., Ausbleiben anhaltender Leidenszustände oder Psychopathologien; Bonanno 2004). Als traumatische Erlebnisse gelten belastende Ereignisse, in welchen Individuen einer unmittelbaren Bedrohung ihrer eigenen physischen Unversehrtheit oder ihres Überlebens (oder Bedrohung der Unversehrtheit oder des Überlebens anderer) ausgesetzt sind (May und Wisco 2015). Obwohl schätzungsweise 70 % der Erwachsenen in den USA im Laufe ihres Lebens zumindest ein traumatisches Ereignis erleben (Benjet et al. 2016), erfüllen nur etwa 6,1 % jener Population die diagnostischen Kriterien für eine posttraumatische Belastungsstörung (PTBS) (American Psychiatric Association 2013), welche als die traumabezogene Störung schlechthin gilt. Eine von Koenen et al. im Jahr 2017 durchgeführte internationale Studie, die 26 World Mental Health Surveys der WHO analysierte, die in 24 unterschiedlichen Ländern durchgeführte wurden, ergab eine Lebenszeitprävalenz von PTBS in der Gesamtstichprobe von 3,9 % und unter Individuen, die traumatischen Erlebnisses ausgesetzt waren, von 5,6 %. Die Autoren stellten auch signifikante Unterschiede zwischen verschiedenen Ländern fest, abhängig vom jeweiligen Landeseinkommen. Zum Beispiel betrug die Lebenszeitprävalenz von PTBS unter Individuen mit traumatischen Erfahrungen in Ländern mit höherem Einkommen 6,9 %, in Ländern mit niedrigem Einkommen hingegen nur 3,0 % (Koenen et al. 2017). Es kann also generell festgehalten werden, dass trotz der Tatsache, dass die Mehrheit der Menschen im Laufe ihres Lebens zumindest ein traumatisches Ereignis erlebt (Benjet et al. 2016; Ozer et al. 2003), nicht alle Menschen auf dieselbe Art und Weise darauf reagieren. Eine gewisse Gruppe von Menschen ist nicht in der Lage, sich von durch solche Ereignisse hervorgerufenen Leidenszuständen zu erholen. Andere regenerieren augenscheinlich rasch und beginnen erst später, verschiedene Symptomtypen zu entwickeln. Wiederum andere scheinen weniger durch solche Ereignisse beeinträchtigt zu sein und erholen sich in kürzerer Zeit (Bonanno 2004).

Als Schlüsselkonzept zur positiven Anpassung an widrige Umstände und Traumata gilt in der Literatur die **Resilienz** (Campbell-Sills et al. 2006). Als Resilienz versteht man die

Resistenz gegenüber Psychopathologien durch einen Prozess, der Individuen die positive Anpassung an widrige Umstände und Traumata ermöglicht (Campbell-Sills et al. 2006; Luthar und Cicchetti 2000; Werner und Smith 1992). Zusammen mit Schutzfaktoren ist das Konstrukt der Resilienz an einem Ende eines Kontinuums verortet, an dessen anderem Ende die Vulnerabilität sowie Risikofaktoren angesiedelt sind (Werner und Smith 1992). Zum Beispiel sind im Zusammenhang mit der PTBS bestimmte demographische Korrelate – etwa die soziale Benachteiligung (Ozer et al. 2008), junges Alter zum Zeitpunkt der Traumaexposition (Brewin et al. 2000), weibliches Geschlecht (Bangasser und Valentino 2014), fehlende soziale Unterstützung, geringere Bildung, frühere mentale Störungen sowie niedriger sozioökonomischer Status (Brewin et al. 2000) – durchwegs als Risikofaktoren für die Entstehung dieser Störung identifiziert worden. Hingegen werden männliches Geschlecht, höheres Alter, bessere Ausbildung (Bonanno et al. 2007), höherer sozioökonomischer Status (Norris 2002a,b) sowie vorhandene soziale Unterstützung (Pietrzak et al. 2010) häufig als Faktoren identifiziert, die mit Resilienz gegenüber Traumata zusammenhängen.

Es liegt daher die Vermutung nahe, dass spezifische Persönlichkeitsmerkmale einen Einfluss auf interindividuelle Unterschiede in den Effekten von Traumaexposition haben. Persönlichkeitsmerkmale werden als spezifische individuelle Eigenschaften definiert, von denen angenommen wird, dass diese angeboren (oder im frühen Alter entwickelt) sind und welche für interindividuelle Unterschiede in lebenslang andauernden Denkmustern, Gefühlen und Verhaltensweisen verantwortlich sind (McCrae und Costa 1987). Nach Jahrzehnten der Forschung in der Persönlichkeitspsychologie wurde in den 1960ern eine allgemeine Taxonomie der Persönlichkeitsmerkmale entwickelt, die ausreichend integrativ war, um unterschiedliche Systeme der Beschreibung von Persönlichkeit zu inkludieren (Tupes und Christal 1992). In den 1980ern ist diese Taxonomie als die «Big Five» bekannt geworden, unter Bezugnahme auf eine Fünf-Faktoren-Struktur, welche Persönlichkeit auf der generellsten Abstraktionsebene abbildet (Smith et al. 1990). Heute stellt diese Taxonomie mit ihren fünf Hauptdimensionen (Neurotizismus, Extraversion, Offenheit, Verträglichkeit und Gewissenhaftigkeit) eines der am weitesten validierten Persönlichkeitsmodelle dar (Park et al. 2016).

Wie tragen Persönlichkeitsmerkmale dazu bei, dass Individuen sich an widrige Umstände anpassen und diese bewältigen können? Wie tragen Persönlichkeitsmerkmale speziell zum Prozess der Resilienz bei? Das erste, was bei Betrachtung der vorliegenden Evidenz auffällt, ist, dass dieses Thema im Allgemeinen zwei Fallen birgt: Erstens wurde der Großteil der Forschung mit jüngeren Populationen durchgeführt, zweitens wurde die Forschung bei Erwachsenen oft mit Individuen mit Psychopathologien durchgeführt. Die Konsequenzen dieser Einschränkungen sind einerseits, dass die Resilienz als anomaler, pathologischer oder zumindest außergewöhnlicher Zustand aufgefasst wird, und andererseits, dass insgesamt wenig über den Prozess der Resilienz im Erwachsenenalter bekannt ist (Bonanno 2004; Campbell-Sills et al. 2006). Ungeachtet dieser Einschränkungen weist zunehmende Evidenz darauf hin, dass Unterschiede in Persönlichkeitsmerkmalen eine wichtige Rolle in der Entwicklung psychiatrischer Erkrankungen nach Traumaexpositionen spielen (Cox et al. 2004; Engelhard und Van Den Hout, 2007; Gil 2005; Miller und Resick 2007; Wolf et al. 2012). Im Besonderen gibt es Hinweise, dass die zuvor erwähnten Persönlichkeitsmerkmale (d. h., die «Big Five») jene emotionalen Reaktionen oder Bewältigungsstrategien beeinflussen, die Individuen entwickeln, wenn sie belastenden Ereignissen gegenüberstehen (Ajdukovic et al. 2013; Bei et al. 2013). Unter den «Big Five» hat die Forschung zwei Persönlichkeitsmerkmale identifiziert, die eine kritische Rolle in der Entwicklung von Psychopathologien spielen: der Neurotizismus und die Extraversion.

Neurotizismus ist eine Eigenschaft, die durch hohe Stressreaktivität (d. h., rasche Erregbarkeit/langsame Entspannung), Nervosität, Sorgen, emotionale Instabilität und Gefühle der Unzulänglichkeit gekennzeichnet ist (Drake et al. 2007). Im Allgemeinen ist der Neurotizismus mit dem Konzept der negativen Affektivität identisch, also eine beständige Eigenschaft, die Individuen zum Erleben negativer Emotionen veranlasst. Dementsprechend ist er jenes Persönlichkeitsmerkmal, das in widrigen Umständen Individuen dazu veranlasst, dazu zu neigen, Leidenszustände zu erfahren (Sandín et al. 2017). Es ist daher nicht überraschend, dass ein positiver Zusammenhang zwischen Neurotizmus und PTBS festgestellt wurde (Jakšić et al. 2012).

Extraversion ist eine Eigenschaft, die hauptsächlich durch hohe positive Affektivität, Geselligkeit, Gesprächigkeit und Begeisterungsfähigkeit charakterisiert ist (Weinberg und Gil 2016). Hohe Extraversion und niedriger Neurotizismus sind häufig mit erfolgreicher Anpassung und psychologischem Wohlbefinden nach widrigen Umständen und Traumata assoziiert (Hengartner et al. 2017; Park et al. 2016; Spahni et al. 2015). Ähnlich wurde auch eine positive Korrelation zwischen Resilienz und Extraversion und eine negative Korrelation zwischen Resilienz und Neurotizismus festgestellt (Campbell-Sills et al. 2006).

Verschiedene Mechanismen wurden postuliert, um zu erklären, wie Extraversion zur Resilienz und zur Genesung infolge von traumatischen Erfahrungen und widrigen Umständen beiträgt. Zum Beispiel wurde die Hypothese aufgestellt, dass Individuen mit hoher Extraversion aufgrund der Tatsache, dass sie häufiger positive Emotionen erleben und dazu neigen, eine größere Anzahl sozialer Interaktionen zu haben, über mehr emotionale, kognitive, und verhaltensbezogene sowie soziale Ressourcen verfügen, um auf gesunde Art und Weise mit stresshaften Erfahrungen umzugehen (Campbell-Sills et al. 2006). Darüber hinaus ist systematisch gezeigt worden, dass Individuen mit höheren Neurotizismuswerten in Konfrontationen mit stresshaften Ereignissen heftigere physiologische Reaktionen zeigen (Bakker und Costa 2014; für eine Übersicht s. Depue und Fu 2011).

Eine andere Hypothese zur Erklärung, wie Neurotizismus und Extraversion mit psychopathologischer Entwicklung zusammenhängen, bezieht sich auf das Konzept der Toleranz von Leidenszuständen («disstress tolerance», DT). Simons und Gaher (2005) haben DT als die Fähigkeit definiert, negative psychologische Zustände zu erfahren und ihnen standzuhalten («the capacity to experience and withstand negative psychological states»; S. 83). Diese Definition konzeptualisiert die DT als dispositionelle Variable, welche die DT und die Bewertung, die Emotionsregulation und die Aufmerksamkeitskontrolle umfasst. Mit anderen Worten erfahren nach diesem Modell Individuen mit niedrigen DT-Werten mutmaßlich Leidenszustände als wesentlich intolerabler als jene mit hohen Werten. Zudem haben sie erwartungsgemäß eher negative Selbsteinschätzungen hinsichtlich ihrer eigenen Bewältigungsfähigkeiten. Schließlich wird angenommen, dass sie in ihren Versuchen scheitern, negative Emotionen zu vermeiden, und von der Erfahrung von Leidenszuständen «absorbiert» werden, mit negativen Folgen für ihre normale Funktionsfähigkeit (Simons und Gaher 2005).

Es ist festgestellt worden, dass die DT an der Entstehung und Aufrechterhaltung verschiedener Arten von Psychopathologien beteiligt ist (Leyro et al. 2010), wie etwa der PTBS (Marshall-Berenz et al. 2010), der Ängstlichkeit und Depression (Bernstein et al. 2011), der Essstörungen (Raykos et al. 2009), des Alkohol- und Drogenkonsums (Howell et al. 2010) sowie der Borderline-Persönlichkeitsstörung (Gaher et al. 2013). Es ist daher logisch und naheliegend, dass Forscher die genaue Art des Zusammenhangs zwischen Persönlichkeitsmerkmalen, DT und Psychopathologie untersuchen. Die Studien deuten darauf hin, dass die DT ein Mediator zwischen Persönlichkeitsmerkmalen und Psychopathologie sein könnte (Leyro et al. 2010). Die Evidenz für dieses Modell basiert auf Untersuchungen, die gezeigt haben, dass hohe Neurotizismuswerte mit der DT negativ (Chowdhury et al. 2017; Kaiser et al. 2012; Marshall-Berenz et al. 2010) und mit Psychopathologien positiv assoziiert sind (Ormel et al. 2013). In ähnlicher Weise scheint die DT die Wirkung des Neurotizismus auf Psychopathologien negativ zu vermitteln (Sandín et al. 2017). Darüber hinaus ist gezeigt worden, dass die Extraversion positiv mit DT (Sandín et al. 2017) und negativ mit psychischen Störungen zusammenhängt (Sandín et al. 2017; Watson 2009; Wray et al. 2012). Mit anderen Worten scheint die vorläufige Evidenz die Hypothese einer durch die DT vermittelten inversen Assoziation (mit dem Neurotizismus) zwischen Extraversion und Psychopathologie zu unterstützen (Sandín et al. 2017). Zusammengefasst scheint das Modell der DT als Vermittlerin zwischen Persönlichkeitsmerkmalen (z. B. Extraversion und Neurotizismus) im Sinne erfolgreicher Anpassung und positiver Auswirkungen auf die psychische Gesundheit vielversprechend. Weitere Forschung ist allerdings erforderlich, da einige der Ergebnisse bis jetzt noch schwach sind und die Anzahl der Studien beschränkt ist.

Des Weiteren haben Bachar et al. (2005) untersucht, ob Individuen mit narzisstischen Persönlichkeitsmerkmalen ein höheres Risiko haben, nach Traumaexposition eine PTBS zu entwickeln. Die dieser Idee zugrundeliegende Theorie besagt, dass Menschen mit narzisstischen Vulnerabilitäten traumatische Ereignisse als narzisstische Verletzungen erleben, da diese eine Bedrohung für ihr Konzept der Unverwundbarkeit und Omnipotenz darstellen. Zur Erfassung solcher Vulnerabilitäten haben Bachar et al. (2005) eine Skala entwickelt, die die wesentlichen Faktoren der narzisstischen Persönlichkeitsstörung umfassen: Grandiosität, Ausbeutung und schwache Regulation des Selbstwerts (Perry und Perry 1996). Die Autoren untersuchten 144 Erwachsene, die nach erstmaliger Traumaexposition in die Notaufnahme gekommen waren. Narzisstische Vulnerabilitäten und PTBS sowie andere Variablen wurden jeweils eine Woche (T1), einen Monat (T2) und vier Monate (T3) nach der Traumaexposition erhoben. Eine Regressionsanalyse wurde berechnet, um zu überprüfen, ob höhere narzisstische Vulnerabilitätswerte zum Zeitpunkt T1 eine PTBS zu den Zeitpunkten T2 und T3 vorhersagt, und dies war tatsächlich der Fall. Die Autoren berechneten anschließend eine logistische Regression, um die Sensitivität und Spezifität der Vorhersagekraft der narzisstischen Vulnerabilitätswerte zu messen. Es stellte sich heraus, dass diese Werte die PTBS mit einer Sensitivität von 81,6 % und einer Spezifizität von 40,4 % bei T2 und mit einer Sensitivität von 85,1 % und einer Spezifizität von 38,6 % bei T3 vorhersagten. Zusammenfassend fanden die Autoren empirische Evidenz zugunsten der Hypothese, dass narzisstische Vulnerabilitäten zur Entwicklung der PTBS nach Traumaexposition beitragen.

Schließlich ist ein weiteres wichtiges traumabezogenes Phänomen, welches mit Persönlichkeitsmerkmalen zusammenzuhängen scheint, das posttraumatische Wachstum («posttraumatic growth», PTG). Der Begriff PTG wurde geprägt, um positive psychologische Veränderungen zu beschreiben, die bei bestimmten Individuen beobachtet wurden, nachdem sie stresshafte und herausfordernde Lebensereignisse erfahren haben (Tedeschi und Calhoun 2004). Das Konstrukt des PTG impliziert positive psychologische Transformationen in wichtigen Lebensbereichen, wie etwa in Beziehungen, in der Identifizierung neuer Möglichkeiten für das eigene Leben, in erhöhter Wahrnehmung persönlicher Stärke, spirituellem Wachstum und gesteigerter Wertschätzung des Lebens (Jayawickreme und Blackie 2014). Es hat sich herausgestellt, dass Persönlichkeitsmerkmale wie der Optimismus, die Extraversion, die Verträglichkeit und die Offenheit das PTG positiv vorhersagen und dass der Neurotizismus das PTG negativ vorhersagt (Mattson et al. 2017).

2.3 Persönlichkeitsmerkmale, die die Wahrscheinlichkeit von Traumaexpositionen erhöhen können

» Die letzte der menschlichen Freiheiten besteht in der Wahl der Einstellung
zu den Dingen.
(Viktor E. Frankl)

Das obige Zitat von Viktor Frankl (1997) fordert uns dazu auf, über individuelle Unterschiede hinsichtlich der Toleranz von Leidenszuständen (DT) in Bezug auf kritische Lebensereignisse nachzudenken. Der vorhergehende Abschnitt hat versucht, diesen Zusammenhang zu beleuchten. Jedoch könnten, zumindest bis zu einem gewissen Grad, individuelle Unterschiede nicht nur für Einstellungen gegenüber dem Leben verantwortlich sein, sondern auch für das Leben selbst. In den vergangenen Jahrzehnten haben Forscher damit begonnen, den Zusammenhang zwischen Traumaexposition und Persönlichkeitsmerkmalen zu untersuchen. Sind manche Individuen anfälliger dafür als andere, mit traumatischen Erlebnissen konfrontiert zu werden? Die Komplexität des Zusammenhangs zwischen Persönlichkeitsmerkmalen und Traumaexposition könnte durch einen Versuch, die folgenden Fragen zu beantworten, aufgelöst werden: Gibt es spezifische Persönlichkeitsmerkmale, die die Wahrscheinlichkeit einer Traumaexposition erhöhen? Verändert die Traumaexposition gewisse Persönlichkeitsaspekte? Besteht ein wechselseitiger Zusammenhang zwischen Persönlichkeitsmerkmalen und Traumaexposition?

Es gibt Evidenz, die nahelegt, dass gewisse Persönlichkeitsmerkmale mit einer erhöhten Wahrscheinlichkeit der Traumaexposition zusammenhängen. Insbesondere scheinen Merkmale, die mit antisozialer Persönlichkeit einhergehen, wie etwa Impulsivität, Sensationsgier («sensation seeking») und sich früh manifestierende Verhaltensprobleme mit erhöhter Traumaexposition zusammenzuhängen, wie in einer von Lauterbach and Vrana (2001) durchgeführten Querschnittsstudie beobachtet wurde. Impulsivität ist häufig mit vermehrter Exposition mit Risikoverhaltensweisen assoziiert worden (Jenkins et al. 2015; Krueger et al. 2007), was wiederum eine erhöhte Wahrscheinlichkeit der Traumaexposition zur Folge hat (Kumar et al. 2016; Netto et al. 2016). Ähnlich ist Sensationsgier («sensation seeking»), definiert als das Verlangen nach Neuartigkeit und Intensität von Erfahrungen (Zuckerman 2015), mit einer erhöhten Anzahl von Risikoverhaltensweisen in Verbindung gebracht worden (Arnett et al.1997; O'Jile et al. 2004). Darüber hinaus hat die National Epidemiological Catchment Area Studie (eine kollaborative Untersuchung zur Prävalenz und Inzidenz psychiatrischer Störungen und entsprechender psychiatrischer Versorgungslage) festgestellt, dass Verhaltensprobleme vor dem 15. Lebensjahr bei Vietnamveteranen die Exposition mit physischen Angriffen und Gefechten im Erwachsenenalter vorhersagt (Helzer et al. 1987).

Impulsivität ist, zusammen mit affektiver Instabilität und Störungen in interpersonellen Beziehungen, auch eines der Kernmerkmale der Borderline-Persönlichkeitsstörung (Gunderson 2007; Lieb et al. 2004). Aus diesem Grund wurde in einer von Lauterbach und Vrana (2001) durchgeführten Querschnittsstudie diese Störung als Risikofaktor für Traumaexposition, insbesondere bei Frauen, angenommen. Da die Prävalenz der antisozialen Persönlichkeitsstörung bei Männern höher ist (Goldstein et al. 2017) und die der Borderline-Störung bei Frauen (Ten Have et al. 2016), haben die Autoren die Hypothese aufgestellt, dass erstere hauptsächlich bei Männern und zweitere bei Frauen einen Risikofaktor (für Traumaexposition) darstellt. Interessanterweise haben in dieser Untersuchung bivariate Korrelationen gezeigt, dass ein höherer Grad an antisozialen Merkmalen mit häufigerer Traumatisierung einhergeht. Es scheint jedoch nicht die antisoziale Persönlichkeitskomponente der Sensationsgier zu sein, die mit Traumaexposition assoziiert ist, sondern die feindselige oder aggressive Komponente. Zudem hat eine Regressionsanalyse gezeigt, dass ein höherer Grad an Borderline-Persönlichkeitsmerkmalen das Risiko einer Retraumatisierung sowohl bei Männern als auch bei Frauen erhöht. Allerdings war dieser Zusammenhang, entgegen den Erwartungen der Autoren, bei Männern stärker ausgeprägt.

Eine aktuelle Studie von Munjiza et al. (2017) fand weitere Evidenz, dass Individuen mit psychopathologischen Persönlichkeiten ein höheres Risiko für Traumaexposition haben. Jedoch haben die Autoren dieser Studie weder zwischen verschiedenen Psychopathologien der Persönlichkeit unterschieden, noch relevante zugrundeliegende dysfunktionale Persönlichkeitsmerkmale untersucht. Stattdessen haben sie anhand der International Personality Disorder Examination (IPDE) (Lenzenweger et al. 2007; Loranger et al. 1991) zwei Gruppen ermittelt: IPDE-positiv (Vorhandensein einer Persönlichkeitsstörung) und IPDE-negativ (Kontrollgruppe). Sie fanden einen starken Zusammenhang zwischen Persönlichkeitspsychopathologien und kriegsbezogenen Traumata. Allerdings heben die Autoren die Komplexität dieses Zusammenhangs hervor, indem sie auf die Limitierungen von Kausalitätsschlussfolgerungen hinweisen: In ihrer Untersuchung war es nicht möglich festzustellen, ob Individuen mit dysfunktionalen Persönlichkeiten eine größere Wahrscheinlichkeit für Exposition mit schwerwiegenden kriegsbezogenen Traumata hatten oder ob sie tatsächlich Persönlichkeitsstörungen als Konsequenz ihrer Exposition mit traumatischen Ereignissen entwickelt hatten.

In einer systematischen Übersichtsarbeit haben Munjiza et al. (2014) untersucht, ob es aufgrund von Traumaexposition zu Persönlichkeitsveränderungen kommt. In diesen Review führen die Autoren drei retrospektive Studien an, in denen Persönlichkeitspathologien vor dem Trauma erfasst wurden, und berichten, dass eine Minderheit ursprünglich gesunder Erwachsener infolge einer Exposition mit traumatischen Ereignissen spätere Persönlichkeitspathologien entwickelte. Eine dieser Untersuchungen (Barret et al. 1996) berichtet, dass 20 % der untersuchten Vietnamveteranen ohne frühere Verhaltensprobleme in der Kindheit später im Erwachsenenalter (posttraumatisches) antisoziales Verhalten zeigen. Die beiden anderen Studien zeigten, dass 2,6 % (Kozaric-Kovacic und Kocijan-Hercigonja 2001) bzw. 6,0 % (Marcinko et al. 2006) der jeweiligen Stichproben andauernde Persönlichkeitsveränderungen (F62.0) gemäß ICD-10 zeigten (World Health Organization 1992). In drei anderen Querschnittsstudien wurde zudem festgestellt, dass die Prävalenz von Persönlichkeitsstörungen (hauptsächlich Clusters A und C, insbesondere vermeidende, paranoide und obsessiv-zwanghafte Persönlichkeitsstörungen, gefolgt von Borderline- und antisozialen Störungen) bei Individuen mit schwerwiegender Traumaexposition doppelt so hoch war (Bollinger et al. 2000; Dunn et al. 2004; Southwick et al. 1993). Obwohl die Autoren keine prospektiven Studien zu Persönlichkeitsveränderungen nach Traumaexposition finden konnten und die Anzahl verfügbarer retrospektiver Studien limitiert war, legt die vorliegende Evidenz nahe, dass zumindest ein Prozentsatz der Individuen, die mit schwerwiegendem Trauma konfrontiert waren, im späteren Leben signifikante Persönlichkeitspathologien entwickeln (Munjiza et al. 2014).

Eine andere faszinierende Frage ist, ob der Zusammenhang zwischen Persönlichkeitsmerkmalen und Traumaexposition wechselseitig ist, oder mit anderen Worten, ob die Konfrontation mit traumatischen Erlebnissen einen Effekt auf die Persönlichkeit hat (z. B. eine dysfunktionale Veränderung der Kognition, der Affektivität, der interpersonellen Funktionsfähigkeit, der Impulskontrolle oder des Verhaltens), was wiederum Individuen für eine Retraumatisierung vulnerabler macht. Blevins et al. (2016) geben Aufschluss über diese Frage, indem sie eine Stichprobe von Collegestudenten untersuchten, die von einem Amoklauf an eine Schule am 16. April 2007 betroffen waren. Die Forscher rekrutierten die Opfer des Ereignisses für eine Langzeitstudie, die eine Baseline-Messung 3–4 Monate nach der Schießerei (T1) sowie eine zweite und letzte Messung 8–9 Monate nach der initialen Befragung (T2) umfasste. Zu beiden Zeitpunkten wurden posttraumatische Symptomatologie, gestörte Weltanschauung und zunehmendes rücksichtsloses bzw. selbstzerstörerisches Verhalten (z. B. ungeschützter Geschlechtsverkehr, leichtsinniges/gefährliches Fahren, Drogenmissbrauch) gemessen. Es wurde beobachtet, dass die posttraumatische Symptomatologie zum Zeitpunkt T1 rücksichtsloses Verhalten zum Zeitpunkt T2 signifikant vorhersagte. Darüber hinaus zeigte sich, dass Studenten, die zum Zeitpunkt T1 hohe posttraumatische Symptomatologie hatten (Hughes et al. 2011), auch für rücksichtsloses Verhalten signifikant anfälliger waren als jene mit geringeren posttraumatischen Symptomwerten. Zudem wurde festgestellt, dass posttraumatische Symptome zum Zeitpunkt T1 eine gestörte Weltanschauung zum Zeitpunkt T2 prognostizierten und dass diese Störungen bei Studenten mit hoher posttraumatischer Symptomatologie verstärkt waren. Intressanterweise prognostizierte eine gestörte Weltanschauung zum Zeitpunkt T2 rücksichtsloses Verhalten zum Zeitpunkt T2. Schließlich ermittelten die Autoren durch Mediationsanalyse, dass bei Studenten in der Gruppe mit hohen posttraumatischen Symptomen eine gestörte Weltanschauung den Zusammenhang zwischen posttraumatischer Symptomatologie und rücksichtslosem Verhalten vermittelte. Allerdings vermittelte unter Studenten in der Gruppe mit niedrigen posttraumatischen Symptomen die gestörte Weltanschauung nur zum Teil den Zusammenhang zwischen posttraumatischen Symptomen und rücksichtslosem Verhalten. Anders ausgedrückt, betont diese Studie die Bedeutung der Rolle gestörter Weltanschauung beim Hervorrufen rücksichtslosen Verhaltens nach traumatischen Erlebnissen, insbesondere bei jungen Erwachsenen, die unter hoher posttraumatischer Symptomatologie leiden.

Die Ergebnisse der oben erwähnten Studie von Blevins et al. (2016) scheinen aus verschiedenen Gründen relevant zu sein. Zunächst wurde rücksichtsloses Verhalten in der 5. Ausgabe des Diagnostic and Statistical Manual of Mental Disorders (DSM-5) (American Psychiatric Association 2013) als zusätzliches Symptom des PTBS-Clusters Erregung und Reaktivität aufgenommen. Somit haben diese Befunde weitere Evidenz zur Begründung der Veränderungen in den neuen Kriterien des DSM-5 geliefert. Zweitens ist rücksichtsloses/ selbstzerstörerisches Verhalten Teil der Symptomatologie, die Persönlichkeitsstörungen des Clusters B, antisoziale Störungen und Borderline-Störungen charakterisiert. Wie zu Beginn dieses Abschnitts erwähnt, sind diese Merkmale als mit einer erhöhten Traumaexposition zusammenhängend beobachtet worden (Lauterbach und Vrana 2001). Wenn also aus diesem Grund die Traumaexposition die Persönlichkeitsdysfunktion verstärkt (erhöhte Werte dysfunktionaler Persönlichkeitssymptomatologie, wie etwa rücksichtsloses/selbstzerstörerisches Verhalten), welche als Risikofaktor für die Traumaexposition gilt, erscheint es plausibel, dass die Traumaexposition wiederum einen Risikofaktor für die Traumaexposition darstellt. Mit anderen Worten scheinen die Ergebnisse nahezulegen, dass Traumata wiederum Traumata hervorbringen. Drittens haben die Autoren Evidenz gefunden, die nahelegt, dass das Verhältnis zwischen der posttraumatischen Symptomatologie und rücksichtslosem Verhalten durch Veränderungen in Kognitionen/Vorstellungen vermittelt wird, die mit Weltanschauungen zu tun haben (z. B. Vorstellungen zur Spiritualität, Bedrohung/Sicherheit, Kontrolle, Bedeutung des Lebens, Zweck) (Blevins et al. 2016). Insbesondere diese letzte Beobachtung könnte im Hinblick auf die Konzeptualisierung und Behandlung verschiedener Persönlichkeitspsychopathologien wichtige klinische Implikationen haben.

2.4 Kindheitstraumata und Persönlichkeitsstörungen

Wenn wir uns traumatische Erlebnisse generell als Exposition mit verschiedenen Arten von widrigen Umständen (Adversität) vorstellen, erscheinen die Möglichkeiten für Traumaexposition für Erwachsene wie auch für Kinder endlos zu sein. Naturkatastrophen, Unfälle, Kriege, Verluste, Krankheiten, chirurgische Eingriffe und Gewalt in der Nachbarschaft gehören zu den unzähligen negativen Lebensereignissen, mit denen wir uns im Laufe des Lebens konfrontiert sehen. Wenn wir uns jedoch den spezifischen Fall früher traumatischer Erfahrungen genauer anschauen, sind wir systematisch mit der Tatsache konfrontiert, dass die meisten Traumata zuhause beginnen, dass also die Hauptursache von Kindheitstraumata die Eltern selbst sind (Van der Kolk 2005).

Kindheitstraumata werden als Kindheitserfahrungen (vor dem 18. Lebensjahr) definiert, bei welchen Kinder Opfer jeglicher Form elterlicher Aggression werden, einschließlich körperlicher und/oder nicht-körperlicher Misshandlung (Taillieu et al. 2016). In der Literatur wird dabei allgemein zwischen drei Hauptkategorien der Kindesmisshandlung unterschieden: physischer Missbrauch, sexueller Missbrauch und psychologische Aggression (Anderson 2008). Der physische Missbrauch von Kindern beinhaltet die vorsätzliche Herbeiführung von Schmerzen oder physischer Leiden (Dualibe und Osório 2017), sei es oder sei es nicht zum Zweck der Bestrafung (z. B. durch leichte oder schwere Schläge, Treten, Verbrennungen, Stoßen, Prügeln, Rütteln) (Miller-Perrin et al. 2009). Die physische Vernachlässigung gilt ebenfalls als Form des physischen Missbrauchs durch Unterlassung (z. B. die fehlende Versorgung mit Nahrung, Hygiene oder Unterkunft) (Dualibe und Osório 2017). Der sexuelle Kindesmissbrauch wird unterschiedlich definiert, jedoch sollte eine umfassende Darstellung dieser Definitionen jegliche Einbeziehung von Kindern in sexuelle Aktivitäten (z. B. Geschlechtsverkehr, sexuelle physische Kontakte, verbale Belästigungen, Konfrontation mit sexuellen Inhalten) abbilden (Murray et al. 2014; Shevlin et al. 2017). Schließlich bezieht sich die psychologische Aggression (auch als emotionale Misshandlung oder nicht-körperlicher Missbrauch) auf jegliches Verhaltensmuster, sei es durch Handlungen (emotionale Misshandlung) oder Unterlassungen (emotionale Vernachlässigung), bei dem Bezugspersonen es verabsäumen, emotionale Kernbedürfnisse der Kinder zu befriedigen, etwa Bindung, Sicherheit, Selbstidentität, Unabhängigkeit, angemessene Gefühle der Kompetenz, das Bedürfnis nach Freude, Freiheit und realistische Grenzen (Taillieu et al. 2016; Young et al. 2003).

Jahrzehntelange Forschung zur Rolle von Kindheitstrauma bei der Entstehung späterer Persönlichkeitsstörungen scheint den Zusammenhang zwischen Kindesmissbrauch und Persönlichkeitsstörungen im Erwachsenenalter zu bestätigen (Afifi et al. 2011; Bernstein et al. 1998; Bierer et al. 2003; Hengartner et al. 2013; Lobbestael et al. 2010; Widom et al. 2009). Trotz systematischer Erkenntnisse zum Kindheitstrauma als Risikofaktor für Persönlichkeitsstörungen im Erwachsenenalter ist die Forschung zum Zusammenhang zwischen spezifischen Arten des Kindheitstraumas und spezifischen Persönlichkeitsstörungen spärlich und nicht immer kongruent (Waxman et al. 2014). Das Problem bei der Untersuchung spezifischer Zusammenhänge zwischen Kindheitstraumata und Persönlichkeitsstörungen scheint zumindest zum Teil vom vielfachen gemeinsamen Auftreten verschiedener Arten des Kindheitstraumas (Gilbert et al. 2009; Kessler et al. 1997) sowie von der hohen Komorbidität von Persönlichkeitsstörungen (Grant et al. 2004) abzuhängen. Als Beispiel für die Schwierigkeit, die diversen Erfahrungen des Kindheitstraumas zu konzeptualisieren, sei die Definition des «komplexen Traumas» bei Cook et al. (2005) und van der Kolk (2005) genannt.

Bei kritischer Prüfung der Studien, die sich mit dem Beitrag spezifischer Kindheitstraumata zur Entwicklung spezifischer Persönlichkeitsstörungen beschäftigen, zeigen sich mehrere methodologische Mängel. Die meisten dieser Untersuchungen haben eine Untergruppe der Kindheitstraumata oder eine Untergruppe von Persönlichkeitsstörungen mit relativ kleinen Stichproben untersucht oder Persönlichkeitsstörungswerte zu Clustern zusammengezogen, statt sie getrennt zu analysieren (Cohen et al. 2014; Moore et al. 2012). Des Weiteren haben Studien, die alle Arten des Kindheitstraumas eingeschlossen haben, sich hauptsächlich auf klinische Stichproben fokussiert (Waxman et al. 2014). Außerdem sind Persönlichkeitsstörungen und Kindheitstraumata häufig mittels Selbstbeurteilungen erhoben worden (Afifi et al. 2011; Bernstein et al. 1998; Bierer et al. 2003; Hengartner et al. 2013). Schließlich haben die meisten dieser Studien die Rolle, die Variablen wie genetische Vulnerabilität, Armut, familiäre Dysfunktionalität, Schulprobleme, Geschlecht und Scheidung oder Verlust der Eltern bei spezifischen Zusammenhängen zwischen Kindheitstraumata und Persönlichkeitsstörungen möglicherweise spielen, außer Acht gelassen (Hengartner et al. 2013; Waxman et al. 2014).

Trotz der oben erwähnten Einschränkungen scheint die Identifikation verschiedener Zusammenhänge zwischen bestimmten Arten des Kindheitstraumas und der späteren Entwicklung von Persönlichkeitsstörungen für die Entwicklung und Durchführung wirksamer Interventionen besonders relevant zu sein (Taillieu et al. 2016). Wie von Gibb et al. (2007) angemerkt, könnte sich die Forschung auf die Identifizierung möglicher Mediatorvariablen konzentrieren, sofern spezifische Zusammenhänge zwischen Kindheitstraumata und Persönlichkeitsstörungen gefunden werden, während sich die Forschung auf die Suche nach plausiblen Moderatoren konzentrieren sollte, falls keine unterschiedlichen Zusammenhänge gefunden werden können. Obwohl wir wahrscheinlich erst damit beginnen, die Zusammenhänge zwischen Kindheitstraumata und Persönlichkeitsstörungen zu verstehen und die Zusammenhänge noch nicht ganz geklärt sind, liegt bereits vorläufige Evidenz vor.

In einer von Lobbestael et al. (2010) durchgeführten Studie haben die Autoren Evidenz gefunden, die darauf hinweist, dass aktiver körperlicher Missbrauch mit der antisozialen Persönlichkeitsstörung assoziiert ist, der sexuelle Missbrauch mit der paranoiden, schizoiden, Borderline- und vermeidenden Störung, der aktive emotionale Missbrauch mit der paranoiden, schizotypalen, Borderline- und Cluster-C-Störung und schließlich der passive emotionale Missbrauch mit der histrionischen und Borderline-Störung. Der Befund einer Korrelation zwischen emotionalem Missbrauch und einer Vielzahl von Persönlichkeitsstörungen in dieser Studie bestätigte die von Bernstein et al. (1998) publizierten Hinweise, nach denen der emotionale Missbrauch einen Risikofaktor für alle drei Persönlichkeitsstörungscluster darstellt.

In einer 2016 publizierten Untersuchung von Taillieu et al. (2016) war der emotionale Missbrauch in ähnlicher Weise mit allen Persönlichkeitsstörungen assoziiert und trat zusammen mit anderen Formen des Kindesmissbrauchs und der familiären Dysfunktion auf, wodurch ähnliche Evidenz aus früheren Studien untermauert wurde (Bifulco et al. 2002; Finzi-Dottan und Karu 2006; Taillieu und Brownridge 2013; Vachon et al. 2015; Waxman et al. 2014). Taillieu et al. (2016) stellten die Hypothese auf, dass die Nicht-Spezifität des emotionalen Missbrauchs durch die Vielzahl von Verhaltensweisen, die dieser Typ des Missbrauchs umfasst (z. B. Demütigung, Beleidigung, Ablehnung, Beschämung, Bedrohung), erklärt werden könnte. In dieser Hinsicht könnten spezifische Subtypen des emotionalen Missbrauchs voneinander unabhängig zur Entwicklung spezifischer Persönlichkeitsstörungen beitragen.

Die Ergebnisse von Untersuchungen zu spezifischen Zusammenhängen zwischen Kindesmissbrauch und Persönlichkeitsstörungen waren jedoch nicht immer homogen. Zum Beispiel fanden Taillieu et al. (2016) im Gegensatz zu den von Lobbestael et al. (2010) berichteten Zusammenhängen zwischen emotionaler Vernachlässigung und histrionischer und Borderline-Persönlichkeitsstörung, dass emotionale Vernachlässigung mit der schizoiden, schizotypen, Borderline- und vermeidenden Persönlichkeitsstörung einhergeht. Ungeachtet dieser Unterschiede ist eine gewisse Konsistenz hinsichtlich des Zusammenhangs zwischen aktivem körperlichem Missbrauch und der antisozialen Persönlichkeitsstörung sowie zwischen aktivem emotionalem Missbrauch und sexuellem Missbrauch und der Borderline-Persönlichkeitsstörung gefunden worden (Afifi et al. 2011; Bernstein et al. 1998; Bierer et al. 2003; Hengartner et al. 2013; Hernandez et al. 2012; Krastins et al. 2014; Lobbestael et al. 2010; Waxman et al. 2014).

Zusammengefasst scheint die in diesem Abschnitte präsentierte Evidenz jene ätiologischen Modelle der Persönlichkeitspathologie zu bestärken, die das Kindheitstrauma als fundamentale Variable in der Entwicklung von Persönlichkeitsstörungen betrachten.

2.5 Klinische Implikationen: einen Weg zur Heilung der Wunden von Kindheitstraumata finden, um Persönlichkeitsstörungen durch Schema-fokussierte Therapie (SFT) zu bewältigen

Zur Erklärung des Fortbestehens der zuvor erwähnten Symptomatologie von der Kindheit über die Adoleszenz bis ins Erwachsenenalter wurden verschiedene Theorien vorgeschlagen (Cook et al. 2005; van der Kolk et al. 1994), u. a. das biosoziale Modell nach Linehan (Crowell et al. 2009), das Schemamodell nach Young (Young et al. 2003), das Mentalisierungsmodell nach Fonagy (Fonagy et al. 2000) und das Modell der Persönlichkeitsorganisation nach Kernberg (Kernberg 2016). Jedes dieser Modelle bietet den jeweiligen theoretischen Hintergrund für die aktuell vielversprechendsten Therapien bei Persönlichkeitsstörungen: die Dialektische Behaviorale Therapie (DBT), die Schema-fokussierte Therapie (SFT), die Mentalisierungsbasierte Therapie (MBT) und die Übertragungsfokussierte Psychotherapie («Transference-focused Psychotherapy»; TFP) (Cristea et al. 2017; Weinberg et al. 2011), wobei die meiste Evidenz zur Wirksamkeit der Behandlung von Persönlichkeitsstörungen bei Borderline-Persönlichkeitsstörungen gesammelt wurde und derzeit noch unzureichend ist (Bateman et al. 2015).

In diesem Kapitel haben wir einen Überblick über die vorliegende Literatur zum komplexen Zusammenhang zwischen Traumaerfahrungen, Persönlichkeit und Psychopathologie gegeben. Eine Betrachtung der Literatur bezüglich der Konsequenzen von Traumaexposition hat gezeigt, dass in einigen Theorien Veränderungen der Weltanschauung oder Kernvorstellungen (d. h., Vorstellungen zum Selbst, zu anderen und zur Welt) als bedeutsame Folgen von Traumaexpositionen angesehen werden (z. B. Ehlers und Clark 2000; Epstein 1991; Horowitz 1986; Janoff-Bulman 1992; Kaufman et al. 2018; Resick und Schnicke 1992). Darüber hinaus gibt es Hinweise darauf, dass erschütterte Kernvorstellungen mit Anpassungsproblemen (O'Donnell et al. 2016; Vu et al. 2016), interpersonellen Problemen (Kaufman et al. 2018), Psychopathologien (Appiah-Kusi et al. 2017; Cotter et al. 2017) und Suizidrisiko (Dutra et al. 2008) assoziiert sind. Eine aktuelle von Thompson-Hollands et al. (2017) veröffentlichte Studie hat festgestellt, dass negative Gedanken um das Selbst den Zusammenhang zwischen peritraumatischer Dissoziation (d. h., eine Konstellation von Spätfolgen nach Traumaexposition, wie etwa Depersonalisation, emotionale Gefühllosigkeit, Derealisation) und dem Schweregrad der PTBS vermitteln.

Bisher haben wir Kindheitstrauma als jegliche Erfahrung in der Kindheit definiert, in welcher ein Kind unter elterlicher Aggression leidet, einschließlich körperlicher und/oder nicht-körperlicher Misshandlung (d. h., physischer Missbrauch, sexueller Missbrauch und psychologische Aggression). Wenn wir jedoch Veränderungen in den Kernvorstellungen als Folge von Traumaexpositionen berücksichtigen, könnten wir die Konzeptualisierung von Kindheitstrauma um alle Kindheitserlebnisse erweitern, in denen kindliche emotionale Kernbedürfnisse nicht befriedigt werden. Mit anderen Worten, wir könnten in die Konzeptualisierung von Kindheitstrauma alle widrigen Kindheitserlebnisse (d. h., traumatische Erlebnisse sowie Erlebnisse, in denen emotionale Kernbedürfnisse nicht befriedigt wurden) einschließen, welche zur Entwicklung von dysfunktionalen Kernvorstellungen beitragen (Young et al. 2003).

Young et al. (2003) haben fünf universelle emotionale Kernbedürfnisse identifiziert: Bindung und Sicherheit; Autonomie, Kompetenz, Identität; die Freiheit, Bedürfnisse und Emotionen auszudrücken; Spontaneität und Spiel; realistische Grenzen. Diesen Autoren zufolge können sich, wenn die Interaktion zwischen dem kindlichen Temperament und der Umgebung es nicht schafft, diese Bedürfnisse zu befriedigen, erschütterte Vorstellungen im Hinblick auf das Selbst, andere und die Welt, sogenannte frühe maladaptive Schemata («early maladaptive schemas»; EMS), entwickeln. Vier spezifische Kindheitserfahrungen tragen vermutlich zur Entwicklung von EMS bei: toxische Frustrationen von Bedürfnissen (z. B. fehlende positive Erfahrungen wie Liebe, Verständnis, Zuwendung, Stabilität, Sicherheit, Unterstützung, Bestätigung); exzessive positive Erfahrungen (z. B. Überbehütung, fehlende Grenzen); Traumatisierung oder Viktimisierung (z. B. Erlebnisse im Sinne der vorherigen Definition von Kindheitstrauma, einschließlich physischem Missbrauch, sexuellem Missbrauch und psychologischer Aggression); selektive Internalisierung oder Identifizierung mit Bezugspersonen (z. B. Erlebnisse, in denen das Kind die Gedanken, Emotionen und Verhaltensweisen seiner Bezugsperson selektiv identifiziert und internalisiert). Diese Kindheitserfahrungen interagieren mit dem kindlichen emotionalen Temperament in der Entwicklung von EMS, welche schließlich zu unbedingten und dysfunktionalen Vorstellungen des Selbst, der anderen und der Welt werden (Lobbestael et al. 2007).

Im vorhergehenden Abschnitt wurde die verfügbare Evidenz zum Zusammenhang zwischen Kindheitstraumata und Persönlichkeitsstörungen diskutiert. Wir haben eine zunehmende Evidenz dafür gefunden, dass Kindheitstraumata eine wichtige Rolle in der Entwicklung späterer Persönlichkeitsstörungen spielen. Wenn wir berücksichtigen, dass eine wesentliche Folge der Traumaexposition eine negative Veränderung von Kernvorstellungen ist, so scheint es naheliegend, dass Veränderungen in Kernvorstellungen den Zusammenhang zwischen Kindheitstrauma und der späteren Entwicklung von Persönlichkeitsstörungen erklären. Veränderungen in Kernvorstellungen könnten demzufolge denjenigen Mechanismus darstellen, durch den die Spätfolgen von Kindheitstrauma vom Kindesalter über die Jugend bis ins Erwachsenenalter weitergetragen werden (Chu 1992). Gemäß SFT werden EMS durch drei Bewältigungsmechanismen beibehalten: Sich-Fügen (Glaube an das Schema und entsprechendes Verhalten), Vermeiden (Vermeidung aller Aktionen, die das Schema aktivieren könnten) sowie Überkompensation (im Hinblick auf das Schema gegenteiliges Verhalten, um es als falsch zu beweisen) (Young et al. 2003). Es könnte postuliert werden, dass diese Bewältigungsstile dem psychoanalytischen Konzept des **Wiederholungszwangs** entstammen (Freud 1920). In der Tat ist die SFT als integrative

Psychotherapie definiert worden, die zentrale Konzepte der kognitiven Verhaltenstherapie nach Beck durch Einbeziehung wichtiger Aspekte der psychodynamischen Psychotherapie (insbesondere der Objektbeziehungstheorie und der Bindungstheorie nach Bowlby), der kognitiv-analytischen Therapie, der Theorie personaler Schemata, der emotionsfokussierten Therapie und der Gestalttherapie integriert (Kellogg und Young 2006; Young et al. 2003).

In einer von Weinberg et al. (2011) durchgeführten Studie zu gemeinsamen Faktoren in der empirisch unterstützten Psychotherapie bei Borderline-Persönlichkeitsstörungen ist beobachtet worden, dass die DBT, die SFT, die MBT sowie die TFP allesamt spezifischen psychotherapeutischen Aspekten eine hohe Bedeutung beimessen, wie etwa: Aufmerksamkeit auf den Affekt (z. B. Beachtung von emotionalen Erfahrungen, Bestätigung und Anerkennung von Emotionen, Unterstützung, Empathie, Offenbarung; therapeutische Beziehung (d. h., hohe Aufmerksamkeit auf Übertragung und Gegenübertragung); aktive Rolle des Therapeuten (d. h., der Therapeut ist kognitiv und emotional präsent und mit dem Patienten beschäftigt); Vorliegen explorativer Interventionen (d. h., Verhaltensexploration, Klärung, Konfrontation). Mit anderen Worten scheinen die Ergebnisse dieser Studie nahezulegen, dass den wirksamsten zur Zeit verfügbaren Interventionen bei schwerwiegenden Persönlichkeitspsychopathologien die Anwesenheit eines Therapeuten gemeinsam ist, der an der therapeutischen Beziehung aktiv beteiligt und imstande ist, die emotionalen Bedürfnisse seiner Patienten zu befriedigen. Es ist das, was vermutlich den zentralen Aspekt der SFT darstellt, ein Prozess, in dem den Patienten eine alternative (gesündere) Art der Bewältigung von Schemata angeboten wird, welche den Wiederholungszwang unterbricht.

Die Anfangsphase in der SFT ist dadurch gekennzeichnet, dass die Patienten dazu befähigt werden, alternative Wege kognitiv zu entdecken, um ihre emotionalen Erfahrungen (EMS) zu verstehen und auch andere Reaktionsmöglichkeiten (gesündere Bewältigungsmechanismen) zu erkennen. In diesem Stadium der Therapie werden kognitive Strategien wie die Psychoedukation in Bezug auf Schemata, die Überprüfung ihrer Validität, die Umdeutung der das Schema unterstützenden Evidenz und die Bewertung von Bewältigungsstrategien eingesetzt, um die Wahrnehmung von Schemata zu fördern und Strategien zu ihrer Überwindung zu entwickeln. Mit fortschreitender Therapie ermöglicht die erfahrungsbezogene Dimension der SFT den Patienten, ihr neu erworbenes Bewusstsein zu üben, indem sie eine Vielzahl von Techniken verwenden, welche darauf abzielen, die durch Schemata provozierte, übertriebene emotionale Reaktion hervorzurufen sowie einen gesünderen Weg der Bewältigung zu üben. Wir könnten sagen, dass wenn Patienten sagen «Ich *verstehe*, dass es anders sein könnte, aber ich *empfinde* noch so», dann haben wir die Grenzen kognitiver Interventionen erreicht, und erfahrungsbezogene Strategien sind angebracht, die sich als geeignet erwiesen haben, um Veränderungen der Affektivität herbeizuführen. Der wahrscheinlich fundamentale Aspekt dieser Strategien ist es, tatsächlich einen Weg zu finden, auf dem die emotionalen Kernbedürfnisse, welche den Schemata der Patienten zugrunde liegen, letztendlich erfüllt und befriedigt werden können. Genau an diesem Punkt können die durch Handlungen oder Unterlassungen verursachten Wunden von Kindheitstraumata schließlich verheilen – jene Wunden, die die Brücke zwischen Kindheitstraumata und Persönlichkeitsstörungen bilden.

Anmerkungen
Die Übersetzung des Textes stammt von Mag. Karl Thomanek und wurde von einem der Herausgeber (PD Dr. Manuel Sprung) sprachlich nachbearbeitet.

Literatur

Afifi TO, Mather A, Boman J, Fleisher W, Enns MW, MacMillan H, Sareen J (2011) Childhood adversity and personality disorders: Results from a nationally representative population-based study. Journal of Psychiatric Research 45(6): 814–822

Ajdukovic D, Ajdukovic D, Bogic M, Franciskovic T, Galeazzi GM, Kucukalic A, Priebe S (2013) Recovery from Posttraumatic Stress Symptoms: A Qualitative Study of Attributions in Survivors of War. PLoS ONE 8(8): e70579

American Psychiatric Association. (2013) DSM 5. Diagnostic and Statistical Manual of Mental Disorders, 5th ed. American Psychiatric Association, Arlington, VA

Anderson KL (2008) Child Abuse. In: Kurtz LR (Hrsg) Encyclopedia of Violence, Peace, Conflict. Academic Pess, San Diego, pp. 197–211

Appiah-Kusi E, Fisher HL, Petros N, Wilson R, Mondelli V, Garety PA, Bhattacharyya S (2017) Do cognitive schema mediate the association between childhood trauma and being at ultra-high risk for psychosis? Journal of Psychiatric Research 88: 89–96

Arnett JJ, Offer D, Fine MA (1997) Reckless driving in adolescence: »State» and »trait» factors. Accident Analysis and Prevention 29(1): 57–63

Bachar E, Hadar H, Shalev AY (2005) Narcissistic vulnerability and the development of PTSD: a prospective study. The Journal of Nervous and Mental Disease 193(11): 762–765

Bakker AB, Costa PL (2014) Chronic job burnout and daily functioning: A theoretical analysis. Burnout Research 1(3): 112–119

Bangasser DA, Valentino RJ (2014) Sex differences in stress-related psychiatric disorders: Neurobiological perspectives. Frontiers in Neuroendocrinology 35(3): 303–319

Barrett DH, Resnick HS, Foy DW, Dansky BS, Flanders WD, Stroup NE (1996) Combat exposure and adult psychosocial adjustment among U.S. Army veterans serving in Vietnam, 1965–1971. Journal of Abnormal Psychology 105(4): 575–581

Bateman AW, Gunderson J, Mulder R (2015) Treatment of personality disorder. The Lancet 385(9969): 735–743

Bei B, Bryant C, Gilson K-M., Koh J, Gibson P, Komiti A, Judd F (2013) A prospective study of the impact of floods on the mental and physical health of older adults. Aging Mental Health 17(8): 992–1002

Benjet C, Bromet E, Karam EG, Kessler RC, McLaughlin KA, Ruscio AM, Koenen KC (2016) The epidemiology of traumatic event exposure worldwide: results from the World Mental Health Survey Consortium. Psychological Medicine 46(2): 327–343

Bernstein A, Marshall E, Zvolensky M (2011) Multi-Method Evaluation of Distress Tolerance Measures and Construct(s): Concurrent Relations to Mood and Anxiety Psychopathology and Quality of Life. Journal of Experimental Psychopathology 2(3): 386–399

Bernstein DP, Stein JA, Handelsman L (1998) Predicting personality pathology among adult patients with substance use disorders: Effects of childhood maltreatment. Addictive Behaviors 23(6): 855–868

Bierer LM, Yehuda R, Schmeidler J, Mitropoulou V, New AS, Silverman JM, Siever LJ (2003) Abuse and neglect in childhood: relationship to personality disorder diagnoses. CNS Spectrums 8(10): 737–754

Bifulco A, Moran PM, Baines R, Bunn A, Stanford K (2002, October 1). Exploring psychological abuse in childhood: II. Association with other abuse and adult clinical depression. Bulletin of the Menninger Clinic. Guilford Publications Inc., New York

Blevins CE, Wusik MF, Sullivan CP, Jones RT, Hughes M (2016) Do Negative Changes in Worldview Mediate Links Between Mass Trauma and Reckless Behavior? A Longitudinal Exploratory Study. Community Mental Health Journal 52(1): 10–17

Bollinger AR, Riggs DS, Blake DD, Ruzek JI (2000) Prevalence of personality disorders among combat veterans with posttraumatic stress disorder. Journal of Traumatic Stress 13(2): 255–270

Bonanno GA (2004) Loss, Truama, and Human Resilience: Have we undersestimated the human capacity to thrive after extremely adverse events? American Psychologist 59(1): 20–28

Bonanno GA, Galea S, Bucciarelli A, Vlahov D (2007) What predicts psychological resilience after disaster? The role of demographics, resources, and life stress. Journal of Consulting and Clinical Psychology 75(5): 671–682

Brewin CR, Andrews B, Valentine JD (2000) Meta-analysis of risk factors for posttraumatic stress disorder in trauma-exposed adults. Journal of Consulting and Clinical Psychology 68(5): 748–766

Campbell-Sills L, Cohan SL, Stein MB (2006) Relationship of resilience to personality, coping, and psychiatric symptoms in young adults. Behaviour Research and Therapy 44(4): 585–599

Chowdhury N, Kevorkian S, Hawn SE, Amstadter AB, Dick D, Kendler KS, Berenz EC (2017) Associations between personality and distress tolerance among trauma-exposed young adults. Personality and Individual Differences 120: 166-170

Chu JA (1992) The Revictimization of Adult Women With Histories of Childhood Abuse. The Journal of Psychotherapy Practice and Research 1(3): 259–269

Cohen LJ, Tanis T, Bhattacharjee R, Nesci C, Halmi W, Galynker I (2014) Are there differential relationships between different types of childhood maltreatment and different types of adult personality pathology? Psychiatry Research 215(1): 192–201

Cook A, Spinazzola J, Ford J, Lanktree C, Blaustein M, Cloitre M, van der Kolk B (2005) Complex Trauma in Children and Adolescents. Psychiatric Annals 35(5): 390–398

Cotter J, Yung AR, Carney R, Drake RJ (2017) Metacognitive beliefs in the at-risk mental state: A systematic review and meta-analysis. Behaviour Research and Therapy 90: 25–31

Cox BJ, MacPherson PSR, Enns MW, McWilliams LA (2004) Neuroticism and self-criticism associated with posttraumatic stress disorder in a nationally representative sample. Behaviour Research and Therapy 42(1): 105–114

Cristea IA, Gentili C, Cotet CD, Palomba D, Barbui C, Cuijpers P (2017) Efficacy of Psychotherapies for Borderline Personality Disorder. JAMA Psychiatry 74(4): 319

Crowell SE, Beauchaine TP, Linehan MM (2009) A biosocial developmental model of borderline personality: Elaborating and extending linehan's theory. Psychological Bulletin 135(3): 495–510

Depue RA, Fu Y (2011) Neurogenetic and experiential processes underlying major personality traits: Implications for modelling personality disorders. International Review of Psychiatry 23(3): 258–281

Drake MM, Morris M, Davis TJ (2007) Neuroticism's susceptibility to distress: Moderated with mindfulness. Personality and Individual Differences 106: 248–252

Dualibe AL, Osório FL (2017) Bipolar Disorder and Early Emotional Trauma. Harvard Review of Psychiatry 25(5): 198–208

Dunn NJ, Yanasak E, Schillaci J, Simotas S, Rehm LP, Souchek J, Hamilton JD (2004) Personality Disorders in Veterans with Posttraumatic Stress Disorder and Depression. Journal of Traumatic Stress 17(1): 75–82

Dutra L, Callahan K, Forman E, Mendelsohn M, Herman J (2008) Core Schemas and Suicidality in a Chronically Traumatized Population. The Journal of Nervous and Mental Disease 196(1): 71–74

Ehlers A, Clark DM (2000) A cognitive model of posttraumatic stress disorder. Behaviour Research and Therapy 38(4): 319–45

Engelhard IM, Van Den Hout MA (2007) Preexisting neuroticism, subjective stressor severity, and posttraumatic stress in soldiers deployed to Iraq. Canadian Journal of Psychiatry 52(8): 505–509

Epstein S (1991) Impulse control and self-destructive behavior. In: Lipsitt LP, Mitnick LL (Hrsg) Self-regulatory behavior and risk taking: causes and consequences BT – Self-regulatory behavior and risk taking: causes and consequences. Greenwood Publishing, Westport, CT, p. 273–284

Finzi-Dottan R, Karu T (2006) From emotional abuse in childhood to psychopathology in adulthood: a path mediated by immature defense mechanisms and self-esteem. The Journal of Nervous and Mental Disease 194(8): 616–621

Fonagy P, Target M, Gergely G (2000) Attachment and borderline personality disorder. A theory and some evidence. The Psychiatric Clinics of North America 23(1): 103–122

Frankl VE (1997) Man's Search for Meaning. Simon & Schuster, New York

Freud S (1920) Beyond the Pleasure Principle. The Standard Edition of the Complete Psychological Works of Sigmund Freud, Volume XVIII (1920–1922): Beyond the Pleasure Principle, Group Psychology and Other Works 18(1920): 1–64

Gaher RM, Hofman NL, Simons JS, Hunsaker R (2013) Emotion regulation deficits as mediators between trauma exposure and borderline symptoms. Cognitive Therapy and Research 37(3): 466–475

Gibb BE, Chelminski I, Zimmerman M (2007) Childhood emotional, physical, and sexual abuse, and diagnoses of depressive and anxiety disorders in adult psychiatric outpatients. Depression and Anxiety 24(4): 256–263

Gil S (2005) Pre-traumatic personality as a predictor of post-traumatic stress disorder among undergraduate students exposed to a terrorist attack: A prospective study in Israel. Personality and Individual Differences 39: 819–827

Gilbert R, Widom CS, Browne K, Fergusson D, Webb E, Janson S (2009) Burden and consequences of child maltreatment in high-income countries. The Lancet 373(9657): 68–81

Goldstein RB, Chou SP, Saha TD, Smith SM, Jung J, Zhang H, Grant BF (2017). The epidemiology of antisocial behavioral syndromes in adulthood: Results from the National Epidemiologic Survey on Alcohol and Related Conditions-III. Journal of Clinical Psychiatry 78(1):90–98

Grant BF, Stinson FS, Dawson DA, Chou SP, Ruan WJ (2004) Co-occurrence of DSM-IV personality disorders in the United States: Results from the National Epidemiologic Survey on Alcohol and Related Conditions. Archives of General Psychiatry 61(4): 361–8

Gunderson JG (2007) Disturbed relationships as a phenotype for borderline personality disorder. American Journal of Psychiatry 164(11): 1637–40

Hampson S, Edmonds G, Goldberg L (2016) Lifetime trauma, personality traits, and health: A pathway to midlife health status. Psychological Trauma: Theory, Research, Practice and Policy 8(4): 447–54

Helzer JE, Robins LN, McEvoy L (1987) Post-Traumatic Stress Disorder in the General Population. New England Journal of Medicine 317(26): 1630–1634

Hengartner MP, Ajdacic-Gross V, Rodgers S, Müller M, Rössler W (2013) Childhood adversity in association with personality disorder dimensions: New findings in an old debate. European Psychiatry 28(8): 476–482

Hengartner MP, van der Linden D, Bohleber L, von Wyl A (2017) Big Five Personality Traits and the General Factor of Personality as Moderators of Stress and Coping Reactions Following an Emergency Alarm on a Swiss University Campus. Stress and Health 33(1): 35–44

Hernandez A, Arntz A, Gaviria AM, Labad A, Gutiérrez-Zotes JA (2012) Relationships between childhood maltreatment, parenting style, and borderline personality disorder criteria. Journal of Personality Disorders 26(5): 727–736

Horowitz MJ (1986) Stress-response syndromes: A review of posttraumatic and adjustment disorders. Hospital Community Psychiatry 37(3): 241–249

Howell AN, Leyro TM, Hogan J, Buckner JD, Zvolensky MJ (2010) Anxiety sensitivity, distress tolerance, and discomfort intolerance in relation to coping and conformity motives for alcohol use and alcohol use problems among young adult drinkers. Addictive Behaviors 35(12): 1144–1147

Hughes M, Brymer M, Chiu WT, Fairbank JA, Jones RT, Pynoos RS, Kessler RC (2011) Posttraumatic stress among students after the shootings at Virginia Tech. Psychological Trauma: Theory, Research, Practice, and Policy 3(4): 403–411

Jakšić N, Brajković L, Ivezić E, Topić R, Jakovljević M (2012) the Role of Personality Traits in Posttraumatic Stress Disorder (Ptsd). Psychiatria Danubina, Review 24(3): 256–266

Janoff-Bulman R (1992) Shattered assumptions : towards a new psychology of trauma. Free Press, New York

Jayawickreme E, Blackie LE R. (2014) Post-traumatic growth as positive personality change: Evidence, controversies and future directions. European Journal of Personality 28(4): 312–331

Jenkins AL, McCloskey MS, Kulper D, Berman ME, Coccaro EF (2015) Self-harm behavior among individuals with intermittent explosive disorder and personality disorders. Journal of Psychiatric Research 60: 125–131

Kaiser AJ, Milich R, Lynam DR, Charnigo RJ (2012) Negative Urgency, Distress Tolerance, and substance abuse among college students. Addictive Behaviors 37(10): 1075–1083

Kaufman JS, Allbaugh LJ, Wright MO (2018) Relational Wellbeing Following Traumatic Interpersonal Events and Challenges to Core Beliefs. Psychological Trauma: Theory, Research, Practice, and Policy 10(1): 103–111

Kellogg SH, Young JE (2006) Schema therapy for borderline personality disorder. Journal of Clinical Psychology 62(4): 445–458

Kernberg OF (2016) What is a Personality Disorder? Journal of Personality Disorders 30(2): 145–156

Kessler RC, Davis CG, Kendler KS (1997) Childhood adversity and adult psychiatric disorder in the US National Comorbidity Survey. Psychological Medicine 27(5): 1101–1119

Koenen KC, Ratanatharathorn A, Ng L, McLaughlin KA, Bromet EJ, Stein DJ, Kessler RC (2017) Posttraumatic stress disorder in the World Mental Health Surveys. Psychological Medicine 47: 1–15

Kozaric-Kovacic D, Kocijan-Hercigonja D (2001) Assessment of post-traumatic stress disorder and comorbidity. Military Medicine 166(8): 677–680

Krastins A, Francis AJP, Field AM, Carr SN (2014) Childhood predictors of adulthood antisocial personality disorder symptomatology. Australian Psychologist 49(3): 142–150

Krueger RF, Markon KE, Patrick CJ, Benning SD, Kramer MD (2007) Linking antisocial behavior, substance use, and personality: An integrative quantitative model of the adult externalizing spectrum. Journal of Abnormal Psychology 116(4): 645–666

Kumar V, Goyal R, Singh A, Sharma V, Srivastava RN, Kumar S, Kumar A (2016) Analysis of personality traits as a risk factor in crash related trauma. African Health Sciences 16(3): 845–852

Lauterbach D, Vrana S (2001) The Relationship Among Personality Variables, Exposure to Traumatic Events, and Severity of Posttraumatic Stress Symptoms. Journal of Traumatic Stress 14(1): 29–45

Lenzenweger MF, Lane MC, Loranger AW, Kessler RC (2007) DSM-IV Personality Disorders in the National Comorbidity Survey Replication. Biological Psychiatry 62(6): 553–564

Leyro TM, Zvolensky MJ, Bernstein A (2010) Distress tolerance and psychopathological symptoms and disorders: A review of the empirical literature among adults. Psychological Bulletin 136(4): 576–600

Lieb K, Zanarini MC, Schmahl C, Linehan MM, Bohus M (2004) Borderline personality disorder. Lancet 364: 453–461

Lobbestael J, Arntz A, Bernstein DP (2010) Disentangling the relationship between different types of childhood maltreatment and personality disorders. Journal of Personality Disorders 24(3): 285–295

Lobbestael J, Van Vreeswijk M, Arntz A (2007) Shedding light on schema modes: A clarification of the mode concept and its current research status. Netherlands Journal of Psychology, 63(October 2015), 69–78

Loranger, AW, Lenzenweger MF, Gartner, aF, Susman VL, Herzig J, Zammit GK, Young RC (1991) Trait-state artifacts and the diagnosis of personality disorders. Archives of General Psychiatry 48(8): 720–728

Luthar SS, Cicchetti D (2000) The construct of resilience: Implications for interventions and social policies. Development and Psychopathology 12(4): S0954579400004156

Marcinko D, Malnar Z, Tentor B, Loncar M, Radanovic-Coric S, Janovic S, Hotujac L (2006) [Psychiatric comorbidity in veterans with chronic PTSD treated at Center for Crisis Intervention, Zagreb University Hospital Center]. Acta Medica Croatica : Casopis Hrvatske Akademije Medicinskih Znanosti 60(4): 331–334

Marshall-Berenz EC, Vujanovic AA, Bonn-Miller MO, Bernstein A, Zvolensky MJ (2010) Multimethod study of distress tolerance and PTSD symptom severity in a trauma-exposed community sample. Journal of Traumatic Stress 23(5): 623–630

Mattson E, Johnson R, James L, Engdahl B (2017) Predicting Posttraumatic Growth in Veterans: The Role of Coping Mechanisms and Personality. https://conservancy.umn.edu/handle/11299/187699

May CL, Wisco BE (2015) Defining Trauma: How Level of Exposure and Proximity Affect Risk for Post-traumatic Stress Disorder. Psychological Trauma: Theory, Research, Practice, and Policy 8(2): 233–240

McCrae RR, Costa PT (1987) Validation of the five-factor model of personality across instruments and observers. Journal of Personality and Social Psychology 52(1): 81–90

Miller-Perrin CL, Perrin RD, Kocur JL (2009) Parental physical and psychological aggression: Psychological symptoms in young adults. Child Abuse and Neglect 33(1): 1–11

Miller MW, Resick PA (2007) Internalizing and Externalizing Subtypes in Female Sexual Assault Survivors: Implications for the Understanding of Complex PTSD. Behavior Therapy 38(1): 58–71

Moore EA, Green MJ, Carr VJ (2012) Comorbid personality traits in schizophrenia: Prevalence and clinical characteristics. Journal of Psychiatric Research 46(3): 353–359

Munjiza J, Britvic D, Radman M, Crawford MJ (2017) Severe war-related trauma and personality pathology: a case-control study. BMC Psychiatry 17(1): 100

Munjiza J, Law V, Crawford MJ (2014) Lasting personality pathology following exposure to catastrophic trauma in adults: Systematic review. Personality and Mental Health 8(4): 320–336

Murray LK, Nguyen A, Cohen JA (2014, April). Child Sexual Abuse. Child and Adolescent Psychiatric Clinics of North America. NIH Public Access. https://doi.org/10.1016/j.chc.2014.01.003

Netto LR, Pereira JL, Nogueira JF, Cavalcanti-Ribeiro P, Santana RC, Teles CA, Abreu N (2016) Impulsivity is relevant for trauma exposure and PTSD symptoms in a non-clinical population. Psychiatry Research 239: 204–211

Norris FH, Foster JD, Weisshaar DL (2002a) The epidemiology of gender differences in PTSD across developmental, societal, and research contexts. In: Kimerling R, Ouimette P, Wolfe J (Eds) Gender and PTSD. Guilford Press, New York, NY, pp 3–42

Norris FH, Friedman MJ, Watson PJ (2002b) 60,000 Disaster Victims Speak: Part II. Summary and Implications of the Disaster Mental Health Research. Psychiatry: Interpersonal and Biological Processes 65(3): 240–260

O'Donnell ML, Alkemade N, Creamer M, McFarlane AC, Silove D, Bryant RA, Forbes D (2016) A longitudinal study of adjustment disorder after trauma exposure. American Journal of Psychiatry 173(12): 1231–1238

O'Jile JR, Ryan LM, Parks-Levy J, Betz B, Gouvier WD (2004) Sensation Seeking and Risk Behaviors in Young Adults With and Without a History of Head Injury. Applied Neuropsychology 11(2): 107–112

Ormel J, Jeronimus BF, Kotov R, Riese H, Bos EH, Hankin B, Oldehinkel AJ (2013) Neuroticism and common mental disorders: meaning and utility of a complex relationship. Clinical Psychology Review 33(5): 686–697

Ozer E, Best S, Lipsey T, Weiss D (2003) Predictors of Posttraumatic Stress Disorder and Symptoms in Adults: A Meta-Analysis. Psychological Bulletin 129(1): 52–73

Ozer EJ, Best SR, Lipsey TL, Weiss DS (2008) Predictors of posttraumatic stress disorder and symptoms in adults: A meta-analysis. Psychological Trauma: Theory, Research, Practice, and Policy S(1): 3–36

Park JE, Suk HW, Seong SJ, Sohn JH, Hahm B-J, Lee D-W, Cho MJ (2016) Association between personality traits and mental health outcomes in older adults with lifetime trauma exposure: a nationwide community sample. International Psychogeriatrics 28(9): 1533–1543

Perry JD, Perry JC (1996) Reliability and convergence of three concepts of narcissistic personality. Psychiatry 59(1): 4–19

Pietrzak RH, Johnson DC, Goldstein MB, Malley JC, Rivers AJ, Morgan CA, Southwick SM (2010) Psychosocial buffers of traumatic stress, depressive symptoms, and psychosocial difficulties in veterans of Operations Enduring Freedom and Iraqi Freedom: The role of resilience, unit support, and postdeployment social support. Journal of Affective Disorders 120(1–3): 188–192

Raykos BC, Byrne SM, Watson H (2009) Confirmatory and exploratory factor analysis of the distress tolerance scale (DTS) in a clinical sample of eating disorder patients. Eating Behaviors 10(4): 215–219

Resick PA, Schnicke MK (1992) Cognitive processing therapy for sexual assault victims. Journal of Consulting and Clinical Psychology 60(5): 748–756

Sandín B, Simons JS, Valiente RM, Simons RM, Chorot P (2017) Psychometric properties of the spanish version of the distress tolerance scale and its relationship with personality and psychopathological symptoms. Psicothema 29(3): 421–428

Shevlin M, Murphy S, Elklit A, Murphy J, Hyland P (2017) Typologies of Child Sexual Abuse: An Analysis of Multiple Abuse Acts Among a Large Sample of Danish Treatment-Seeking Survivors of Childhood Sexual Abuse. Psychological Trauma: Theory, Research, Practice, and Policy. https://doi.org/10.1037/tra0000268

Simons JS, Gaher RM (2005) The distress tolerance scale: Development and validation of a self-report measure. Motivation and Emotion 29: 83–102

Smith CA, Lazarus RS, Pervin LA (1990) Handbook of personality: Theory and research. New York, Guilford Press

Southwick SM, Yehuda R, Giller Jr. EL (1993) Personality disorders in treatment-seeking combat veterans with posttraumatic stress disorder. Am J Psychiatry 150(7): 1020–1023

Spahni S, Morselli D, Perrig-Chiello P, Bennett KM, Fleet C, Asmundson GJG, Cho MJ (2015) Patterns of Psychological Adaptation to Spousal Bereavement in Old Age. Gerontology 61(5): 456–468

Taillieu TL, Brownridge DA (2013) Aggressive Parental Discipline Experienced in Childhood and Internalizing Problems in Early Adulthood. Journal of Family Violence 28(5): 445–458

Taillieu TL, Brownridge DA, Sareen J, Afifi TO (2016) Childhood emotional maltreatment and mental disorders: Results from a nationally representative adult sample from the United States. Child Abuse and Neglect 59: 1–12

Tedeschi RG, Calhoun LG (2004) Posttraumatic Growth: Conceptual fundations and empirical evidence. Psychological Inquiry 15(1): 1–18

Ten Have M, Verheul R, Kaasenbrood A, van Dorsselaer S, Tuithof M, Kleinjan M, de Graaf R (2016) Prevalence rates of borderline personality disorder symptoms: a study based on the Netherlands Mental Health Survey and Incidence Study-2. BMC Psychiatry 16: 249

Thompson-Hollands J, Jun JJ, Sloan DM (2017) The Association Between Peritraumatic Dissociation and PTSD Symptoms: The Mediating Role of Negative Beliefs About the Self. Journal of Traumatic Stress 30(2): 190–194

Tupes E, Christal R (1961) Recurrent Personality Factors Based on Trait Ratings. (ASDTR-61-97). Lackland Air Force Base, TX: Aeronautical Systems Division, Personnel Laboratory

Vachon DD, Krueger RF, Rogosch FA, Cicchetti D (2015) Different forms of child maltreatment have comparable consequences among children from low-income families. JAMA Psychiatry 72(11): 1135–1142

van der Kolk BA (2005) Developmental Trauma Disorder: Toward a rational diagnosis for children with complex trauma histories. Psychiatric Annals 35(5): 401–408

van der Kolk BA, Hostetler A, Herron N, Fisler RE (1994) Trauma and the development of borderline personality disorder. Psychiatr Clin North Am 17(4): 715–730

Vu NL, Jouriles EN, McDonald R, Rosenfield D (2016, June 1). Children's exposure to intimate partner violence: A meta-analysis of longitudinal associations with child adjustment problems. Clinical Psychology Review. Pergamon. https://doi.org/10.1016/j.cpr.2016.04.003

Watson D (2009) Differentiating the Mood and Anxiety Disorders: A Quadripartite Model. Annual Review of Clinical Psychology 5(1): 221–247

Waxman R, Fenton MC, Skodol AE, Grant BF, Hasin D (2014) Childhood maltreatment and personality disorders in the USA: Specificity of effects and the impact of gender. Personality and Mental Health 8(1): 30–41

Weinberg I, Ronningstam E, Goldblatt MJ, Schechter M, Maltsberger JT (2011) Common Factors in Empirically Supported Treatments of Borderline Personality Disorder. Current Psychiatry Reports 13(1): 60–68

Weinberg M, Gil S (2016) Trauma as an objective or subjective experience: The association between types of traumatic events, personality traits, subjective experience of the event, and posttraumatic symptoms. Journal of Loss and Trauma 21(2): 137–146

Werner EE, Smith RS (1992) Overcoming the odds: High risk children from birth to adulthood. Overcoming the Odds: High Risk Children from Birth to Adulthood. Cornell University Press, Ithaca New York

Widom CS, Czaja SJ, Paris J (2009) A prospective investigation of borderline personality disorder in abused and neglected children followed up into adulthood. Journal of Personality Disorders 23(5): 433–46

Wolf EJ, Miller MW, Harrington KM, Reardon A (2012) Personality-based latent classes of posttraumatic psychopathology: Personality disorders and the internalizing/externalizing model. Journal of Abnormal Psychology 121(1): 256–262

World Health Organization. (1992) The ICD-10 Classification of Mental and Behavioural Disorders. International Classification, 10, 1–267

Wray TB, Simons JS, Dvorak RD, Gaher RM (2012) Trait-based affective processes in alcohol-involved «risk behaviors». Addictive Behaviors 37(11): 1230–1239

Young JE, Klosko JS, Weishaar ME (2003) Schema therapy: a practitioner's guide. Guilford Press, New York

Zuckerman M (2015) Sensation Seeking: Behavioral Expressions and Biosocial Bases. In: *Smelser NF, Baltes PB (Hrsg)* International Encyclopedia of the Social Behavioral Sciences. Elsevier, Amsterdam, pp 607–614

Trauma und Schmerz

Friedrich Riffer, Manuel Sprung, Elmar Kaiser, Lore Streibl

© Springer-Verlag GmbH Deutschland, ein Teil von Springer Nature 2018
F. Riffer et al. (Hrsg.), *Das Fremde: Flucht – Trauma – Resilienz*
https://doi.org/10.1007/978-3-662-56619-0_3

3.1   Einleitung

Trauma und Schmerzen sind eng vergesellschaftet. So leiden Patienten mit posttraumatischen Belastungsstörungen (PTBS) – je nach Ursache des Traumas – bis zu 80 % an chronischen Schmerzen (Shipherd et al. 2007). Es konnte ein Zusammenhang zwischen Schmerzerleben nach einem traumatischen Ereignis mit der Wahrscheinlichkeit der Entwicklung einer posttraumatischen Belastungsstörung (PTBS) gezeigt werden (Norman et al. 2007). Umgekehrt erfüllen bis zu 50 % der Patienten mit chronischen Schmerzen die Diagnosekriterien für eine posttraumatische Belastungsstörung (Otis et al. 2003).

3.2   PTBS

3.2.1   Epidemiologie

Je nach Trauma entwickeln ca. 20–30 % betroffener Menschen eine PTBS, wobei Risikogruppen eine höhere Wahrscheinlichkeit aufweisen. Die stärksten Prädiktoren sind die Intensität des Traumas und fehlende soziale Unterstützung danach (Brewin et al. 2000). Menschlich verursachte Traumata erhöhen das Risiko für die Betroffenen, eine PTBS zu entwickeln. Die Lebenszeitprävalenz wird für die Allgemeinbevölkerung mit bis zu 12 % angegeben (Maerker et al. 2008).

3.2.2   Klinische Aspekte

Die Kernsymptomatik bildet die Symptomtrias intrusives Wiedererleben, Vermeidungsverhalten und Hyperarousal. Hohe Komorbiditätsraten (vor allem depressive Störungen, Angststörungen, Abhängigkeitserkrankungen, Borderline-Persönlichkeitsstörungen, Zwangsstörungen) verweisen auf bzw. sind Abbild von einer breitgefächerten, sich überlappenden Symptomatik, wie wir sie im klinischen Alltag finden.

3.2.3   Diagnostik

Die PTBS-Symptomkriterien in der International Classification of Diseases der WHO (ICD) und im Diagnostic and Statistical Manual of Mental Disorders (DSM) der American Psychiatric Association sind teilweise unterschiedlich.

DSM

Erst im DSM-III (American Psychiatric Association 1980) wurde erstmals klar definiert, dass ein traumatisches Ereignis eine psychische Erkrankung, akut oder mit chronischem Verlauf, verursachen kann (Wittchen und American Psychiatric Association 1989). Sie wurde als «posttraumatic stress disorder (PTSD)» bezeichnet. Im DSM-I (American Psychiatric Association 1952) finden wird den Begriff der «gross stress reaction», im DSM-II (American Psychiatric Association 1968) den der «transient situational disturbance».

Das implizit zu Grunde liegende monokausale Erklärungsmodell hatte weitreichende Folgen für die Gesundheitsversorgung und Rechtsprechung. Noch dazu war die auslösende Ursache weit gefasst. Im Kriterium A heißt es: «The individual experienced a recognizable stressor that would evoke significant symptoms of distress by almost anyone.» Im DSM-5 (American Psychiatric Association 2013) wurde eine neue Kategorie, die der «trauma and stressor-related disorders», geschaffen. Die PTSD, die vorher in der Kategorie der Angststörungen war, bildet gemeinsam mit der «acute stress disorder», den «adjustment disorders», der «reactive attachment disorder» und der «disinhibited social engagement disorder» diese Kategorie (American Psychiatric Association et al. 2015).

Zwei klinische Subtypen, mit dissoziativen Symptomen (Derealisation, Depersonalisation) bzw. mit verzögertem Beginn, wurden geschaffen. Für Kinder unter 6 Jahren wurden getrennte Diagnosekriterien eingeführt (American Psychiatric Association et al. 2015).

ICD

In der ICD-11 (WHO 2017), welche derzeit in Vorbereitung ist, wird die PTBS wahrscheinlich um die Diagnose der komplexen PTBS erweitert. Dabei muss definitionsgemäß eine lang andauernde/wiederholte schwerwiegende traumatische Situation, aus der Flucht nicht möglich ist, wie KZ-Haft, Folter oder sexueller Kindesmissbrauch, vorliegen. Die ICD-11 soll zumindest teilweise einem dimensionalen Ansatz verpflichtet sein und Beeinträchtigungen in den Dimensionen Emotionsregulation, Selbstkonzept und Beziehungsgestaltung definieren. Unklar ist die Relevanz des Konzeptes der komplexen PTBS, im DSM-5 konnten sich die Experten nicht für die Aufnahme in das Statistische Manual entscheiden.

3.3 Chronische Schmerzen

3.3.1 Epidemiologie

Chronische Schmerzen sind ein weit verbreitetes Phänomen. Prävalenzraten schwanken zwischen 5 und 30 der Allgemeinbevölkerung (Breivik et al. 2006; Moulin et al. 2002). Neben psychischen Erkrankungen, vor allem Angststörungen und Depressionen, und intrapsychischen Faktoren wie negativer Affektivität spielen auch soziale Faktoren wie niedriger Bildungs- und sozioökonomischer Status, aber auch chronische somatische Symptome oder Traumatisierungen als Risiko- und Prognosefaktoren eine wesentliche Rolle.

3.3.2 Klinische Aspekte

Schmerzen sind der häufigste Grund, ärztliche Hilfe in Anspruch zu nehmen. Die Behandlung von Patienten mit chronischen Schmerzen gestaltet sich in der Praxis jedoch oft schwierig und führt häufig zu Behandlungsabbrüchen. Spätestens beim chronischen Schmerz kommt die Psyche als relevanter Faktor in der Behandlung «hinzu». Eine geglückte Beziehungsgestaltung zum Betroffenen ist hier Schlüssel für eine erfolgreiche Therapie.

Besonderes Augenmerk ist auf frühkindlichen Stress zu legen, der nicht nur als eigener Risikofaktor für die Entwicklung chronischer Schmerzen zu sehen ist, sondern auch mit den oben genannten Risiko-und Prognosefaktoren teils ursächlich interagiert. Für den klinischen Alltag sei – vor allem aktuell im Kontext mit Flucht und Migration – auf kulturelle Unterschiede, beispielsweise auf sprachliche Besonderheiten oder die Ursachenzuschreibung von Schmerz, hingewiesen. Oft steht der chronische Schmerz hier als Idiom für Belastung.

3.3.3 Diagnostik

In der ICD-10 (Dilling et al. 1991) und im DSM-IV (Sass et al. 1996) wird bei der Diagnose einer Schmerzstörung noch zwischen psychischer und/oder körperlicher Ursache des Schmerzes unterschieden. Im DSM-5 (American Psychiatric Association et al. 2015) ist die Schmerzstörung in der neuen Kategorie der «symptomatic symptom disorder» als eigene Spezifizierung abgebildet. Die Unterscheidung von «körperlich begründbar oder nicht» wurde damit ebenfalls aufgehoben.

3.4 Psychologische Modelle für Zusammenhänge zwischen PTBS und chronischen Schmerzen

Die Epidemiologie, Neurobiologie (zur Genetik und Epigenetik), Neuroendokrinologie (zur Stressverarbeitung), die kognitiven Neurowissenschaften und die klinischen Fächer der Neuroradiologie und klinischen Psychologie haben zahlreiche Befunde über Zusammenhänge zwischen Trauma und Schmerzen, im Speziellen wiederum zwischen der PTBS und chronischen Schmerzen, vorgelegt. Anhand von einigen psychologischen Modellen, die die Zusammenhänge zwischen PTBS und chronischen Schmerzen anschaulich darstellen, ist der direkte Anschluss zu den unten dargestellten therapeutischen Möglichkeiten möglich.

3.4.1 Mutual Maintenance Model

Von Sharp und Harvey (2001) stammt das Mutual Maintenance Model, welches die wechselseitige Beeinflussung und Aufrechterhaltung anhand verschiedener Faktoren (kognitive, emotionale Faktoren sowie Verhaltensweisen) beschreibt, die bei beiden Krankheitsbildern eine entscheidende Rolle spielen (◘ Abb. 3.1).

3.4.2 Shared Vulnerability Model

Das Shared Vulnerability Model von Asmundsen et al. (2002) postuliert die Angst bzw. Angsthypersensitivität als prädisponierenden Faktor für die Entstehung einer PTBS und chronischer Schmerzen. Eine schematische Darstellung zeigt ◘ Abb. 3.2.

◘ **Abb. 3.1** Mutual Maintenance Model. (Nach Sharp und Harvey 2001)

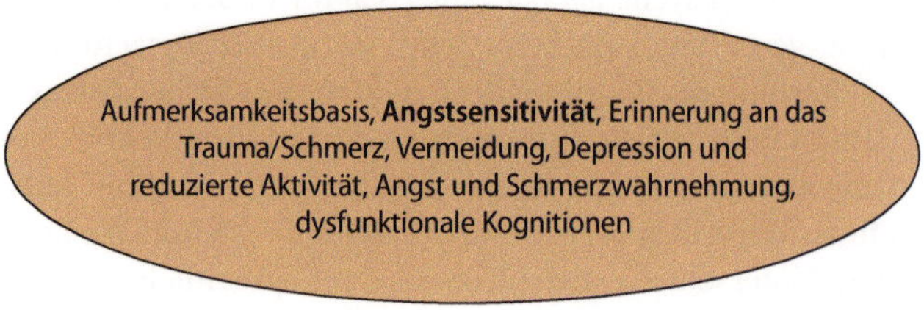

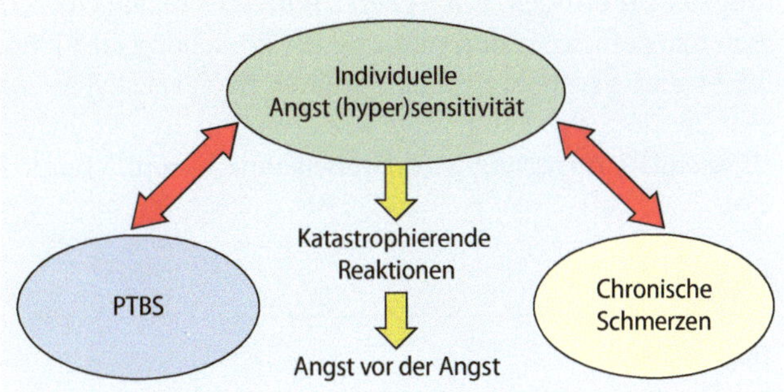

Abb. 3.2 Shared Vulnerability Model. (Nach Asmundsen et al. 2002)

3.4.3 Perpetual Avoidance Model

Liedl und Knavelsrud (2008) stellen mit dem Perpetual Avoidance Model in einer Übersichtsarbeit eine interessante Erweiterung des Fear Avoidance Model, das die Entstehung und Aufrechterhaltung von chronischen Schmerzen zeigt, dar. Es wird dabei auf das PTBS-Modell von Ehlers und Clark (2000) zurückgegriffen. Dies geht davon aus, dass es auf Grund dysfunktionaler kognitiver Verarbeitungsprozesse während und nach dem Trauma zu einer Erhöhung der physischen und psychischen Erregung kommt, was oft Vermeidungsverhalten nach sich zieht. Auch das Wiedererinnern an das Trauma ist in diesen Kreisprozess miteinbezogen. Als entscheidendes Verbindungsglied in der PTBS- und Schmerzkette sehen Liedl und Knaevelsrud (2008) die Vermeidung bzw. Inaktivität und die damit in Zusammenhang stehende Depression.

Besonders interessant erscheint uns die emotionale Komponente Angst, die im Shared Vulnerability Model, aber auch – in anderer Konstellation – im Mutual Maintenance Model eine bedeutende Rolle spielt. Im Modell von Liedl und Knaevelsrud wird die Übererregung/Anspannung als physiologisch/psychologisches Merkmal, welches zum Vermeidungsverhalten führt, dargestellt. Unter Berücksichtigung psychodynamischer Ansätze könnte Anspannung unbewusste Angstanteile abbilden. Wir schlagen daher vor, Angst als selbständigen Faktor in die Modellbildung aufzunehmen, da wir davon ausgehen, dass bei jedem Patienten Angst, ob wahrgenommen oder unbewusst, eine bedeutsame Rolle in diesem Prozess spielt (**Abb. 3.3**). Abgesehen von daraus ableitbaren interessanten Forschungsfragen verweist diese Erweiterung auf die den klinisch Tätigen wohlbekannte zentrale Bedeu-

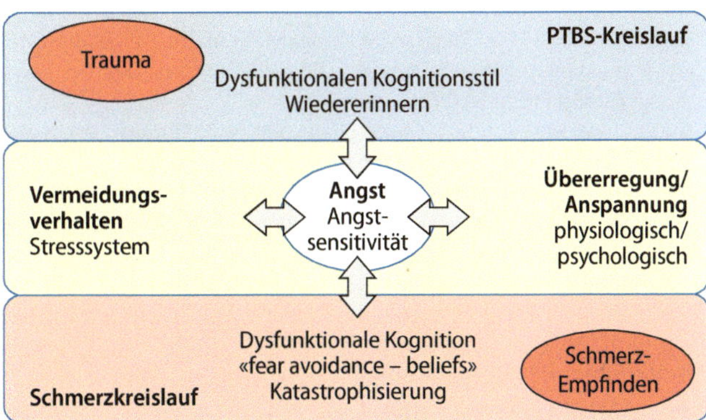

Abb. 3.3 Erweiterung des Perpetual Avoidance Model von Liedl und Kavelsrud (2008) um den Faktor Angst

tung der Emotionen. Ein weiterer Vorteil wäre, die Übererregung als physiologischen Parameter zu definieren und somit für die Forschung eine klare Trennung zwischen physiologischen und psychologischen Parametern darzustellen. Angst wäre damit das Bindeglied zwischen der physiologischen Reaktion und dem Verhalten. Sowohl Vermeidungsverhalten als auch Übererregung wird zweifelsohne wesentlich durch die Angst generiert.

Literatur

Zitierte Literatur

American Psychiatric Association, Committee on Nomenclature, National Conference on Medical Nomenclature (US) (1952) Mental disorders: Diagnostic and statistical manual. American Psychiatric Association, Washington, DC

American Psychiatric Association, Committee on Nomenclature and Statistics (1968) DSM-II: Diagnostic and Statistical Manual of Mental Disorders. American Psychiatric Association, Washington DC

American Psychiatric Association (1980) Diagnostic and Statistical Manual of Mental Disorders (3rd edn) (DSM-III). American Psychiatric Association, Washington, DC

American Psychiatric Association (2013) Diagnostic and statistical manual of mental disorders (5th edn) (DSM-5). American Psychiatric Publishing, Arlington

American Psychiatric Association, Falkai P, Döpfner M (2015) Diagnostisches und statistisches Manual psychischer Störungen DSM-5. Hogrefe, Göttingen

Asmundson GJ, Coons MJ, Taylor S, Katz J (2002) PTSD and the experience of pain: research and clinical implications of shared vulnerability and mutual maintenance models. The Canadian Journal of Psychiatry 47(10): 930–937

Breivik H, Collett B, Ventafridda V, Cohen R, Gallacher D (2006. Survey of chronic pain in Europe: prevalence, impact on daily life, and treatment. European Journal of Pain 10(4): 287–287

Brewin CR, Andrews B, Valentine JD (2000) Meta-analysis of risk factors for posttraumatic stress disorder in trauma-exposed adults. Journal of Consulting and Clinical Psychology 68: 748–766

Dilling H, Mombour W, Schmidt MH, World Health Organization (1991) Internationale Klassifikation psychischer Störungen: ICD-10, Kapitel V (F), Klinisch-diagnostische Leitlinien. Hans Huber, Bern

Ehlers A, Clark DM (2000) A cognitive model of posttraumatic stress disorder. Behaviour Research and Therapy 38(4): 319–345

Liedl A, Knaevelsrud C (2008) PTBS und chronische Schmerzen: Entstehung, Aufrechterhaltung und Zusammenhang–ein Überblick. Der Schmerz 22(6): 644–651

Maercker A, Forstmeier S, Wagner B, Glaesmer H, Brähler E (2008) Posttraumatische Belastungsstörungen in Deutschland. Der Nervenarzt 79(5): 577–586

Moulin DE, Clark AJ, Speechley M, Morley-Forster PK (2002) Chronic pain in Canada – prevalence, treatment, impact and the role of opioid analgesia. Pain Research and Management 7(4) 179–184

Norman SB, Stein MB, Dimsdale JE, Hoyt DB (2008) Pain in the aftermath of trauma is a risk factor for post-traumatic stress disorder. Psychological medicine 38(4): 533–542

Otis JD, Keane TM, Kerns RD (2003) An examination of the relationship between chronic pain and post-traumatic stress disorder. Journal of Rehabilitation Research and Development 40(5): 397–405

Sass H, Wittchen H-U, Zaudig M, American Psychiatric Association (1996) Diagnostisches und statistisches Manual psychischer Störungen - DSM-IV. Deutsche Bearbeitung u. Einleitung von H Sass H-U, Wittchen M Zaudig. Hogrefe, Göttingen

Sharp TJ, Harvey AG (2001) Chronic pain and posttraumatic stress disorder: mutual maintenance? Clinical psychology review 21(6): 857–877

Shipherd JC, Keyes M, Jovanovic T, Ready DJ (2007) Veterans seeking treatment for posttraumatic stress disorder: what about comorbid chronic pain? Journal of Rehabilitation Research and Development 44(2): 153–166

Wittchen HU, American Psychiatric Association (1989) Diagnostisches und statistisches Manual psychischer Störungen: DSM-III-R; übersetzt nach der Revision der dritten Auflage des Diagnostic and Statistical Manual of Mental Disorders der American Psychiatric Association. Beltz, Weinheim

Weiterführende Informationen

WHO (2017) International Classification of Diseases. Abrufbar unter http://www.who.int/classifications/icd/en/

Traumatische Kindheitserlebnisse: Häufigkeit und Folgen für die biopsychosoziale Gesundheit und Entwicklung

Manuel Sprung

© Springer-Verlag GmbH Deutschland, ein Teil von Springer Nature 2018
F. Riffer et al. (Hrsg.), *Das Fremde: Flucht – Trauma – Resilienz*
https://doi.org/10.1007/978-3-662-56619-0_4

4.1   Stress und traumatische Erlebnisse in der Kindheit

4.1.1   Was sind traumatische Erlebnisse?

Trauma ist ursprünglich ein medizinischer Begriff aus der Chirurgie und bezeichnet einen direkten physischen Schlag gegen den Körper oder die daraus resultierenden Beschädigungen des Körpers. Psychologisches Trauma ist eine metaphorische Erweiterung des medizinischen Begriffs auf die Psyche. Demnach sind Erlebnisse aufgrund ihrer Bedeutung traumatisch und nicht aufgrund ihrer physischen Dimension. Der Definition im *Lehrbuch der Psychotraumatologie* zufolge resultieren traumatische Erfahrungen aus einem «vitalen Diskrepanzerlebnis zwischen bedrohlichen Situationsfaktoren und den individuellen Bewältigungsmöglichkeiten, das mit Gefühlen von Hilflosigkeit und schutzloser Preisgabe einhergeht und so eine dauerhafte Erschütterung von Selbst- und Weltverständnis bewirkt» (Fischer und Riedesser 2009, S. 82).

Die amerikanische Psychiaterin Lenore Terr (1991) hat u. a. auf der Grundlage ihrer Forschung mit kindlichen Opfern einer Entführung («Chowchilla kidnapping»; Terr 1992), die Unterscheidungen zwischen zwei Typen von psychologischem Trauma vorgeschlagen:

- Typ 1: einzelne (singuläre), plötzlich (akute) und unvorhergesehen eintretende traumatische Erlebnisse, wie z. B. ein Verkehrsunfall oder eine Entführung.
- Typ 2: wiederholt (chronische) und gewissermaßen vorhersehbar eintretende traumatische Erlebnisse, wie z. B. chronische sexuelle Angriffe oder das Leben in einem Kriegsgebiet.

Traumatische Erlebnisse können auch nach ihrer Häufigkeit und Ursache unterschieden werden (◘ Abb. 4.1). Eine Dimension (Häufigkeit) ist hierbei die bereits von Terr (1991) vorgeschlagene Einteilung in singuläre traumatische Ereignisse versus chronische traumatische Situationen. Auf einer zweiten Dimension (Ursache) können unkontrollierbare Ereignisse höherer Gewalt (wie z. B. Verlust eines geliebten Menschen oder schwere Erkrankungen) von Erlebnissen interpersoneller Gewalt unterschieden werden.

Nach der Definition im Diagnostischen und Statistischen Manual Psychischer Störungen (DSM) (American Psychiatric Association 2014) können traumatische Erfahrungen

◘ **Abb. 4.1**   Arten von traumatischen Erlebnissen nach Häufigkeit und Ursache

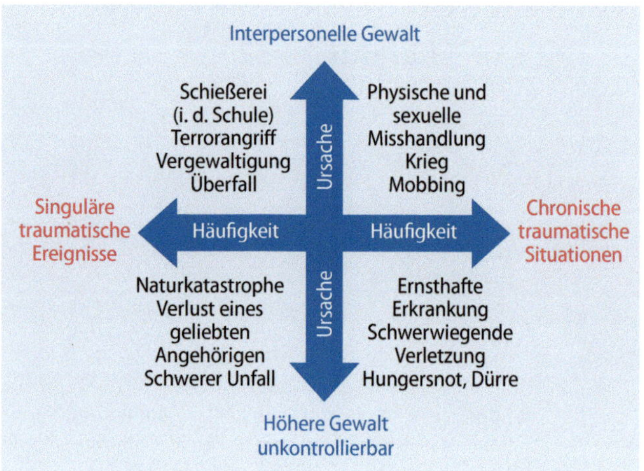

sowohl aus am eigenen Leib erlebtem schädigendem Verhalten oder Situationen als auch aus der Beobachtung schädigenden Verhaltens oder Situationen an anderen resultieren. Zu direkt erlebten traumatischen Erfahrungen zählen: militärische Gefechte, gewalttätige persönliche Angriffe, Entführungen, Geiselnahmen, Terrorangriffe, Folter, Inhaftierung, Naturkatastrophen oder von Menschenhand verursachte Katastrophen, Verkehrsunfälle, lebensbedrohliche Erkrankungen und sexuelle Gewalt. Zu traumatischen Erfahrungen aufgrund von beobachtetem schädigendem Verhalten oder Situationen zählen: schwerwiegende Verletzung oder Tod einer anderen Person aufgrund von gewalttätigen Angriffen, Unfall, Krieg oder Katastrophe sowie die plötzliche unerwartete Konfrontation mit einem Leichnam oder Leichenteilen. Außerdem zählt zu den traumatischen Erfahrungen auch der plötzliche unerwartete Tod eines Familienmitglieds oder nahestehenden Freundes.

Im Child PTSD Reaction Index (Steinberg et al. 2004), einem Screening-Instrument zur Erfassung von traumatischen Kindheitserlebnissen und Symptomen der posttraumatischen Belastungsstörung, werden neben Katastrophen, Unfällen und Krieg auch Gewalt in der Familie oder in der Nachbarschaft sowie gewaltsamer Tod oder ernsthafte Verletzung einer geliebten Person oder schmerzhafte und beängstigenden medizinische Eingriffe angeführt. Im Traumatic Events Screening Inventory (Ford et al. 2002), welches auch einen Teil zur Erfassung von traumatischen Erlebnissen sehr junger Kinder (0–6 Jahre) enthält, sind weitere Erlebnisse angeführt, welche insbesondere für jüngere Kinder relevant sind, wie zum Beispiel Angriffe durch ein Tier, Misshandlung, Vernachlässigung und Inhaftierung eines Familienmitgliedes. Außerdem werden spezifische Ereignisse im Zusammenhang mit bestimmten Situationen oder Lebensumständen als traumatische Ereignisse angeführt, wie zum Beispiel im Child War Trauma Questionnaire (Macksoud und Aber 1996) die aktive oder passive Beteiligung an Gefechten oder gewaltsamen Auseinandersetzungen oder Verluste und Entbehrungen (z. B. Nahrungsmangel).

Darüber hinaus werden in einer breiteren Definition von traumatischen Kindheitserlebnissen teilweise auch negative Lebensereignisse eingeschlossen, die potenziell traumatisch sein können, wie zum Beispiel ernsthafte medizinische Erkrankungen, Todesfälle in der Familie, sowie weniger schwerwiegende negative Lebensereignisse, wie zum Beispiel Umzug in eine neue Wohnung/Ortschaft, Schulwechsel, Geburt eines Geschwisters, Trennung oder Scheidung der Eltern oder Arbeitsverlust der Eltern.

4.1.2 Prävalenz verschiedener Arten von traumatischen Kindheitserlebnissen

Schätzungen aufgrund von landesweiten Umfragen in den USA ergaben, dass 5 Millionen Jugendliche zwischen 12 und 17 Jahren bereits einen ernsthaften physischen Angriff erlebt haben, 1,8 Millionen haben bereits einen sexuellen Übergriff und 8,8 Millionen interpersonelle Gewalt beobachtet (Fairbank et al. 2007; Kilpatrick et al. 2000). Eine bevölkerungsrepräsentative Umfrage in den USA über verschiedene Formen von Gewalterfahrungen, Verbrechen und Viktimisierung von 2- bis 17-jährigen Kindern (Finkelhor et al. 2005) zeigte, dass mehr als die Hälfte der Kinder (im Studienjahr) einen tätlichen (physischen) Angriff erlebt haben, mehr als 1 von 8 Kindern hat Misshandlungen erlebt, mehr als 1 von 12 sexuelle Viktimisierung und 1 von 3 Kindern hat bereits interpersonelle Gewalt beobachtet. Außerdem ergab die Untersuchung, dass Kinder, die bereits einmal Opfer von Gewalt waren, mit 69 %iger Wahrscheinlichkeit ein weiteres Mal Opfer von Gewalt werden.

Eine repräsentative Längsschnittstudie mit Kindern aus ländlichen Gebieten in den USA ergab, dass bis zum Alter von 16 Jahren mehr als 25 % der Kinder bereits eine oder sogar mehrere akute und chronische traumatische Erlebnisse hatten, wie zum Beispiel Misshandlung oder häusliche Gewalt, Verkehrsunfälle, schwerwiegende medizinische Eingriffe, traumatischer Verlust eines bedeutenden Angehörigen oder sexuelle Übergriffe (Costello et al. 2002). Von den Kindern mit traumatischen Erlebnissen berichten 72 % ein singuläres Trauma (eine einzelne traumatische Erfahrung), 18 % berichten zwei traumatische Erlebnisse und 10 % berichten drei oder mehr traumatische Erlebnisse (chronisches Trauma).

In innerstädtischen Gebieten in den USA ist die Prävalenz von traumatischen Erlebnissen deutlich höher (Schwab-Stone et al. 1995). In einer Studie mit 9- bis 18-Jährigen berichten über 60 % mindestens ein bedeutendes traumatisches Erlebnis, und 25 % berichten zwei oder mehr traumatische Erlebnisse (Fairbank und Fairbank 2009). Zu den häufigsten traumatischen Erlebnissen von Kindern und Jugendlichen in innerstädtischen Gebieten zählen: das Beobachten eines Mordes oder wie jemand schwer verletzt wird (39 %), gewaltsamer Tod oder Unfalltod eines nahen Angehörigen (29 %) oder Familienmitglieds (27 %). Außerdem ist die Wahrscheinlichkeit multipler traumatischer Erfahrungen (chronisches Trauma) in innerstädtischen Gebieten 3-fach höher als in ländlichen Gebieten.

Neben den im DSM gelisteten extremen Stressoren (sogenannte «high magnitude events») werden in der Untersuchung von Costello et al. (2002) auch andere potenziell traumatische Erlebnisse («low magnitude events») berücksichtigt, die das Risiko erhöhen, eine psychische Störung zu entwickeln. Zu den relativ häufigsten «high magnitude events» zählen der Verlust einer geliebten Person (Eltern, Erziehungsberechtigte, Geschwister, beste Freunde) (4,8 %), das Beobachten eines traumatischen Ereignisses, ohne direkt selbst betroffen zu sein (4,9 %) und von einem traumatischen Ereignis zu erfahren (4,7 %). Relativ häufig sind unter den «high magnitude events» auch sexueller Missbrauch (2,6 %), ernsthafte Erkrankung (2,2 %), schwerwiegender Unfall (2,2 %), Naturkatastrophen (2,1 %) und Brände (1,2 %). Zu den häufigsten «low magnitude events» zählen: Wohnungswechsel (6,2 %), eine deutliche Verschlechterung der Lebensumstände (3,9 %), Schulwechsel (3,8 %), Schluss machen mit dem Freund/der Freundin (3,6 %), Verlust des besten Freundes/der besten Freundin aufgrund von Umzug (3,3 %) und Hinzukommen eines neuen Kindes in den Haushalt (2,5 %).

Untersuchungen zu Altersunterschieden in den Prävalenzraten von traumatischen Erfahrungen haben gezeigt, dass die Häufigkeit von traumatischen Erfahrungen ab einem Alter von 15 Jahren zunimmt und im Alter zwischen 16 und 17 Jahren einen Höhepunkt erreicht (Breslau et al. 2004), wobei Buben mehr als doppelt so oft betroffen sind (15–16 %) wie Mädchen (5–6 %). Im Alter zwischen 20–21 Jahren nimmt die Prävalenz wieder ab und kehrt auf ein Niveau wie vor der frühen Adoleszenz zurück.

Eine Untersuchung mit 14- bis 24-Jährigen in Deutschland (primär aus vorstädtischen Gegenden von München) zeigte, dass 21,4 % zumindest ein traumatisches Erlebnis (im Sinne des DSM-IV A1-Kriteriums) berichten (Perkonigg et al. 2000). Buben waren in dieser Stichprobe aus Deutschland ebenfalls häufiger betroffen (26 %) als Mädchen (17,7 %). Die relativ häufigsten traumatischen Erlebnisse waren physische Angriffe (7,5 %), schwere Unfälle (5,4 %), das Beobachten eines traumatischen Ereignisses (3,6 %) und sexueller Missbrauch (2,0 %). Auch hier war ein deutlicher Anstieg der Prävalenz in der frühen Adoleszenz (aber bereits ab einem Alter von 11 Jahren) zu verzeichnen, wobei bei Mädchen die Zunahme (bis zu einem Alter von 15 Jahren) größtenteils auf sexuellen Missbrauch und Vergewaltigungen zurückzuführen sind. Im Alter zwischen 15 und 21 Jahren waren körperliche Angriffe und das Beobachten von traumatischen Ereignissen die relativ häufigsten traumatischen Erlebnisse, wobei bei Buben/jungen Männern die Zunahme vor allem auf körperliche Gewalt und schwere Unfälle zurückzuführen ist.

4.1.3 Risiko- und Vulnerabilitätsfaktoren

Ein höheres Risiko für traumatische Erlebnisse haben Kinder mit bekannter Misshandlung/ Vernachlässigung, Kinder mit Fremdunterbringung, Kinder, die häuslicher Gewalt ausgesetzt sind, Kinder, die den gewaltsamen Tod eines Familienmitglieds oder nahestehenden Freundes beobachten mussten, Kinder im Jugendstrafvollzug, Opfer von katastrophalen Unfällen/Massenunfallereignissen (z. B. Schießereien oder Gewalttaten an Schulen, Terrorangriffen oder Naturkatastrophen), Kinder aus Ländern mit bewaffneten Konflikten oder zivilen Unruhen sowie Kinder, die eine stationäre Behandlung oder Krankenhausaufenthalt aufgrund von psychischen Problemen benötigen (wie z. B. Substanzmissbrauch oder Suizidversuche) (Fairbank et al. 2007). In Untersuchungen mit Kindern aus Ländern mit bewaffneten Konflikten zeigt sich, dass 55 % der Kinder zumindest ein traumatisches Ereignis erlebt haben (Khamis 2005). Von Kindern, die aufgrund von psychischen Problemen klinisch behandelt werden müssen, berichten die Mehrheit (78 %) andauernde multiple traumatische Erlebnisse, wobei interpersonelle Viktimisierung im eigenen Zuhause das häufigste traumatische Erlebnis war (Spinazzola et al. 2005).

Zu den Faktoren, die das Risiko für traumatische Erlebnisse erhöhen, zählen: Geschlecht, niedriger sozioökonomischer Statuts, Mitglied einer ethnischen Minderheit sowie Wohnort in innerstädtischen Gebieten (Breslau et al. 2004; Costello et al. 2002). Mädchen berichten demnach häufiger von Vergewaltigungen, sexuellem Missbrauch oder Nötigung. Buben berichten häufiger, andere schwerwiegend verletzt oder gar getötet zu haben. Kumulative Erfahrungen interpersoneller Gewalt sind insbesondere häufig bei Kindern und Jugendlichen mit niedrigem sozioökonomischen Status und Kindern und Jugendlichen aus ethnischen Minderheiten.

Es besteht ein starker abgestufter Zusammenhang zwischen der Anzahl an Vulnerabilitätsfaktoren und dem Risiko für traumatische Kindheitserlebnisse (Costello et al. 2002). Zu den Vulnerabilitätsfaktoren zählen psychische Erkrankung der Eltern, Beziehungsprobleme in der Familie sowie das familiäre und nachbarschaftliche Umfeld. Die Wahrscheinlichkeit, ein traumatisches Ereignis zu erleben, liegt bei den Kindern mit den meisten Vulnerabilitätsfaktoren bei 60 %, während Kinder ohne jegliche Vulnerabilitätsfaktoren mit einer Wahrscheinlichkeit von weniger als 12 % traumatische Ereignisse erleben.

4.2 Auswirkungen traumatischer Kindheitserlebnisse

Die Auswirkungen des Typ-1-Traumas (d. h., singuläre traumatische Ereignisse wie z. B. schwere Verletzung oder Autounfall) auf junge Kinder wurden lange als relativ mild und vorübergehend angenommen (Garmezy und Rutter 1985). Es ist aber inzwischen klar, dass traumatische Kindheitserlebnisse (auch vom Typ-1-Trauma) dramatische Auswirkungen auf die biopsychosoziale und emotionale Entwicklung sowie auf die psychische Gesundheit von Kinder und Jugendlichen (inklusive jungen Kindern) haben (Fairbank et al. 2007). Die Auswirkungen sind besonders schwerwiegend oder langandauernd, wenn der Stress bzw. das Trauma von einem Menschen erzeugt wird, wie z. B. bei Misshandlung. Die Auswirkungen nehmen abhängig von der Intensität der traumatischen Erlebnisse und physischen Nähe zum Stressor zu.

4.2.1 Auswirkungen von Kindheitstraumata auf die biopsychosoziale und emotionale Entwicklung

Gewalterfahrungen beeinträchtigen das kindliche Gefühl der persönlichen Sicherheit, Berechenbarkeit und Geborgenheit, selbst wenn sie objektiv gesehen nicht bedroht sind (Groves et al. 1993). Kinder, welche mit intensiven Ängsten und Sorgen um ihre Bezugspersonen zu kämpfen haben, können oft nicht typische Entwicklungsmeilensteine erreichen, fallen in ihrem emotionalen, sozialen und kognitiven Wachstum zurück und haben insgesamt eine schlechtere physische Gesundheit (Osofsky 1999). Konfrontation mit heftiger interpersoneller Gewalt (oder anderen Formen von traumatischen Erlebnissen) in der frühen Kindheit kann insbesondere die Fähigkeit zur Emotionsregulation nachhaltig beeinträchtigen (Cheasty et al. 2002). Entwicklungspsychologische Untersuchungen haben auch gezeigt, dass Kindesmisshandlung den Erwerb adäquater Emotionsregulation und interpersoneller Fertigkeiten stört (Cloitre et al. 2005).

Traumatische Erlebnisse in der Kindheit können auch die schulische Leistung und Intelligenz (d. h., IQ) beeinflussen. Zum Beispiel zeigen misshandelte und vernachlässigte Kinder eine schlechtere schulische Leistung (Veltman und Browne 2001). Bisherige Untersuchungen haben negative Auswirkungen von Kindheitstraumata auf IQ-Werte, Sprache und schulische Leistung insgesamt gezeigt (Shonk und Cicchetti 2001). Misshandelte Kinder sind insbesondere in Aufgaben beeinträchtigt, die Aufmerksamkeit, abstraktes Denken oder exekutive Funktionen erfordern (Beer und DeBellis 2002). Eine bevölkerungsbasierte Stichprobe von 1000 Zwillingspaaren in den USA zeigte, dass häusliche Gewalten für 4 % der Variation im IQ von Kindern und eine durchschnittliche Abnahme von 8 IQ-Punkten verantwortlich ist (Koenen et al. 2003). Kontakt mit dem Jugendwohlfahrtssystem aufgrund von Kindesmisshandlung ist auch prognostisch für einen späteren Eintritt in eine Sonderschule (Jonson-Reid et al. 2004).

Traumatische Kindheitserlebnisse wie sexueller Missbrauch beeinflussen auch die Gehirnentwicklung und schädigen bedeutende Teile des Hormonsystems (Teicher et al. 2003). Kindheitstrauma beeinträchtigt vor allem jene Gehirnareale, die mit Emotionsregulation, Impulskontrolle, schlussfolgerndem Denken und Problemlösen assoziiert sind (De Bellis et al. 2002). Traumatische Erlebnisse können auch eine Dysregulation wichtiger Hormonsysteme, vor allem der Hypothalamus-Hypophysen-Nebennieren-Achse, verursachen (De Bellis et al. 1999). Außerdem könne traumatische Erlebnisse zu einer Überaktivierung des sympathischen Nervensystems führen und so erhöhte Erregung und Hypervigilanz verursachen (De Bellis et al. 1997).

Kindheitstrauma und widrige Umstände in der Kindheit sind ein wesentliche Risikofaktor für viele schwere psychische und physische Gesundheitsprobleme im Erwachsenalter (Edwards et al. 2003). So sind zum Beispiel traumatische Kindheitserlebnisse und widrige Umstände in der Kindheit («adverse childhood experiences») assoziiert mit späterem Alkoholismus, Drogenmissbrauch, Suizidversuchen, Rauchen, schlechtem allgemeinem physischem und psychischem Gesundheitszustand, starker Adipositas, sexueller Promiskuität und Geschlechtskrankheiten. Traumatische Kindheitserlebnisse sind auch assoziiert mit Gesundheitsrisikoverhalten wie Rauchen und körperlicher Inaktivität (Felitti et al. 1998).

4.2.2 PTBS

Diagnosekriterien

Abhängig von der Art der traumatischen Erlebnisse entwickelt ein erheblicher Anteil der betroffenen Kinder psychische Erkrankungen, wie z. B. eine posttraumatische Belastungsstörung (PTBS). Eine PTBS ist charakterisiert durch verschiedene Symptome in drei wesentlichen Kernbereichen: 1. intrusive Gedanken und Erinnerungen im Zusammenhang mit den traumatischen Erlebnissen (inkl. Flashbacks und Albträume), 2. Vermeidung von Personen, Situationen oder Orten, die mit den traumatischen Erlebnissen assoziiert werden, und 3. physische Überregung (inkl. Aufmerksamkeitsdefiziten und Schlafproblemen). Die Diagnosekriterien laut Diagnostischem und Statistischem Manual Psychischer Störungen (DSM)[1] sind:

A. **Konfrontation mit traumatischem Ereignis (Stressor).** Kriterium A1 + A2 erforderlich für die Diagnose einer PTBS.
   a. A1: Person hat ein Ereignis erlebt, beobachtet oder war damit konfrontiert, welches tatsächlichen oder drohenden Tod, schwere Verletzung oder Bedrohung der eigenen physischen Integrität oder derer anderer involviert.
   b. A2: Die Reaktion auf dieses Ereignis involviert intensive Furcht, Hilflosigkeit oder Entsetzen (bei Kindern stattdessen: desorganisiertes oder agitiertes Verhalten).
B. **Wiedererleben.** Mindestens 1 der folgenden Symptome:
   a. Wiederkehrende und intrusive Erinnerungen an das Ereignis (bei Kindern auch repetitives Spiel mit Themen des Traumas).
   b. Wiederkehrende Träume vom Ereignis (bei Kindern auch beängstigende Träume ohne wiedererkennbarem Inhalt).
   c. Plötzliches Verhalten oder Gefühle, als ob das traumatische Ereignis wiedergesehen würde («flashback») (bei Kindern auch spezifisches Nachstellen des Traumas).
   d. Intensive psychische Belastung bei Konfrontation mit internalen oder externalen Auslösereizen.
   e. Physiologische Reaktivität bei Konfrontation mit Auslösereizen.
C. **Vermeidung und emotionale Betäubung («numbing»).** Mindesten 3 der folgenden Symptome:
   a. Vermeidung von Gedanken, Gefühlen oder Gesprächen, die mit dem Trauma zusammenhängen.
   b. Vermeidung von Aktivitäten, Orten oder Menschen, die Erinnerungen an das Trauma hervorrufen.
   c. Unfähigkeit, sich an wichtige Aspekte des Traumas zu erinnern.
   d. Merklich vermindertes Interesse an bedeutenden Aktivitäten.
   e. Gefühle der Ablösung oder Entfremdung von anderen.
   f. Eingeschränkte Bandbreite von Affekten.
   g. Gefühl, eine verkürzte Zukunft zu haben.
D. **Erhöhte Erregung.** Mindestens 2 der folgenden Symptome:
   a. Schwierigkeiten beim Ein- oder Durchschlafen.
   b. Reizbarkeit oder Wutausbrüche.

---

1 Die DSM-IV-Diagnosekriterien (Saß et al. 1996) werden hier wiedergegeben, da in einem Großteil der in diesem Kapitel berichteten Studien DSM-IV-Kriterien verwendet wurden. Eine historische Übersicht zur Konzeption der PTBS im DSM und in der ICD inkl. Erläuterung der unterschiedlichen PTBS-Diagnosekriterien im DSM-IV vs. DSM-5 (American Psychiatric Association 2014) findet sich bei Riffer (2017).

    c. Konzentrationsschwierigkeiten.

    d. Hypervigilanz.

    e. Übermäßige Schreckreaktion.

E. **Dauer (und Subtypen).** Symptome B, C, D müssen seit mehr als 1 Monat vorhanden sein. Subtypen: Akut (Symptome seit weniger als 3 Monaten), Chronisch (Symptome seit mehr als 3 Monaten), Verzögerter Beginn, «Delayed Onset» (Beginn der Symptome mindestens 6 Monate nach dem traumatischen Ereignis).

F. **Funktionale Beeinträchtigung.** Die Symptome verursachen merkliches Leiden oder Beeinträchtigung in sozialen, beruflichen bzw. schulischen, oder anderen wichtigen Funktionsbereichen.

Die Diagnosekriterien laut ICD-10 (Dillinger et al. 1991) für die posttraumatische Belastungsstörung (F43.1) sind:

A. Betroffene Person ist kurz oder lang anhaltendem Ereignis von außergewöhnlicher Bedrohung oder von katastrophalem Ausmaß ausgesetzt, das in nahezu jedem tiefgreifende Verzweiflung auslösen würde.

B. Anhaltenden Erinnerungen oder Wiedererleben der Belastung (insbesondere Flashbacks), lebendige Erinnerungen, sich wiederholende Träume oder innere Bedrängnis in Situationen, die an das Ereignis erinnern.

C. Vermeidung von Umständen, die mit dem Ereignis in Zusammenhang stehen oder dem ähnlich sind (wobei die Umstände erst seit dem Ereignis vermieden werden).

D. Entweder a oder b

    a. Teilweise oder vollständige Unfähigkeit, sich an wichtige Aspekte des Belastungsereignisses erinnern zu können.

    b. Erhöhte psychische Sensitivität und Erregung (die nicht bereits vor dem Ereignis vorhanden war) mit 2 der folgenden Merkmale: Ein- und Durchschlafstörungen, Reizbarkeit oder Wutausbrüche, Konzentrationsschwierigkeiten, Hypervigilanz, erhöhte Schreckhaftigkeit.

E. Kriterien B, C und D treten innerhalb von 6 Monaten nach dem Belastungsereignis auf.

Abhängig vom Alter der Kinder kann die spezielle Art und Weise der Symptome variieren (Landolt 2012). Junge Kinder zeigen oft überängstliches oder regressives Verhalten, wie z. B. Einnässen oder Babysprache, sowie physische und/oder emotionale Übererregung. Schulkinder leiden vielfach an intrusive Gedanken und Bildern, Befürchtungen, das traumatische Ereignis könnte sich wiederholen, und berichten Rachegedanken. Manche Schulkinder zeigen auch ambivalentes und/oder ruheloses Verhalten und Schlafprobleme. Jugendliche haben vielfach damit zu kämpfen, dass sie ihr regressives Verhalten als solches erkennen, und berichten Gefühle der Isolation und mit ihrem Leiden alleine gelassen zu sein. Jugendliche sind oft auch verärgert darüber, dass ihre Eltern, die Schule oder Gesellschaft insgesamt sie nicht in bzw. vor der traumatischen Situation beschützen konnte.

Prävalenz

Eine landesweite Untersuchung der Prävalenz von PTBS bei 12- bis 17-Jährigen in den USA ergab eine Prävalenz von 3,7 % bei männlichen und 6,3 % bei weiblichen Kindern (Kilpatrick et al. 2003). Breslau et al. (1991) untersuchten die Prävalenzraten von 16- bis 24-Jährigen in einer großen Stichprobe aus ländlichen Gebieten in den USA und berichten eine Prävalenz von 6 % bei männlichen und 10,4 % bei weiblichen Kindern und Jugendlichen. In einer weiteren Untersuchung mit Kindern und Jugendlichen aus innerstädtischen Gebieten in den USA zeigte sich eine Prävalenz von 6,3 % für männliche und 7,9 % für weibliche Kinder und Jugendliche (Breslau et al 2004). Außerdem waren 15,1 % der Kinder in dieser Untersuchung mit interpersoneller Gewalt konfrontiert. Eine Umfrage zur Prävalenz von PTBS bei Kindern und Jugendlichen in Deutschland ergab deutlich niedrigere Prävalenzraten von 1 % für männliche und 2,2 % für weibliche Studienteilnehmer, wobei insgesamt die Lebenszeitprävalenz für PTBS in dieser Studie bei 7,8 % lag (Perkonigg et al. 2000).

Eine höhere Prävalenz von 11,2 % (im letzten Jahr an einer PTBS erkrankt zu sein) wird für Heranwachsende im Jugendstrafvollzug (Abram et al. 2004) berichtet. Höhere Prävalenzraten werden insbesondere auch für Kinder und Jugendliche berichtet, die mit einem traumatischen Ereignis konfrontiert sind, welches eine ganze Gemeinde bzw. Gemeinschaft betrifft, z. B. Terrorismus, Katastrophen oder bewaffnete Konflikte. In einer Untersuchung mit Schulkindern, die von einem Heckenschützenangriff betroffen waren, hatten 60,4 % einen Monat später eine PTBS (Pynoos et al. 1987). In einer Stichprobe von libanesischen und palästinensischen Kindern, die mit Kriegsgeschehen konfrontiert waren, hatten ca. ein Drittel eine PTBS (Saigh 1989; Khamis 2005). Von Schulkindern in New York City, die mit dem 9/11-Terrorangriff konfrontiert waren, hatten 10,6 % 6 Monate später eine PTBS (Hoven et al. 2005). In einer Untersuchung mit 12- bis 14-jährigen Kindern, die von einem Erdbeben in Taiwan betroffen waren, hatten 6 Wochen später 21,7 % eine PTBS (Hsu et al. 2002). Von australischen Kindern, die von einem Buschband betroffene waren, hatten 8 Monate später 52,8 % und 26 Monate später 57,2 % eine PTBS (McFarlane 1987).

In eine Studie mit Kindern in München (Deutschland) werden die Prävalenzraten von traumatischen Erfahrungen einerseits und späterer PTBS andererseits direkt miteinander verglichen (Essau et al. 2000). Demnach haben von deutschen Kindern 22,5 % ein traumatisches Erlebnis (28,5 % der männlichen und 18,4 % der weiblichen). Die Prävalenzraten von traumatischen Ereignissen steigen mit dem Alter, von 11,8 % im Alter zwischen 12–13 Jahren auf 27 % im Alter von 14–15 Jahren und 30,2 % im Alter von 16–17 Jahren. Von diesen Kindern entwickeln 1,6 % eine PTBS (1,4 % der männlichen und 1,8 % der weiblichen), und auch die Prävalenzrate von PTBS steigt mit dem Alter, von 0,3 % der 12- bis 14-Jährigen auf 2,3 % der 14- bis 15-Jährigen und 2,6 % der 16- bis 17-Jährigen. Die Prävalenz von PTBS bei jungen Kindern wird insgesamt als wesentlich niedriger berichtet (Scheeringa et al. 2003), was teilweise so interpretiert wurde, dass jüngere Kinder generell resilienter sind (Garmezy und Rutter 1985). Jedoch kann bei jungen Kindern der mangelnde Bericht von PTBS-Symptomen (wie z. B. intrusiven Gedanken) auch auf die noch eingeschränkte Fähigkeit, über die eigenen kognitiven Symptome berichten zu können, zurückgeführt werden (Scheeringa et al. 2006). Eine ausführliche Diskussion der Prävalenzraten von PBTS und insbesondere der Altersunterschiede findet sich bei Sprung (2017).

4.2.3 Andere Traumasyndrome

Andere Störungen oder Syndromen, die oft im Zusammenhang von traumatischen Erlebnissen berichtet werden, sind die akute Belastungsstörung, die komplexe posttraumatische Belastungsstörung und die sekundäre posttraumatische Belastungsstörung. Die Diagnose akute Belastungsstörung (ABS) wurde eingeführt, um Patienten zu identifizieren, die kurz nach einem traumatischen Erlebnis ein hohes Risiko haben, später eine PTBS zu entwi-

□ Tab. 4.1   Gegenüberstellung der Diagnosekriterien (DSM-IV) für eine ABS vs. PTBS

Akute Belastungsstörung (ABS)	Posttraumatische Belastungsstörung (PTBS)
A: (1) traumatisches Ereignis + (2) Reaktion (intensive Furcht, Hilflosigkeit oder Entsetzen)	A: (1) + (2)
B: Dissoziative Symptome (mind. 3)	B: Wiedererleben (mind. 1)
C: Anhaltendes Wiedererleben (mind. 1)	C: Vermeidung (mind. 3)
D: Ausgeprägte Vermeidung (?)	D: Erhöhte Erregung (mind. 2)
E: Ausgeprägte Ängstlichkeit oder erhöhte Erregung (?)	**E: Dauer für mehr als 1 Monat**
F: Klinisch signifikantes Leiden oder Beeinträchtigung	F: Klinisch signifikantes Leiden oder Beeinträchtigung
G: Dauer für mind. 2 Tage, max. 4 Wochen, innerhalb von 4 Wochen nach dem Ereignis	Dauer und Beginn: - Dauer: < 3 Monate = akute PTBS, > 3 Monate = chronische PTBS - Beginn: > 6 Monate = verzögert
H: (Symptome) nicht auf die Effekte von psychotropen Substanzen oder andere medizinische Umstände zurückzuführen	

Die Fettungen kennzeichnen diejenigen Kriterien, die unterschiedlich sind

ckeln (Bryant 2006). Forschungsergebnisse bestätigen die Diagnose (ABS) und haben gezeigt, dass während Patienten mit ABS ein hohes Risiko für PTBS haben, die Mehrheit der Patienten, die eine PTBS entwickeln, anfänglich keine ABS zeigen. Eine Gegenüberstellung der Diagnosekriterien von ABS und PTBS in □ Tab. 4.1 streicht die Ähnlichkeiten und Unterschiede der beiden Diagnosen heraus.

Neben dem Beginn und der Zeitdauer der Symptome liegt ein wesentlicher Unterschied in dissoziativen Symptomen, welche nur für eine ABS-Diagnose zu den erforderlichen Diagnosekriterien zählen. Allerdings hat sich diese Betonung auf dissoziative Symptome in Untersuchungen als schwierig erwiesen, da ein Großteil der Patienten mit einem hohen Risiko für PTBS keine solchen dissoziativen Symptome infolge eines traumatischen Erlebnisses berichten (Bryant 2006).

Der Begriff einer komplexen PTBS (vgl. DSM-IV, «Disorders of Extreme Stress Not Otherwise Specified») entstammt vor allem der Forschung von Judith Herman und bezeichnet eine Traumafolgestörung bzw. ein Traumasyndrom, welches aufgrund von chronischen traumatischen Erlebnissen entsteht, insbesondere wenn diese bereits in der Kindheit beginnen (Herman 1992). Eine komplexe PTBS ist durch eine Vielzahl von Symptomen charakterisiert, die mit relevanten Persönlichkeitsveränderungen einhergehen, insbesondere affektive Dysregulation, ein negatives Selbstkonzept sowie interpersonelle Probleme (Cloitre et al. 2009, 2013). Eine ausführliche vergleichende Abhandlung der Diagnose einer PTBS vs. komplexer PTBS findet sich bei Kaiser (2017). Die komplexe PTBS bzw. das komplexe Traumasyndrom ist allerdings nicht im DSM gelistet, und es wird häufig angemerkt, dass Patienten, welche die Diagnosekriterien für eine komplexe PTBS erfüllen, auch die Kriterien für eine PTBS erfüllen und dass relevante Komorbiditäten, die für eine PTBS relativ häufig berichtet werden, für etwaige zusätzliche Symptome verantwortlich sein können. Es wird teilweise auch angezweifelt, inwieweit es möglich ist, ein komplexes Traumasyndrom auf traumatische Erlebnisse in der frühen Kindheit zurückzuführen.

Psychische Störungen infolge von traumatischen Erlebnissen werden nicht nur bei den unmittelbar betroffenen Personen beschrieben, sondern auch bei Personen, die nur sekundär mit dem Ereignis konfrontiert waren, wie zum Beispiel medizinisches oder psychosoziales Einsatzpersonal. In diesem Zusammenhang wird vielfach der Begriff der sekundären PTBS verwendet. So zeigte sich zum Beispiel in einer Untersuchung mit Notfallpersonal (Polizei, Feuerwehr, Rettung, Küstenwache), das ein berufsbezogenes Trauma erlebt hatte, dass 8,4 % der Studienteilnehmer (N = 485) die Kriterien für eine PTBS erfüllten (Andrews et al. 2006).

4.2.4 Die Rolle der Bewertung («appraisal»)

Maladaptive Bewertungen von traumatischen Erfahrungen und deren Auswirkungen (z. B. PTBS-Symptome oder Ängstlichkeit) scheinen eine ursächlich Rolle für die Aufrechterhaltung und Verschlimmerung von PTBS-Reaktionen zu spielen (Meiser-Stedman et al. 2009). Maladaptive Bewertungen können verschiedene Bereiche betreffen, wie die subjektive Bedeutung der PTBS-Symptome, subjektiv erlebte Lebensgefahr und subjektiv empfundene Kontrolle über Angstsymptome. Maladaptive Bewertungen in diesen Bereichen tragen zur Aufrechterhaltung und Verstärkung des Grads der Ängstlichkeit bei und fördern den anhaltenden Gebrauch von maladaptiven Bewältigungsstrategien wie kognitiver oder verhaltensbezogener Vermeidung (welche auch zur Aufrechterhaltung der Symptome beitragen).

Beispiele für solche maladaptiven Bewertungen sind: «Meine Reaktionen seit dem schreckenerregenden Ereignis bedeuten, dass ich mich zum Schlechteren verändert habe», «Mein Leben wurde durch das schreckenerregende Ereignis zerstört», «Dass ich nicht fähig bin, meine Ängste zu bewältigen, bedeutet, dass ich ein Versager bin», «Es kann mir nichts Gutes mehr widerfahren», «Etwas Schreckliches wird geschehen, wenn ich nicht versuche, meine Gedanken an das schreckenerregende Ereignis zu kontrollieren» (Meister-Stedman et al. 2009). In einer Untersuchung mit 10- bis 16-jährigen Kindern, die einen körperlichen Angriff oder schweren Autounfall erlebt hatten, zeigte sich, dass Kinder mit negativen maladaptiven Bewertungen ausgeprägtere PTBS-Symptome zeigten, und zwar sowohl unmittelbar (2–4 Wochen) nach dem Ereignis als auch 6 Monate später (Meiser-Stedman et al. 2009).

4.2.5 Herausforderungen in der Untersuchung von PTBS bei jungen Kindern

Bei der Untersuchung von PTBS-Symptomen gibt es insbesondere bei jungen Kindern einige Herausforderungen. Hierzu gehören zum Beispiel, dass der Bericht über die kindlichen Reaktionen auf ein traumatisches Ereignis häufig nur durch die Eltern erfolgt, was vor allem den Bericht von Internalisierungssymptomen (z. B. intrusiven Gedanken) schwierig macht. Untersuchungen zu PTBS-Symptomen von sehr jungen Kindern (< 9 Jahre) sind sehr rar. Eine bemerkenswerte Ausnahme ist eine Untersuchung zu PTBS-Symptomen von jungen Kindern, die von einer Hochwasserkatastrophe («Buffalo Creek Dam Collapse») betroffenen waren (Green et al. 1991). In dieser Untersuchung zeigte sich, dass im Vergleich zu älteren Kindern in der jüngsten Altersgruppe (4- bis 9-Jährige) weniger PTBS-Symptome zu beobachten waren. Dass jüngere Kinder weniger PTBS-Symptome berichten, liegt aber auch daran, dass Kinder unter 8–9 Jahren vielfach noch ein eingeschränktes Bewusstsein von mentalen Zuständen und Prozessen haben und deshalb Schwierigkeiten haben, PTBS-Symptome wie intrusive Gedanken zu berichten. Ein Zusammenhang zwischen kindlichem Verständnis und Bewusstsein von mentalen Zuständen und Prozessen (Theory of Mind) bestätigte sich in einer neueren Untersuchung mit Überlebenden der Hurrikan-Katrina-Katastrophe (Sprung 2008, 2017; Sprung und Harris 2010). Kindliches Verständnis und Bewusstsein von mentalen Zuständen und Prozessen sollte daher bei der Diagnose und Behandlung von PTBS bei Kindern berücksichtigt werden.

Literatur

Abram KM, Teplin LA, Charles DR, Longworth SL, McClelland GM, Dulcan MK (2004) Posttraumatic stress disorder and trauma in youth in juvenile detention. Archives of general psychiatry 61(4): 403–410

American Psychiatric Association (2014) Diagnostisches und Statistisches Manual Psychischer Störungen – DSM-5®: Deutsche Ausgabe herausgegeben von Peter Falkai und Hans-Ulrich Wittchen, Winfried Rief, Henning Saß und Michael Zaudig. Hogrefe, Göttingen

Andrews L, Joseph S, Shevlin M, Troop N (2006) Confirmatory factor analysis of posttraumatic stress symptoms in emergency personnel: An examination of seven alternative models. Personality and Individual Differences 41(2): 213–224

Beers SR, De Bellis MD (2002) Neuropsychological function in children with maltreatment-related posttraumatic stress disorder. American Journal of Psychiatry 159(3): 483–486

Breslau N, Davis GC, Andreski P, Peterson E (1991) Traumatic events and posttraumatic stress disorder in an urban population of young adults. Archives of General Psychiatry 48(3): 216–222

Breslau N, Peterson EL, Poisson LM, Schultz LR, Lucia VC (2004) Estimating post-traumatic stress disorder in the community: lifetime perspective and the impact of typical traumatic events. Psychological Medicine 34(05): 889–898

Breslau N, Wilcox HC, Storr CL, Lucia VC, Anthony JC (2004) Trauma exposure and posttraumatic stress disorder: a study of youths in urban America. Journal of Urban Health 81(4): 530–544

Bryant RA (2006) Acute stress disorder. Psychiatry 5(7): 238–239

Cheasty M, Clare AW, Collins C (2002) Child sexual abuse-a predictor of persistent depression in adult rape and sexual assault victims. Journal of Mental Health 11(1): 79–84

Cloitre M, Miranda R, Stovall-McClough KC, Han H (2005) Beyond PTSD: Emotion regulation and interpersonal problems as predictors of functional impairment in survivors of childhood abuse. Behavior Therapy 36(2): 119–124

Cloitre M, Stolbach BC, Herman JL, Kolk B VD, Pynoos R, Wang J, Petkova E (2009) A developmental approach to complex PTSD: Childhood and adult cumulative trauma as predictors of symptom complexity. Journal of traumatic stress 22(5): 399–408

Cloitre M, Garvert DW, Brewin CR, Bryant RA, Maercker A (2013) Evidence for proposed ICD-11 PTSD and complex PTSD: A latent profile analysis. European journal of psychotraumatology 4: 20706

Costello EJ, Erkanli A, Fairbank JA, Angold A (2002) The prevalence of Potenzially traumatic events in childhood and adolescence. Journal of traumatic stress 15(2): 99–112

De Bellis MD, Baum AS, Birmaher B, Ryan ND (1997) Urinary Catecholamine Excretion in Childhood Overanxious and Posttraumatic Stress Disordersa. Annals of the New York Academy of Sciences 821(1): 451–455

De Bellis MD, Keshavan MS, Clark DB, Casey BJ, Giedd JN, Boring AM, Ryan ND (1999) Developmental traumatology part II: brain development. Biological Psychiatry 45(10): 1271–1284

De Bellis MD, Keshavan MS, Shifflett H, Iyengar S, Beers SR, Hall J, Moritz G (2002) Brain structures in pediatric maltreatment-related posttraumatic stress disorder: a sociodemographically matched study. Biological Psychiatry 52(11): 1066–1078

Dilling H, Mombour W, Schmidt MH, World Health Organization (1991) Internationale Klassifikation psychischer Störungen: ICD-10, Kapitel V (F, klinisch-diagnostische Leitlinien. Huber, Bern

Edwards VJ, Holden GW, Felitti VJ, Anda RF (2003) Relationship between multiple forms of childhood maltreatment and adult mental health in community respondents: results from the adverse childhood experiences study. American Journal of Psychiatry 160(8): 1453–1460

Essau CA, Conradt J, Petermann F (2000) Frequency, comorbidity, and psychosocial impairment of anxiety disorders in German adolescents. Journal of anxiety disorders, 14(3): 263–279

Fairbank JA, Putnam FW, Harris WW (2007) The prevalence and impact of child traumatic stress. In: Friedman MJ, Keane TM, Resick PA (Eds) Handbook of PTSD: Science and practice, Guilford, New York, pp 229–251

Fairbank JA, Fairbank DW (2009) Epidemiology of child traumatic stress. Current psychiatry reports 11(4): 289–295

Felitti VJ, Anda RF, Nordenberg D, Williamson DF, Spitz AM, Edwards V, Marks JS (1998) Relationship of childhood abuse and household dysfunction to many of the leading causes of death in adults: The Adverse Childhood Experiences (ACE) Study. American Journal of Preventive Medicine 14(4): 245–258

Finkelhor D, Ormrod R, Turner H, Hamby SL (2005) The victimization of children and youth: A comprehensive, national survey. Child maltreatment 10(1): 5–25

Ford JD, Racusin R, Rogers K, Ellis C, Schiffman J, Ribbe D, Edwards J (2002) Traumatic Events Screening Inventory for Children (TESI-C) Version 8.4. National Center for PTSD and Dartmouth Child Psychiatry Research Group, Dartmouth VT

Fischer G, Riedesser P (2009) Lehrbuch der Psychotraumatologie. UTB, Stuttgart

Garmezy N, Rutter M (1985) Acute reactions to stress. In Rutter M, Hersov L (Eds) Child psychiatry: Modern approaches , 2nd edn. Blackwell, Oxford, pp 152–176

Green BL, Korol M, Grace MC, Vary MG, Leonard AC, Gleser GC, Smitson-Cohen S (1991) Children and disaster: Age, gender, and parental effects on PTSD symptoms. Journal of the American Academy of Child Adolescent Psychiatry 30(6): 945–951

Groves BM, Zuckerman B, Marans S, Cohen DJ (1993) Silent Victims Children Who Witness Violence. JAMA 269(2): 262–264

Herman JL (1992) Complex PTSD: A syndrome in survivors of prolonged and repeated trauma. Journal of traumatic stress 5(3): 377–391

Hoven CW, Duarte CS, Lucas CP, Wu P, Mandell DJ, Goodwin RD, Musa GJ (2005) Psychopathology among New York City public school children 6 months after September 11. Archives of General Psychiatry 62(5): 545–551

Hsu CC, Chong MY, Yang P, Yen CF (2002) Posttraumatic stress disorder among adolescent earthquake victims in Taiwan. Journal of the American Academy of Child Adolescent Psychiatry 41(7): 875–881

Jonson-Reid M, Drake B, Kim J, Porterfield S, Han L (2004) A prospective analysis of the relationship between reported child maltreatment and special education eligibility among poor children. Child Maltreatment 9(4): 382–394

Kaiser E (2017) Traumafolgestörungen: Erkennen, Benennen, Einordnen. In: Riffer F, Kaiser E, Sprung M, Streibl L (Hrsg) Die Vielgestaltigkeit der Psychosomatik. Springer, Berlin Heidelberg, S 149–157

Khamis V (2005) Post-traumatic Stress disorder among school age Palestinian children. Child Abuse and Neglect 29: 81–95

Kilpatrick DG, Acierno R, Saunders B, Resnick HS, Best CL, Schnurr PP (2000) Risk factors for adolescent substance abuse and dependence: data from a national sample. Journal of consulting and clinical psychology 68(1): 19–30

Kilpatrick DG, Ruggiero KJ, Acierno R, Saunders BE, Resnick HS, Best CL (2003) Violence and risk of PTSD, major depression, substance abuse/dependence, and comorbidity: results from the National Survey of Adolescents. Journal of Consulting and Clinical Psychology 71(4): 692

Koenen KC, Moffitt TE, Caspi A, Taylor A, Purcell S (2003) Domestic violence is associated with environmental suppression of IQ in young children. Development and Psychopathology 15(02): 297–311

Landolt MA (2012) Psychotraumatologie des Kindesalters: Grundlagen, Diagnostik und Interventionen. Hogrefe, Göttingen

Macksoud MS, Aber JL (1996) The war experiences and psychosocial development of children in Lebanon. Child development 67(1): 70–88

McFarlane AC (1987) Posttraumatic phenomena in a longitudinal study of children following a natural disaster. Journal of the American Academy of Child Adolescent Psychiatry 26(5): 764–769

Meiser-Stedman R, Dalgleish T, Glucksman E, Yule W, Smith P. (2009) Maladaptive cognitive appraisals mediate the evolution of posttraumatic stress reactions: A 6-month follow-up of child and adolescent assault and motor vehicle accident survivors. Journal of abnormal psychology 118(4): 778

Meiser-Stedman R, Smith P, Bryant R, Salmon K, Yule W, Dalgleish T, Nixon RD (2009) Development and validation of the child post-traumatic cognitions inventory (CPTCI). Journal of Child Psychology and Psychiatry 50(4): 432–440

Netland M (2001) Assessment of exposure to political violence and other Potenzially traumatizing events. A critical review. Journal of traumatic stress 14(2): 311–326

Osofsky JD (1999) The impact of violence on children. The Future of Children 9(3): 33–49

Perkonigg A, Kessler RC, Storz S, Wittchen HU (2000) Traumatic events and post-traumatic stress disorder in the community: prevalence, risk factors and comorbidity. Acta psychiatrica scandinavica 101(1): 46–59

Pynoos RS, Frederick C, Nader K, Arroyo W, Steinberg A, Eth S, Fairbanks L (1987) Life threat and post-traumatic stress in school-age children. Archives of general psychiatry 44(12): 1057–1063

Riffer F (2017) Zur Geschichte der Konzeption der Posttraumatischen Belastungsstörung. In: Riffer F, Kaiser E, Sprung M und Streibl L (Hrsg) Die Vielgestaltigkeit der Psychosomatik. Springer, Berlin Heidelberg, S 139–147

Saigh PA (1989) The validity of the DSM-III posttraumatic stress disorder classification as applied to children. Journal of Abnormal Psychology 98(2): 189

Saß H, Wittchen HU, Zaudig M (1996) Diagnostisches und statistisches Manual psychischer Störungen-DSM-IV. Deutsche Bearbeitung u. Einleitung von H. Sass H-U. Wittchen M Zaudig. Hogrefe, Göttingen

Scheeringa MS, Zeanah CH, Myers L, Putnam FW (2003) New findings on alternative criteria for PTSD in preschool children. Journal of the American Academy of Child Adolescent Psychiatry 42(5): 561–570

Scheeringa MS, Wright MJ, Hunt JP, Zeanah CH (2006) Factors affecting the diagnosis and prediction of PTSD symptomatology in children and adolescents. American Journal of Psychiatry 163(4): 644–651

Schwab-Stone ME, Ayers TS, Kasprow W, Voyce C, Barone C, Shriver T, Weissberg RP (1995) No safe haven: A study of violence exposure in an urban community. Journal of the American Academy of Child Adolescent Psychiatry 34(10): 1343–1352

Shonk SM, Cicchetti D (2001) Maltreatment, competency deficits, and risk for academic and behavioral maladjustment. Developmental Psychology 37(1): 3

Spinazzola J, Ford JD, van der Kolk BA (2005) Survey evaluates complex trauma exposure, outcome, and intervention among children and asolescents. Psychiatric Annals 35(5): 433–439

Sprung M (2017) Die Rolle der kindlichen Theory of Mind für die Diagnose und Behandlung der PTBS. In: Riffer F, Kaiser E, Sprung M und Streibl L (Hrsg) Die Vielgestaltigkeit der Psychosomatik. Springer Berlin, Heidelberg, S 169–188

Sprung M (2008) Unwanted intrusive thoughts and cognitive functioning in kindergarten and young elementary school-age children following Hurricane Katrina. Journal of Clinical Child and Adolescent Psychology 37: 575–587

Sprung M, Harris PL (2010) Intrusive thoughts and young children's knowledge about thinking following a natural disaster. Journal of Child Psychology and Psychiatry 51 (10): 1115–1124

Steinberg AM, Brymer MJ, Decker KB, Pynoos RS (2004) The University of California at Los Angeles post-traumatic stress disorder reaction index. Current Psychiatry Reports 6(2): 96–100

Teicher MH, Andersen SL, Polcari A, Anderson CM, Navalta CP, Kim DM (2003) The neurobiological conse-quences of early stress and childhood maltreatment. Neuroscience Biobehavioral Reviews 27(1): 33–44

Terr LC (1991) Childhood Traumas: An Outline and Overview. American Journal of Psychiatry 148: 10–20

Terr LC (1992) Too scared to cry: Psychic trauma in childhood. Bisc Books, New York

Veltman MW, Browne KD (2001) Three decades of child maltreatment research Implications for the School Years. Trauma, Violence, Abuse 2(3): 215–239

Krieg, Terrorismus und Flucht: Auswirkungen auf die psychische Gesundheit und Entwicklung von Kindern und Jugendlichen

Manuel Sprung

© Springer-Verlag GmbH Deutschland, ein Teil von Springer Nature 2018
F. Riffer et al. (Hrsg.), *Das Fremde: Flucht – Trauma – Resilienz*
https://doi.org/10.1007/978-3-662-56619-0_5

5.1 Krieg, Terrorismus und Flucht

5.1.1 Definition, historische und aktuelle Bedingungen von Kriegsführung

Dem Merriam-Webster Online Dictionary (2017) zufolge ist Krieg (a) ein Zustand des üblicherweise offen und deklarierten bewaffneten Konflikts zwischen Staaten oder Nationen und (b) eine Zeitperiode eines solchen bewaffneten Konflikts. Terrorismus bezeichnet die systematische Verwendung von Terror insbesondere als ein Mittel zur Nötigung, wobei Terror gewalttätige oder destruktive Handlungen (wie z. B. Bombenanschläge) bezeichnet, die von Gruppierungen ausgeübt werden, um eine Bevölkerung oder Regierungen unter Druck zu setzten, die Forderungen der Gruppierung zu erfüllen. Terrorismus kann auch als ein Teil von Krieg bezeichnet werden. Als ein Flüchtling wird jemand bezeichnet, der flieht, insbesondere eine Person, die in ein fremdes Land oder Herrschaftsgebiet flieht, um Gefahr oder Verfolgung zu entkommen. Flucht ist häufig eine Folge von Krieg.

Historisch waren 90–95 % der im Laufe der Geschichte bekannten Völker in zumindest gelegentliche Kriegsführung involviert, und viele Völker kämpften ständig (Keeley 1997). Trotz des Gemetzels und der Effektivität moderner Kriegsführung waren bzw. sind Stammesfehden (bzw. Kriege zwischen Stämmen) durchschnittlich 20-mal tödlicher. Während der relative Prozentanteil der Todesfälle der männlichen Bevölkerung im Rahmen von Kriegsführung in Europa und den USA ungefähr 1 % ausmacht, liegt dieser in den meisten Naturvölkern weit über 20 % (Keeley 1997). Eine Analyse der globalen Entwicklung an gewaltsamen Konflikten zeigt, dass, während die Anzahl der zwischenstaatlichen Konflikte zwischen 1946 und 2007 relativ gleichbleibend war, die Anzahl der innerstaatlichen Konflikte stark zugenommen hat (Center for International Development and Conflict Management 2010). Seit dem zweiten Weltkrieg ist auch eine Paradigmenwechseln in bewaffneten Konflikten zu beobachten (Williams 2007). Demnach hat sich Kriegsführung weg von industrieller Kriegsführung hin zu Konfrontationen entwickelt, die zu bewaffneten Konflikten werden (ohne formale Kriegserklärung). Signifikante Veränderungen sind auch hinsichtlich der Art und Intensität von (bewaffneten) Konflikten zu beobachten. In der Moderne sind vor allem episodische Konflikte mit geringer Intensität zu verzeichnen, in denen Guerilla-Armeen eingesetzt werden und in denen Zivilisten zum Opfer gemacht werden. Daher sind auch zwischen 80 und 90 % derer, die in modernen Konflikten getötet oder verletzt werden, Zivilisten (Barenbaum et al. 2004). Einem Bericht der Vereinten Nationen zufolge sind im Rahmen von bewaffneten Konflikten auch gravierende völkerrechtliche Verstöße gegenüber Kindern zu verzeichnen wie die Rekrutierung oder der Einsatz als Kindersoldaten, Angriffe auf Schulen oder Krankenhäuser, die Verweigerung von humanitärer Hilfe, Entführungen, Vergewaltigungen oder andere gravierende sexuelle Misshandlungen, Tötungen und Verstümmelungen (United Nations Annual Report 2009). Im Jahr 2009 waren demnach weltweit 20 Konfliktsituationen mit derartigen völkerrechtlichen Verstößen bekannt. Zwischen 1993 und 2003 sind in diesen Konflikten ca. 2 Millionen Kinder getötet und weitere 6 Millionen permanent kriegsversehrt geworden. Außerdem wird geschätzt, dass in diesem Zeitraum mehr als 250.000 Kinder als Kindersoldaten missbraucht wurden. Insgesamt sind Kinder und Frauen zunehmend die primären Opfer von Krieg, so sind etwa tausende von Mädchen Vergewaltigung und anderen Formen von sexueller Gewalt und Ausbeutung ausgesetzt. In der Demokratischen Republik Kongo sind in 60 % der aufgezeichneten Fälle Mädchen zwischen 11 und 17 Jahren betroffen. Außerdem werden in diesen Konflikten Buben und Mädchen in einem bisher nie dagewesen Ausmaß von zuhause entführt und verschleppt. Im UN-Bericht sind folgende schwerwiegende völkerrechtliche Verstöße vermerkt:

- Rekrutierung oder Re-Rekrutierung als Kindersoldaten, insbesondere grenzüberschreitend und in Flüchtlingscamps,
- Angriffe auf Schulkinder, Lehrer und Schulgebäude,
- Verweigerung von humanitärer Hilfe mit verheerenden Folgen für die Zivilbevölkerung, insbesondere Kinder,
- Inhaftierung von Kindern aufgrund mutmaßlicher Verbindungen zu bewaffneten Gruppierungen.

Weitere völkerrechtliche Verstöße, die im UN Bericht berichtet werden, sind:

- Landminen und der Einsatz von Streuwaffen (z. B. Clustermunition oder Clusterbomben), welche jährlich für den Tod oder die Verstümmelung von 8.000–10.000 Kindern verantwortlich sind und schwerwiegende Folgen für Zivilisten, insbesondere Kinder, mit sich bringen, die lange über den eigentlichen Konflikt hinausreichen;
- Kinderhandel in und aus Konfliktzonen zur Förderung von Bodenschätzen (z. B. Diamanten, Coltan und Holz);
- weit verbreitete und leicht zugängliche illegale Kleinwaffen und leichte Waffen in den Konfliktgebieten, welche billig und einfach zu bedienen und zu tragen sind, was die Rekrutierung von Kindersoldaten ermöglicht.

5.1.2 Arten von traumatischen Kriegserlebnissen

Kinder, die mit Krieg konfrontiert sind, erleben mehrfaches, schweres und chronisches Trauma (Barenbaum et al. 2004). Kinder sind mit eine großen Anzahl von traumatischen Ereignissen konfrontiert, inklusive Bombardierungen, Granatfeuer und Beschuss durch Scharfschützen. Diese Ereignisse resultieren oft im Verlust von Familienmitgliedern, Freunden sowie Verlusten im Gemeindewesen und der sozialen Unterstützung. Kinder sind oft erhöhtem Risiko ausgesetzt, z. B. durch Landminen. So betreffen etwa in Somalia in 75 % der Verletzungen durch Landminen Kinder zwischen 5 und 7 Jahren. In Kriegszeiten sind Kinder auch vermehrt Gewalt ausgesetzt (Williams 2007). Dabei können sie einerseits direkte oder indirekte Opfer von Gewalt sein, z. B. auch infolge der Effekte, die Gewalt an den Eltern hat, oder der eingeschränkten Fähigkeit der Eltern und anderer Betreuungspersonen, sich um die Kinder adäquat zu kümmern, sie zu beschützen und zu versorgen. Kindern können aber auch zu den Verursachern von Gewalt werden, insbesondere als Kindersoldaten.

Es wurden verschiedene Erhebungsinstrumente entwickelt, um traumatische Kriegserlebnisse zu erfassen. Es werden in diesen verschiedene Ereignisse (die in ihrem Schweregrad und in ihren potenziellen Effekten variieren) sowie die Anzahl, wie oft Kinder mit diesen konfrontiert waren, gelistet. Beispiele für solche Instrumente sind das Child War Trauma Questionnaire (Macksoud und Aber 1996), das War Experience Questionnaire (Allwood et al. 2002) und das Questionnaire on Children's Stressful and Traumatic War Experiences (Kuterovac-Jagodic 2003). Im Child War Trauma Questionnaire (Macksoud und Aber 1996) werden 45 verschiedene kriegsbezogene traumatische Erlebnisse in 10 Arten gruppiert, welche 4 Faktoren zugeordnet werden können. Macksoud und Aber (1996) untersuchten 10- bis 16-jährige Kinder (N = 224) (88 % libanesische Kinder, 12 % syrische oder palästinensische Kinder), die vom brutalen Bürgerkrieg im Libanon (1975–1991) betroffen waren, und berichten folgende traumatische Kriegserlebnisse:

- Aktive Beteiligung: 16,8 % wurden von ihren Eltern getrennt, 14,5 % wurden Opfer von Gewalttaten, 2,7 % waren in Kampfhandlungen involviert.
- Verlust der Familie oder des Zuhauses: 67,7 % wurden von zuhause vertrieben und 70 % haben ein Familienmitglied verloren.
- Passive Beteiligung: 45 % mussten Gewalttaten beobachten, 93,6 % waren mit Beschuss oder Gefechten konfrontiert, 4,5 % wurden körperlich verletzt.
- Bedingte Beteiligung: 19,1 % mussten emigrieren, 11,8 % waren extremen Entbehrungen ausgesetzt.

In einer Studie von Allwood et al. (2002) wurden 791 Kinder zwischen 6–19 Jahren (86 % Moslems, 12,9 % ohne Angaben zur ethnischen Herkunft), die von der Belagerung von Sarajevo in den Bosnienkriegen (1994) betroffen waren, mit dem War Experience Questionnaire untersucht, welches traumatische Kriegserlebnisse in folgende 3 Gruppen unterteilt, mit folgenden Ergebnissen:

- Direkte Konfrontation mit Gewalt: 5,6 % mussten Tote oder Verletzte tragen, 72,8 % waren in unmittelbarer Nähe von Schusswechseln, 30,7 % waren mit Scharfschützen konfrontiert, 32 % wurden bedroht, 21,1 % mussten Ermordungen beobachten, 1,9 % mussten Vergewaltigungen beobachten, 42,1 % mussten beobachten, wie jemand verletzt wurde, 4,6 % wurden von Scharfschützen getroffen, 0,4 % wurden vergewaltigt
- Konfrontation ohne direkte Gewalterlebnisse: 37,1 % wurden umgesiedelt, 18,8 % hatten nichts zu essen, 8,9 % litten unter Kälte, 11,5 % hatten Angst vor Kälte, 17,6 % hatten Angst zu verhungern.
- Indirekte Konfrontation, Verluste und Ängste: Von 79,4 % der Kinder wurden Familienmitglieder und/oder Freunde getötet, von 4,6 % wurde ein Familienmitglied vergewaltigt, von 73,4 % wurde ein Familienmitglied verwundet, 9,1 % hatten Angst vor Vergewaltigungen, 70 % hatten Angst vor Granaten, 33,8 % hatten Angst vor Bombardierungen, 23,3 % hatten Angst vor Scharfschützen.

5.1.3 Psychische Reaktionen von Kindern

Die ersten Untersuchungen im zweiten Weltkrieg fanden, dass nur 4 % englischer Schulkinder, die mit dem London «Blitz» (Bombardierungen) konfrontiert waren, Anzeichen von psychischem Leiden zeigten, jedoch das Ausmaß an Leiden mit der physischen Nähe zum Einschlagort und der Intensität und Letalität der Einschläge zunahm (Bodman 1941). Gillepsie (1942) berichtet eine generell niedrige Inzidenz von psychiatrischen Verletzungen («psychiatric casualties») an der Londoner Heimatfront. Anna Freud und Dorothy Burlingham beschreiben 1943, dass Londoner Kinder sehr gut zwischen herabfallenden Bomben und Flugabwehr-Geschützfeuer unterscheiden konnten und wussten, wann sie in Schutzbunker gehen mussten (Freud und Burlingham 1943).

In Untersuchungen im Zuge des Kriegs in Israel (z. B. Jom-Kippur-Krieg) zeigten sich keine Unterschiede in offensichtlicher Angst zwischen Kindern aus häufig und nicht beschossenen Kibbuzim (Ziv et al. 1974), was möglicherweise auf eine Desensibilisierung unter den häufig beschossenen Kindern zurückzuführen ist. In einer weiteren Studie wurden sogar weniger Schrecken, gewaltvolle Träume und Schlafstörungen bei Kindern in häufig bombardierten Orten berichtet (Rolfe und Lewin 1982), was evtl. auch auf kulturelle

Unterschiede hinweist. Kinder in kollektiv organsierten Kibbuzim zeigten ein geringeres Ausmaß an emotionalen und sozialen Beeinträchtigungen als Kinder in nicht-kollektiv organsierten Moshavim, welche von nicht-westlichen Einwanderern gegründeten wurden (Zuckerman-Bareli 1982).

Aufgrund der Ergebnisse dieser früheren Untersuchungen kamen Garmezy und Rutter (1985) zu dem Schluss, dass Kinder auf stresshafte Bedingungen vielfach weniger stark reagieren, als man erwarten würde, und dass Kinder zum Beispiel fähig sind, sich an anhaltenden Beschuss anzupassen und offenbar wenig darunter leiden, sofern ein hohes Ausmaß an sozialer Kohäsion und gemeinsamer Werte und Überzeugungen besteht. In der Folge gab es jedoch eine anhaltende Kontroverse hinsichtlich der Auswirkungen von Krieg und anderer stresshafter und traumatischer Erlebnisse auf junge Kinder, und Richard Williams kommt 2007 auf Basis eines Reviews der neueren Forschungsergebnisse zum Schluss, dass trotz der weithin verbreiteten Annahme, Kinder seien resilienter als Erwachsene, Kinder tatsächlich vulnerabler sind (Williams 2007). Eine mögliche Erklärung für diese kontrastierende Einschätzung der Auswirkungen von Krieg, Terror und Flucht auf junge Kinder ist, dass es tatsächlich eine weite Spannbreite an von Kindern direkt oder indirekt erlebten gewaltsamen und traumatischen Kriegserlebnissen gibt, d. h., das individuelle Ausmaß an traumatischen Kriegserlebnissen kann von Kind zu Kind recht unterschiedlich sein. Es sind auch einige methodische und andere Mängel früherer Studien zu nennen. Die Ergebnisse früher Studien basierten oftmals ausschließlich auf der klinischen Einschätzung, und es wurde nicht die Unterschiedlichkeit in den individuellen Kriegserlebnissen erfasst. Aufgrund dieser Unterschiedlichkeit ist es auch theoretisch und statistisch problematisch, eine (latente) Variable für die Konfrontation mit traumatischen Kriegserlebnissen insgesamt zu erstellen (Netland 2001). Außerdem ist es möglich, dass unterschiedliche Arten von Kriegserlebnissen mit unterschiedlichen psychischen Auswirkungen und Störungen assoziiert sind.

Neuere Studien befassen sich mit bewaffneten Konflikten in folgenden 18 Ländern und Gebieten: Kroatien, Uganda, Bosnien, Westjordanland und Gaza-Streifen, Äthiopien, Sierra Leone, Tschetschenien, Aserbaidschan, Mosambik, Sri Lanka, Afghanistan, Irak, Kosovo, Guatemala, Mexiko, Ruanda, Zimbabwe, Angola. Allerdings gibt es kaum Untersuchungen in afrikanischen Ländern, wo viele der gewalttätigsten Konflikte herrschen. Masinda und Muhesi (2004) nennen in einem Überblicksartikel 306 Studien, die zwischen 1990 und 2003 in den folgenden Ländern durchgeführt wurden: 67 Studien in asiatischen Ländern, 61 Studien in mitteleuropäischen Ländern, 51 Studien in osteuropäischen Ländern, 46 Studien in lateinamerikanischen Ländern und 32 Studien in afrikanischen Ländern. Die Studien aus afrikanischen Ländern stammen fast ausschließlich aus afrikanisch-englisch-sprachigen Ländern, und es bedarf daher auch weiterer Studien aus afrikanisch-französisch-sprachigen Ländern (z. B. Demokratische Republik Kongo, Tschad, Zentralafrikanische Republik und Burundi). Die Schätzungen der Prävalenz von Symptomen einer posttraumatischen Belastungsstörung (PTBS) variieren auch in neueren Untersuchungen stark (Barenbaum et al. 2004):

- 22 % in einer Studie mit israelischen Kindern infolge eines Raketenangriffs,
- 27 % von libanesischen Kindern, die unter Beschuss waren,
- 48 % unter kambodschanischen Flüchtlingskindern,
- 52 % unter zentralafrikanischen Flüchtlingen,
- 70 % von kuwaitischen Kindern 5 Monate nach militärischer Besetzung,
- 93,8 % von Kindern, die durch die Bosnienkriege vertrieben wurden.

Die unterschiedlichen Prävalenzraten sind möglicherweise zumindest zum Teil durch Unterschiede in Art und Anzahl traumatischer Kriegserlebnisse zu erklären. Dies wird in einer Untersuchung mit 224 10- bis 16-jährigen libanesischen Kindern bestätigt, in welcher die Anzahl an traumatischen Kriegserlebnissen mit PTBS-Symptomen assoziiert ist (Macksound und Aber 1996). Dies gilt allerdings nicht für andere psychische Erkrankungen oder Entwicklungsstörungen. Der Zusammenhang zwischen der Anzahl an traumatischen Erlebnisse und PTBS zeigt, dass Kinder, die mit mehr als einem traumatischen Kriegserlebnis konfrontiert waren, mit größerer Wahrscheinlichkeit auch eines der traumatischen Erlebnisse als das verstörendste Erlebnis bewerteten, das sie jemals erlebt haben. Macksound und Aber (1996) untersuchten auch den Zusammenhang zwischen verschiedenen Arten von traumatischen Kriegserlebnissen und unterschiedlichen Symptomen (PTBS, Depression, Aggressivität, Ängstlichkeit) und Funktionen/Fähigkeiten (planendes und prosoziales Verhalten). Es zeigte sich ein Zusammenhang zwischen PTBS und folgenden Arten von traumatischen Kriegserlebnissen: Opfer von Gewalt, Verlust eines Angehörigen, Zeuge von Gewalt und Konfrontation mit Beschuss oder Gefechten. Außerdem zeigte sich ein Zusammenhang zwischen Trennung von den Eltern und Depressivität. Interessanterweise zeigen sich in dieser Untersuchung keinerlei Zusammenhänge zwischen den verschiedenen Arten von traumatischen Kriegserlebnissen und Aggressivität oder Ängstlichkeit. Des Weiteren zeigte sich ein negativer Zusammenhang zwischen Vertreibung und planendem Handeln, d. h., dass Kinder, die von ihrem Zuhause vertrieben wurden, in ihrem planenden Denken und Handeln beeinträchtigt sind. Allerdings war auch zu beobachten, dass Kinder, die von ihrer Familie getrennt wurden, sowie Kinder, die Gewalt beobachten mussten, mehr prosoziales Verhalten und Kinder, deren Eltern oder Familienmitglieder getötet wurden, mehr planendes Verhalten zeigten.

In einer Untersuchung mit 791 6- bis 16-jährigen Kindern, die vom Bosnienkrieg betroffen waren, zeigte sich ein Zusammenhang zwischen PTBS-Symptomen und folgenden Arten traumatischer Kriegserlebnisse (Allwood et al. 2002):

- direkte Gewalterfahrungen: Bedrohung, Beobachten von Tötungen oder Verwundungen, Beschuss durch Scharfschützen;
- nicht-gewaltvolle Konfrontation: Kälte und Furcht vor Kälte;
- indirekte Konfrontation, Verluste und Ängste: Familienmitglied oder Freund getötet, Familienmitglied vergewaltigt und Furcht vor Vergewaltigung.

Außerdem zeigte sich ein Zusammenhang von Depressivität und Ängstlichkeit mit folgenden traumatischen Erlebnissen: Bedrohung, Beobachten von Tötungen, beinahe allen Arten nicht-gewaltvoller Konfrontation (kein Essen, Kälte, Furcht vor Kälte, Angst zu Verhungern) und Vergewaltigung eines Familienmitglieds. Somatische Beschwerden stehen vor allem mit Bedrohung in Zusammenhang. Insgesamt sind beinahe alle Symptome (PTBS, Angst, Depression, somatische Beschwerden etc.) bei Kindern, die sowohl direkte Gewalterfahrungen gemacht haben als auch von Deprivation und Vertreibung betroffen waren, am stärksten ausgeprägt.

5.1.4 Aktive Beteiligung am Krieg als Kindersoldaten

Völkerrechtlich dürfen Personen erst ab einen Mindestalter von 18 Jahren aktiv in Kampfhandlungen involviert werden, und es gilt als Kriegsverbrechen, Kinder unter 15 Jahren als bewaffnete Streitkräfte zu rekrutieren oder in Gefechten einzusetzen (Barenbaum et al.

2004). Dennoch wurden einem 2005 veröffentlichten Bericht des UN-Sicherheitsrats zufolge von 54 Konfliktparteien in 11 bewaffneten Konflikten Kinder für die aktive Beteiligung am Krieg rekrutiert (United Nations Annual Report 2009). Es wird geschätzt, dass zu jeder Zeit rund 300.000 Kinder, wovon manche erst 6 Jahre alt sind, aktiv an militärischen Konflikten teilnehmen (müssen). Ein relevanter UNICEF-Bericht konstatiert, dass Kinder als Soldaten bei manchen Konfliktparteien sogar bevorzugt eingesetzt werden, weil sie als gefügiger gelten, Befehle nicht hinterfragen und einfacher zu manipulieren sind als erwachsene Soldaten (UNICEF 2010). Kindersoldaten kämpfen zum Beispiel in der Demokratischen Republik Kongo und werden auch im Sudan zu Kampfhandlungen gezwungen. Kindersoldaten werden als entbehrlicher als erwachsene Soldaten gesehen, erhalten daher weniger militärisches Training und müssen die gefährlichsten Aufgaben erfüllen. In der Ausbildung werden Kindersoldaten indoktriniert und dabei emotional abgestumpft, kontinuierlich mit Gewaltszenen konfrontiert und teilweise sogar gezwungen, Gefangene oder eigene Familienmitglieder zu töten (Barenbaum et al. 2004). Dies legt nahe, dass die Auswirkungen von aktiver Beteiligung als Kindersoldaten ähnlich jenen von Opfern anderer überwältigender desaströser Lebensereignisse sind. Es gibt allerdings noch relativ wenige empirische Studien mit Kindersoldaten.

In einer Untersuchung mit 301 Kindersoldaten aus Uganda (248 männlich, 53 weiblich) zeigte sich, dass die Kinder bereits im jungen Alter entführt wurden (M = 12,9 Jahre) und für eine lange Zeit (M = 744 Tage) als Kindersoldaten dienen mussten (Derluyn et al. 2004). Die Kinder mussten während der Verschleppung und des Missbrauchs als Kindersoldaten etliche traumatische Ereignisse erleben (M = 6,0): 77 % mussten beobachten, wie jemand getötet wurde, 65 % wurden zum militärischen Training gezwungen, 64 % mussten kämpfen, 63 % mussten sich an Plünderungen beteiligen und Häuser der Zivilbevölkerung anzünden, 52 % wurden brutal geschlagen, 48 % wurden verletzt, 39 % mussten selbst jemanden töten, 39 % mussten andere Kinder entführen, 35 % wurden sexuell misshandelt. Von 71 der Kinder in dieser Studie liegen auch Daten zu PTBS-Symptomen vor, wovon 69 (97 %) PTBS (Intrusionen, Vermeidung und Übererregung) im klinisch relevanten Bereich berichten. Der Tod eines Elternteils, insbesondere der Mutter, war mit erhöhtem Leiden an Vermeidungssymptomen assoziiert.

Auch der Armeeinsatz eines Elternteils kann negative Auswirkungen auf Kinder haben. So zeigen Untersuchungen mit Kindern von US-Soldaten, die am Armeeeinsatz in Irak und Afghanistan beteiligt waren, dass die betroffenen Kinder vermehrt Ängstlichkeit, Traurigkeit, Depression, Verhaltensprobleme und somatische Beschwerden zeigen, wobei mehr Symptome/Probleme bei Armeeeinsätzen von über einem Jahr zu verzeichnen sind (McFarlane 2009; Pfefferbaum et al. 2011). Das Ausmaß des Leidens der Kinder steht dabei in einem starken Zusammenhang mit dem Leiden des Partners des Elternteils, der im Armeeinsatz ist. Außerdem zeigte sich, dass Familien mit Eltern im Armeeeinsatz insgesamt mehr stresshafte Lebensereignisse hatten und die Häufigkeit von Kindesmisshandlung höher ist.

5.1.5 Langzeitfolgen

Zu den psychologischen Langzeitfolgen von Kriegserlebnissen gibt es noch relativ wenige Untersuchungen (Shaw 2003). Macksoud und Aber (1996) berichten, dass 43 % der libanesischen Kinder selbst 10 Jahre nach der Konfrontation mit Krieg noch PTBS-Symptome zeigen. Von 40 % der Kinder aus dem Gaza-Streifen, die ursprünglich eine PTBS-Diagnose hatten, hatten ein Jahr später (nach Ende des Krieges) noch 10 % eine PTBS-Diagnose (Shaw 2003). Ein zu berücksichtigender Faktor ist jedoch, dass es ein Spektrum an sekundären Stressoren im Nachfeld von Kriegen gibt, inklusive wirtschaftlichem und sozialem Zusammenbruch, Trennung von geliebten Personen, Mangelernährung und Krankheiten. Zum Beispiel musste die Mehrheit der Kinder in Sarajevo 4 Jahre nach Ende der Bosnienkriege unter ärmlichen, gefährlichen und ungesunden Bedingungen leben (Shaw 2003). Die sekundären Stressoren sind möglicherweise noch verheerender als der Krieg selbst. In Afrika sterben Kinder 20-mal so häufig aufgrund eines Mangels an medizinischer Versorgung oder Hungertod wie aufgrund körperlicher Verletzungen während eines Krieges.

Es gibt auch relevante Untersuchungen mit erwachsenen Holocaust-Überlebenden, die als Kinder in Konzentrations- und Vernichtungslagern waren (z. B. Block 66 im KZ Buchenwald oder im KZ Auschwitz). Sagi-Schwartz et al. (2003) untersuchten PTBS und andere Symptome bei 48 weiblichen Holocaust-Überlebenden sowie bei deren Töchtern. Die Überlebenden waren zwischen 1926 und 1937 in Europa geboren und zum Zeitpunkt des zweiten Weltkriegs zwischen 4 und 14 Jahre alt. Alle hatten sowohl Vater als auch Mutter während des Holocausts verloren. Zum Vergleich wurden 50 Studienteilnehmerinnen sowie deren Töchter untersucht, die im vergleichbaren Alter waren und auch in Europa geboren waren, jedoch vor dem zweiten Weltkrieg emigrierten. Die Ergebnisse zeigten, dass die Holocaust-Überlebenden (im Vergleich zur Kontrollgruppe) selbst viele Jahre später noch unter klinisch relevanten PTBS-Symptomen (Intrusionen, Vermeidung, Übererregung) und anderen Symptomen (z. B. Sorgen/Grübeln) leiden. Es zeigte sich allerdings kein bedeutsamer Unterschied in den PTBS- oder anderen Symptomen zwischen den Töchtern von Holocaust-Überlebenden und denen der Kontrollgruppe. Demnach scheint es in dieser Untersuchung keinen Hinweis auf eine intergenerationale Weitergabe von Trauma zu geben.

5.2 Terrorismus

5.2.1 Definition und Ziele von Terrorismus

Terrorismus ist die systematische Verwendung von gewalttätigen oder destruktiven Handlungen (wie z. B. Bombenanschlägen), insbesondere als ein Mittel zur Nötigung, die von Gruppierungen ausgeübt werden, um eine Bevölkerung oder Regierungen unter Druck zu setzen, die Forderungen der Gruppierung zu erfüllen (Merriam-Webster 2017). Die Ziele des Terrorismus sind:

- Massenpanik, Angst und Schrecken zu verbreiten,
- Hilflosigkeit, Hoffnungslosigkeit und Entmutigung hervorzurufen,
- die im alltäglichen Leben allgemeine Annahme von persönlicher Sicherheit zu zerstören,
- die Infrastruktur einer Gemeinschaft, Kultur oder Stadt zu stören,
- die Unfähigkeit der Behörden zu demonstrieren, die Allgemeinbevölkerung in ihrem alltäglichen Umfeld (z. B. Arbeitsplatz, Schule, Einkaufszentren, Restaurants etc.) zu schützen.

Terrorismus ist leider auch zu einem Teil moderner Kriegsführung geworden. Einer Untersuchung des Center for International Development and Conflict Management (2010) zufolge hat die Anzahl der Terrorangriffe von 1970 bis 2007 drastisch zugenommen. Während im Jahr 1970 weniger als 1000 Terrorangriffe zu verzeichnen waren, ist die Anzahl im Jahr 2007 auf beinahe 7000 gestiegen.

5.2.2 Psychische Auswirkungen von Terrorismus

Kinder und Jugendliche erleben Terrorismus auf verschiedene Art und Weise (Comer und Kendal 2007). Kinder können einerseits unmittelbar von Terrorangriffen betroffen sein (proximaler Kontakt), zum Beispiel wenn sie in einer Stadt leben, die von Terrorangriffen getroffen wurde, oder Familienangehörige, Freunde oder Bekannte bei einem Terrorangriff verletzt oder getötet wurden oder sie selbst verletzt wurden. Anderseits können Kinder auch mit Terrorangriffen oder deren Konsequenzen in Medienberichten konfrontiert werden (medienbasierter Kontakt), beispielsweise in Form von Bildern von durch Terrorangriffe zerstörten Gebäuden, verletzten oder getöteten Personen. Es kann auch zu einer Konfrontation mit einem um sich greifenden Klima der Bedrohungserwartung und Alarmbereitschaft kommen («second-hand terrorism»). Dabei können kulturelle Einflüsse dazu beitragen, dass die Möglichkeit eines Terrorangriffs überproportional der Wahrscheinlichkeit beachtet wird.

Infolge von unmittelbarer Konfrontation mit Terrorismus (proximaler Kontakt) zeigen Kinder ein beträchtliches Ausmaß an Symptomen verschiedener Angststörungen, wie PTBS, Trennungsangststörung, Panikstörung und Agoraphobie. Die Reaktionen sind in diesem Bereich ähnlich wie bei Kindern, die direkt mit gewalttätigen Konflikten konfrontiert waren (Comer und Kendal 2007; s. auch ▶ Abschn. 5.1.3). Bei Terrorangriffen verliert oft auch eine erhebliche Anzahl an Kindern ein Familienmitglied oder nahestehende Personen. Zum Beispiel verloren beim 9/11-Terroranschlag in New York City 3250 Kinder einen Elternteil, und 10 % der Kinder und Jugendlichen in New York City verloren einen Verwandten oder ein Familienmitglied (Comer und Kendal 2007). Der Verlust eines geliebten Menschen auf solch gewaltsame Weise (traumatischer Verlust) hat tiefgreifende Auswirkungen auf Kinder und Jugendliche, wobei die psychologischen Auswirkungen ähnlich sind wie bei anderen Fällen von traumatischem Verlust (Comer und Kendal 2007).

Die häufigste Konfrontation mit Terrorismus ist medienbasierter Kontakt. Über 99 % der Amerikaner verfolgten die Medienberichte über die 9/11-Terrorattacke rund um die Uhr. Medienbasierter Kontakt mit Katastrophenereignissen, die den Verlust von menschlichem Leben mit sich bringen, ist assoziiert mit PTBS-Symptomen und anderen Angststörungssymptomen. Relevante Symptome sind selbst bei Kindern und Jugendlichen, die mehrere hundert Kilometer von der Katastrophenstelle entfernt waren, zu beobachten. Es ist jedoch schwierig, den kausalen Zusammenhang zwischen medienbasiertem Kontakt mit Terrorismus und relevanten Symptomen ausschließlich auf Basis von korrelativen Studien zu ermitteln.

5.2.3 Psychische Auswirkungen der 9/11-Terrorattacke in New York City

In einer Untersuchung mit Kindern und Jugendlichen in New York City, deren psychische Symptome erstmal bereits vor der 9/11-Terrorattacke erfasst wurden, konnten Aber und Kollegen die psychologischen Auswirkungen von proximalem (direkten) sowie medienbasiertem Kontakt mit Terrorismus in einem Längsschnittdesign untersuchen (Aber et al. 2004). Demnach berichteten drei Viertel der Kinder und Jugendlichen in der Studienstichprobe, in der einen oder anderen Weise direkt mit der 9/11-Terrorattacke konfrontiert gewesen zu sein. 80 % der Stichprobe berichteten auch eine Menge Konfrontation mit zumindest einer Art von Medienberichterstattung (z. B. TV oder Radio). Aber et al. (2004) verglichen die Auswirkungen der 9/11-Terrorattacke auch mit den Auswirkungen von Konfrontation mit anderen Formen von Gewalt in der Nachbarschaft. Die Ergebnisse zeigen, dass infolge von direkter Konfrontation mit der 9/11-Terrorattacke zwar keine relevante Verschlechterung im psychischen Gesundheitszustand, aber eine Verschlechterung im Ausmaß an sozialem Mistrauen festzustellen war. Infolge von direkter Konfrontation mit anderen Formen von Gewalt in der Nachbarschaft war eine Verschlechterung der psychischen Symptome zu beobachten, insbesondere depressive Symptome, Angststörungssymptome, Verhaltensprobleme und PTBS-Symptome. Auch infolge von Konfrontation mit Medienberichterstattung über die 9/11-Terrorattacke war eine Zunahme an psychischen Symptomen, insbesondere Angststörungssymptomen und PTBS-Symptomen, nachzuweisen.

5.2.4 Ein besonders gravierender Fall von Terrorismus: die Geiselnahme von Beslan

Ein besonders gravierender Fall von Konfrontation mit Terrorismus war die Geiselnahme von Beslan (Russland) im Jahr 2004. Eine Schule wurde 3 Tage lang von Terroristen belagert, dabei wurden 1100 Geiseln (777 davon Schulkinder) in der Schule festgehalten. Am dritten Tag der Belagerung stürmten Sicherheitskräfte das Schulgebäude, und 334 Geiseln (186 Kinder) wurden dabei getötet. Beinahe die gesamte Gemeinschaft/Gemeinde in Beslan war direkt oder indirekt von dem katastrophalen Ereignis betroffen. Moscardino et al. (2008) untersuchten 18 Monate nach der Terrorattacke die psychische Gesundheit von 171 14- bis 17-jährigen Kindern aus Beslan. 71 der Kinder hatten direkten Kontakt mit dem Terroranschlag (d. h., waren in der belagerten Schule), 100 waren indirekt mit der Terrorattacke konfrontiert. Die Ergebnisse zeigen ein klinisch relevantes Ausmaß an psychischen Symptomen und emotionalen und Verhaltensproblemen bei direkt sowie indirekt konfrontierten Kindern. Eine weitere Studie untersuchte die Auswirkung auf die psychische Entwicklung, insbesondere in den Bereichen Aufmerksamkeit, Gedächtnis und räumlich-visuelles Denken (Scrimin et al. 2009). Scrimin und Kollegen untersuchten 203 Kinder, die direkt oder indirekt von der terroristischen Geiselnahme betroffen waren, und zum Vergleich eine Kontrollgruppe von 100 Kindern, die nicht mit dem Ereignis konfrontiert waren. Die Kinder in der Studienstichprobe waren zwischen 8 und 16 Jahre alt (M = 11,9 Jahre). Von den 203 mit der Terrorattacke konfrontierten Kindern waren 101 Kinder in der belagerten Schule, 102 Kinder waren nicht in der belagerten Schule. Die Ergebnisse zeigen, dass die direkte und indirekte Konfrontation mit dem Terroranschlag mit einer schlechteren Aufmerksamkeits- und Gedächtnisleistung assoziiert ist. Außerdem zeigen die Ergebnisse einen Zusammenhang zwischen dem Verlust eines Familienmitglieds im Zuge des Terroranschlags und einer schlechteren Gedächtnisleistung und schlechteren Leistung im räumlichen-visuellen Denken.

5.3 Fluchttrauma

Als **Flüchtling** wird eine Person bezeichnet, die aus Furcht vor Verfolgung aufgrund ihrer ethnischen Herkunft, Religion, Nationalität, Mitgliedschaft in einer bestimmten sozialen

Gruppe oder bestimmten politischen Meinung aus ihrer Heimat flieht. Als **Asylsuchender** wird eine Person bezeichnet, deren Flüchtlingsstatus noch nicht gewährt wurde. Als **intern vertriebene Person** wird eine Person bezeichnet, die von ihrem gewohnten Wohnort vertrieben wurde, jedoch innerhalb ihres Heimatlandes (Merriam-Webster 2017). Die Flucht ist dabei häufig eine unmittelbare Folge von Krieg. Laut UNHCR-Bericht (2014) flüchten pro Tag ca. 42.500 Menschen vor Krieg und Verfolgung, wobei diese Zahl im Beobachtungszeitraum von 2000 bis 2014 kontinuierlich angestiegen ist. Zum Vergleich flüchtenden im Jahr 2000 ca. 10.900 Personen pro Tag, d. h., die Zahl der Menschen auf der Flucht hat sich in diesen 14 Jahren beinahe vervierfacht. Die Gesamtzahl der Flüchtlinge weltweit wird in diesem Bericht auf 60 Millionen Menschen geschätzt. Mehr als die Hälfte der Flüchtlinge (62 %) kommt aus Syrien, Afghanistan, Somalia und Sudan. Etwa ein Drittel der Flüchtlinge (30 %) flüchtet in die Türkei, nach Pakistan oder in den Libanon. Die Hälfte der Flüchtlinge, ca. 30 Millionen, sind Kinder und kommen aus Afrika. Viele davon sind sogenannte unbegleitete minderjährige Flüchtlinge. Zwischen 1993 und 2003 wurden geschätzte 1 Million Kinder aufgrund von Kriegen zu Waisen, und 20 Millionen Kinder wurden in Flüchtlingscamps untergebracht (Williams 2007). Unbegleitete minderjährige Flüchtlinge müssen sich im Justizsystem ohne Repräsentation durch Erwachsene zurechtfinden und werden leider vielfach in Jugendstrafvollzugsanstalten oder Gefängnissen untergebracht.

Im Zusammenhang mit Flucht kann es zu unterschiedlichen und mehrfachen potenziell traumatischen Erlebnissen kommen. Es kann bereits vor der Flucht zu traumatischen Erlebnissen kommen, wie z. B. zu Verfolgung oder Gefechten. Während der Flucht kann es mehrfach zu traumatischen Ereignissen kommen, wie z. B. lebensbedrohliche Situationen, Gefahr zu verdursten oder zu verhungern. Auch nach erfolgreicher Flucht kann es im Zusammenhang mit der Umsiedlung und Akkulturation im Gastland zu potenziell traumatischen Erlebnissen kommen. Bezüglich der Prävalenz von ernsthaften psychischen Erkrankungen bei Flüchtlingen gibt es große Schwankungen: bis zu 86 % leiden an einer depressiven Störung, 77 % an einer Angststörung und 50 % an einer PTBS (Fazel et al. 2005; Robjant et al. 2009). Unterschiede in der Methodik und Stichprobenzusammensetzung der Untersuchungen werden als mögliche Erklärung für die Schwankungen genannt.

5.4   Untersuchung mit Flüchtlingskindern aus Osteuropa

In einer Studie von Sprung und Kollegen wurde die psychische Gesundheit und psychologische Entwicklung von jungen Flüchtlingskindern aus Osteuropa untersucht (Sprung et al. 2006[1]). Die Stichprobe umfasst 42 Kinder (20 männlich, 22 weiblich) im Alter zwischen 33 und 78 Monaten, die zwischen 2006 und 2007 einen integrativen Kindergarten in Westösterreich besuchten. Von diesen Kindern waren 9 Flüchtlingskinder (mit aktivem Asylansuchen), 12 waren einheimische österreichische Kinder, und 21 waren Kinder mit Migrationshintergrund. Eine Stichprobenbeschreibung ist in ◘ Tab. 5.1 dargestellt. Mit entsprechenden Erhebungsmethoden wurden relevante Bereiche der sozialen, kognitiven und emotionalen Entwicklung sowie emotionale und Verhaltensprobleme erfasst.

---

1   Sprung M, Exenberger S, Sprung D (2006) Sprachliche, kognitive, soziale und emotionale Fähigkeiten und psychische Auffälligkeiten bei Flüchtlingskindern, anderen Kindern mit Migrationshintergrund und österreichischen Kindern. Unveröffentlichte Studie, Universität Innsbruck

◘ Tab. 5.1 Stichprobenbeschreibung [Anzahl (Prozent)]

		Flüchtlings-kinder	Österreichische Kinder	Migrations-hintergrund
N		9	12	21
Alter (in Monaten)	M (SD)	66,8 (8,7)	52,8 (12,6)	56,1 (10,9)
Geschlecht	männlich	5 (56 %)	3 (25 %)	12 (57 %)
	weiblich	4 (44 %)	9 (75 %)	9 (43 %)
Muttersprache	Deutsch	–	12 (100 %)	–
	andere	9 (100 %)	–	21 (100 %)
Herkunftsland	Armenien	3 (33 %)	–	–
	Bosnien	–	–	3 (14 %)
	Ghana	–	–	1 (5 %)
	Guinea	1 (11 %)	–	–
	Kroatien	–	–	1 (5 %)
	Österreich	–	12 (100 %)	1 (5 %)
	Russland	3 (33 %)	–	–
	Serbien	1 (11 %)	–	–
	Tschetschenien	1 (11 %)	–	–
	Türkei	–	–	15 (71 %)
Wöchentliche Zeit im Kindergarten	Halbtags	8 (89 %)	7 (58 %)	9 (43 %)
	Ganztags	1 (11 %)	5 (41,7 %)	12 (57 %)

5.4.1 Soziale Entwicklung

Relevante Aspekte der sozialen Entwicklung wurden indirekt anhand eines Soziogramms ermittelt (Coie et al. 1982). Alle Kinder wurden gebeten, anhand von Fotografien anzugeben, mit welchen Klassenkameraden sie am liebsten spielen und mit welchen am wenigsten. Anhand der Angaben der Kinder wurde später für alle Kinder ein entsprechender «Like Most score (LM)» (= beliebt) und «Like Least score (LL)» (= wenig beliebt) sowie ein Wert für die soziale Präferenz («social preference» = LM – LL) und ein Wert für den sozialen Einfluss («social impact» = LM + LL) berechnet. Die Ergebnisse sind in ◘ Abb. 5.1 dargestellt und zeigen, dass Flüchtlingskinder insgesamt weniger beliebt waren als andere Kinder. Österreichische Kinder waren insgesamt am beliebtesten, mit dem höchsten positiven «social preference score» und dem größten positiven sozialen Einfluss («social impact»). Flüchtlingskinder und Kinder mit Migrationshintergrund waren vergleichsweise weniger beliebt, mit negativen sozialen Präferenzwerten. Flüchtlingskinder hatten außerdem den geringsten sozialen Einfluss, mit durchschnittlich negativen «social impact scores». Mehr oder weniger gute soziale Fertigkeiten und emotionale und Verhaltenspro-

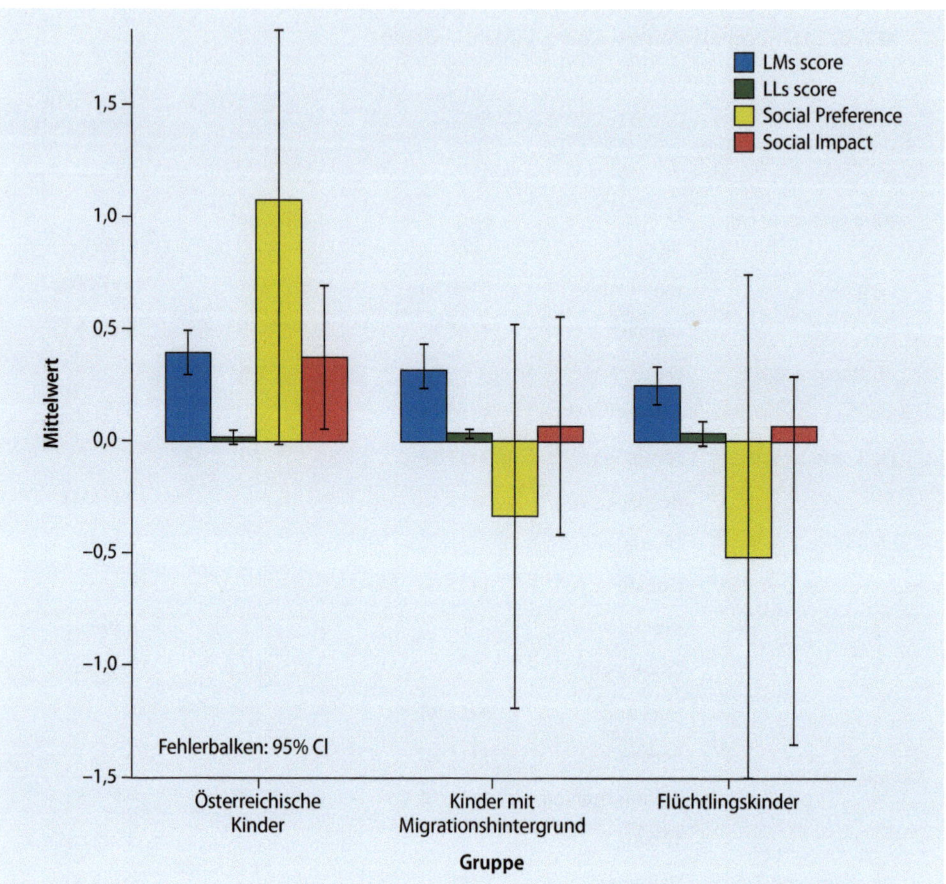

Abb. 5.1   Soziogramm. LM = mit dem/der spiel ich am liebsten, LL = mit dem/der spiel ich am wenigsten

bleme sind möglicherweise eine Erklärung für die relative Unbeliebtheit und den geringen sozialen Einfluss der Flüchtlingskinder.

5.4.2 Sprachlich-kognitive Entwicklung

Zur Einschätzung der sprachlich-kognitiven Entwicklung der Kinder wurde neben dem chronologischen Alter (in Monaten) auch das verbale mentale Alter ermittelt. Hierfür wurden alle Kinder mit dem Peabody Picture Vocabulary Test (PPVT) getestet (Dunn und Dunn 1997), anhand der Ergebnisse wurde dann das verbale mentale Alter ermittelt. Das chronologische Alter und das verbale mentale Alter (in Monaten) sind in **Abb. 5.2** dargestellt. Während das verbale mentale Alter österreichischer Kinder mehr oder weniger ihrem chronologischen Alter entspricht, ist das verbale mentale Alter der Flüchtlingskinder und der Kinder mit Migrationshintergrund deutlich niedriger als ihr chronologisches Alter. Der größte Unterschied zwischen chronologischem und verbalem mentalem Alter sowie das insgesamt niedrigste verbale mentale Alter waren bei Flüchtlingskindern zu beobachten. Diese Ergebnisse sind aber teilweise auch auf mangelnde Deutschkenntnisse zurückzuführen.

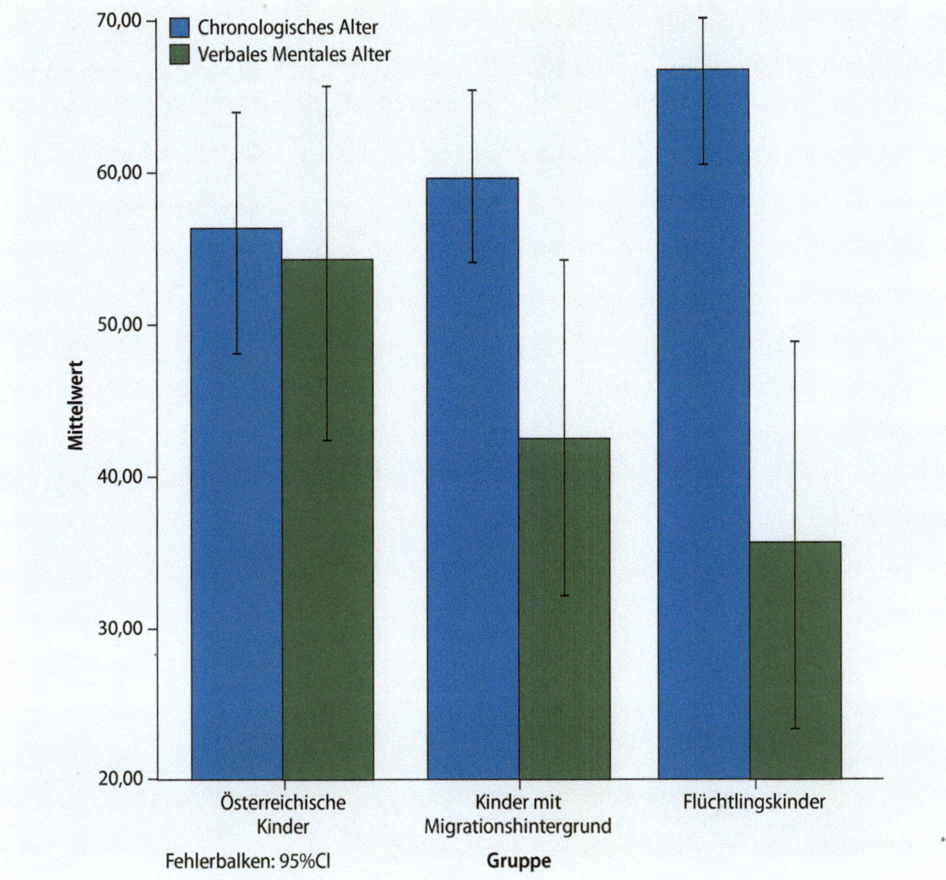

◘ Abb. 5.2   Sprachlich-kognitive Entwicklung (chronologisches und verbales mentales Alter)

5.4.3 **Kognitive Entwicklung: exekutive Funktion**

Neben den sprachlich-kognitiven Fähigkeiten wurden auch die exekutiven Funktionsfähigkeiten mit einem entsprechenden Testverfahren (zum Belohnungsaufschub) ermittelt. Im «delay of gratification»- oder «Marshmallow»-Test wird ein Marshmallow auf den Tisch vor das Kind platziert und gesagt, dass wenn das Kind den Marshmallow nicht sofort isst, sondern eine gewisse Zeit wartet, es zur Belohnung am Ende einen weiteren Marshmallow bekommt (Mischel et al. 1989; Moore und Symons 2005). In ◘ Abb. 5.3 sind die Ergebnisse des «delay of gratification test» dargestellt. Leider konnte aus zeitlichen Gründen nur ein Teil der Kinder getestet werden (8 Flüchtlingskinder, 8 Kinder mit Migrationshintergrund und 6 österreichische Kinder). Die Ergebnisse zeigen interessanterweise, dass Flüchtlingskinder und Kinder mit Migrationshintergrund eher als österreichische Kinder fähig bzw. bereit waren, die geforderte Zeit zu warten. 88 % der Kinder mit Migrationshintergrund, 75 % der Flüchtlingskinder und 67 % der österreichischen Kinder warteten die gesamte geforderte Zeit. Diesen Ergebnissen zufolge waren die exekutiven Funktionsfähigkeiten der Flüchtlingskinder vergleichbar mit denen von Kindern mit Migrationshintergrund und sogar etwas besser als die von österreichischen Kindern.

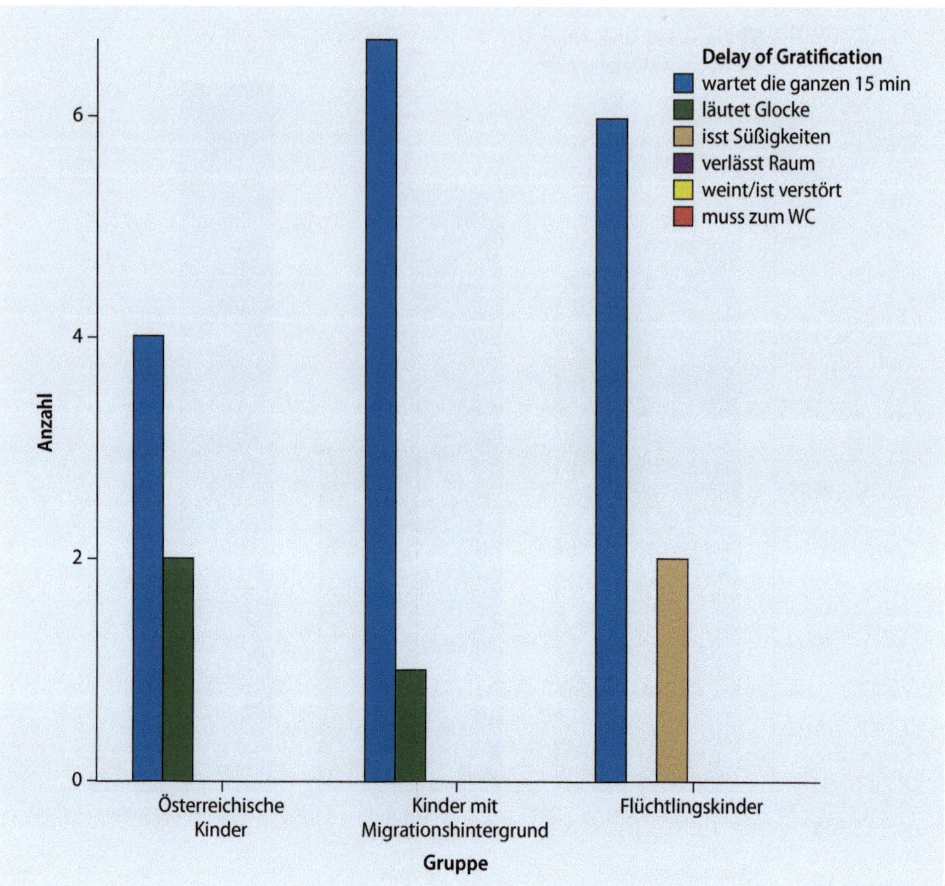

▣ Abb. 5.3   Exekutive Funktion (Belohnungsaufschub, «delay of gratification»)

5.4.4 Sozial-kognitive und emotionale Entwicklung

Die sozial-kognitiven und emotionalen Fähigkeiten der Kinder wurden mittels Beobachtung und Bewertung einer strukturierten Spielsituation ermittelt. Hierfür wurde den Kindern in Kleingruppen eine bestimmte Auswahl an Spielmaterialien (d. h., verschiedenen Kostüme bzw. Verkleidungssachen wie z. B. ein Arztkittel, Feuerwehruniform, Kochschürze etc.) angeboten. Die Kinder wurden dann aufgefordert, mit den Sachen zusammen zu spielen. Während des Spielens wurden sie beobachtet, und ihr Spielverhalten, ihre sprachlichen Äußerungen mit Bezug auf mentale Zustände wie. z. B. Wünsche, Absichten, Überzeugungen («internal state talk»), ihre Theory of Mind («active and interactive sociability») sowie antisoziales Verhalten wurden mit einem entsprechenden Ratingverfahren bewertet (Frith et al. 1994; Hughes et al. 2006). Die Ergebnisse sind in ▣ Abb. 5.4 dargestellt. Die sozial-kognitiven und emotionalen Fähigkeiten der Flüchtlingskinder und der Kinder mit Migrationshintergrund waren insgesamt etwas schlechter als die von österreichischen Kindern. Unterschiede zwischen den Gruppen waren insbesondere in der Häufigkeit von wechselseitigem Spiel («reciprocal play»), der Häufigkeit von Äußerungen mit Bezug auf

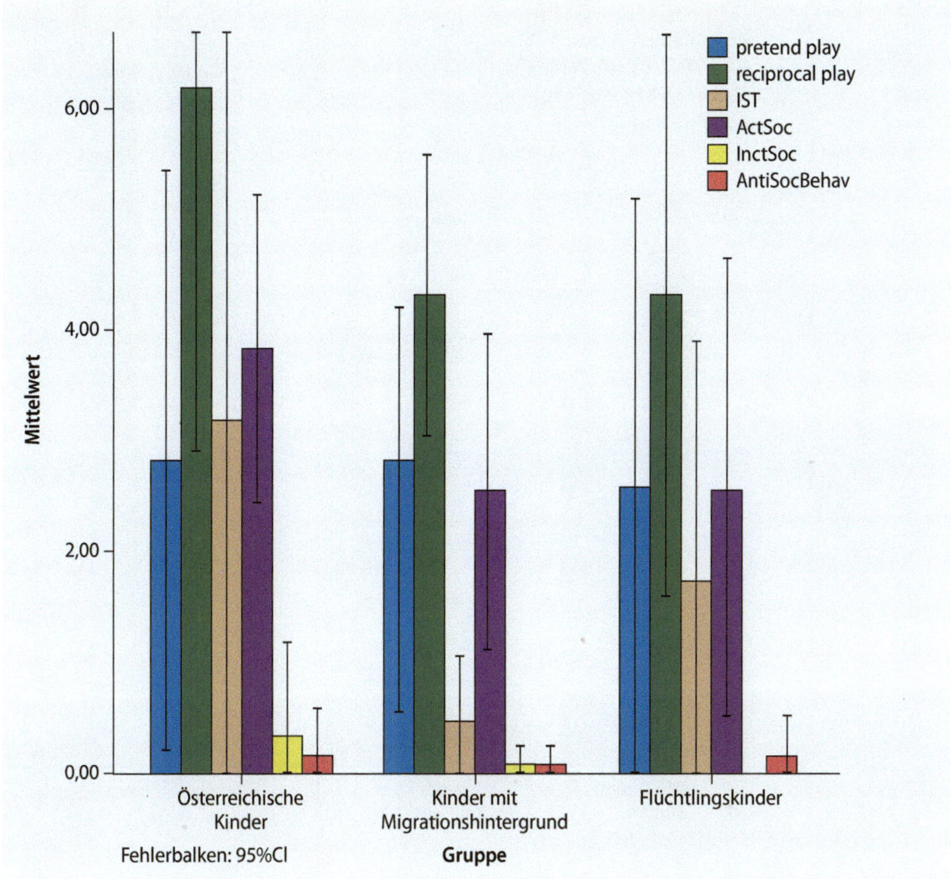

◘ Abb. 5.4   Sozial-kognitive und emotionale Fähigkeiten (Spielverhalten, «internal state talk», Theory of Mind und antisoziales Verhalten)

mentale Zustände (IST = «internal state talk») und in den Theory-of-Mind-Fähigkeiten (ActSoc = «active sociability») zu beobachten. Wechselseitiges Spiel und Äußerungen mit Bezug auf mentale Zustände waren demnach bei Flüchtlingskindern und Kindern mit Migrationshintergrund weniger häufig, und ihre Theory-of-Mind-Fähigkeiten (ActSoc) waren weniger gut entwickelt. Keine Unterschiede waren in der Häufigkeit antisozialer Verhaltensweisen festzustellen, diese waren insgesamt nur sehr selten zu beobachten.

5.4.5 Emotionale- und Verhaltensprobleme

Emotionale und Verhaltensprobleme wurden mittels dem Fragebogen für Erzieherinnen von Klein- und Vorschulkindern («Caregiver-Teacher Report Form, C-TRF») erhoben (Achenbach 2000). Die Kindergartenpädagoginnen beurteilten die Kinder in Bezug auf folgende sechs Problembereiche: emotionale Reaktivität (I), ängstlich/depressiv (II), körperliche Beschwerden (III), sozialer Rückzug (IV), Aufmerksamkeitsprobleme (V) und aggressives Verhalten (VI). Zur Auswertung können folgende drei übergeordnete Skalen

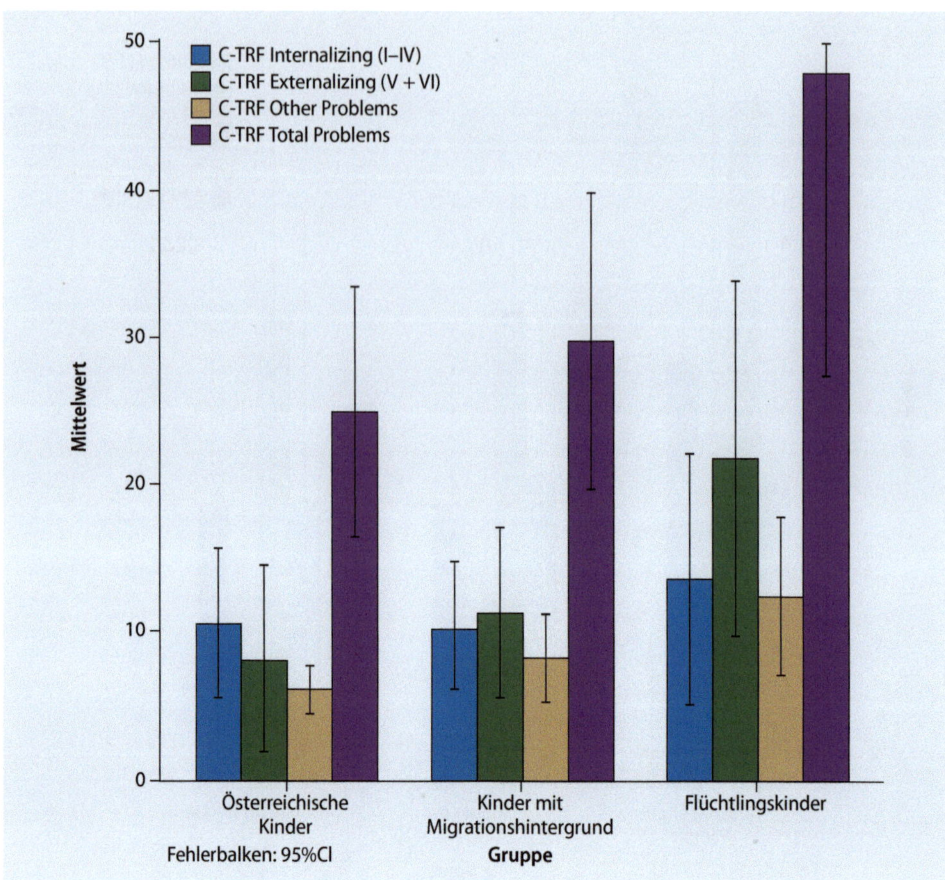

Abb. 5.5 Emotionale und Verhaltensprobleme (C-TRF)

bzw. globale Problembereiche gebildet werden: internalisierende Auffälligkeiten («internalizing») (I-IV), externalisierende Auffälligkeiten («externalizing») (V+IV) und Gesamtauffälligkeiten («total problems»). Außerdem gibt es eine zusätzliche Skala anderer Probleme («other problems») für alle Probleme, die nicht als internalisierende oder externalisierende Auffälligkeiten bewertet werden. Die Ergebnisse sind in ☐ Abb. 5.5 dargestellt. Flüchtlingskinder zeigen demnach insgesamt deutlich mehr Auffälligkeiten als Kinder mit Migrationshintergrund und österreichische Kinder. Dies zeigt sich insbesondere auch im Bereich «externalisierende Auffälligkeiten». Zwischen Kindern mit Migrationshintergrund und österreichischen Kindern waren in Bezug auf emotionale und Verhaltensprobleme kaum Unterschiede festzustellen.

5.4.6 Zusammenhang zwischen sprachlichen, kognitiven, sozialen und emotionalen Fähigkeiten und emotionalen und Verhaltensproblemen

In relevanten früheren Untersuchungen wurden Zusammenhänge zwischen sprachlichen, kognitiven, sozialen und emotionalen Fähigkeiten und emotionalen und Verhaltensproblemen berichtet (z. B. Aber et al. 1998; Astington und Baird 2005; Bosacki und Astington 1999; Eisenberg et al. 2001; Rieffe und De Rooij 2012). Diese Zusammenhänge wurden auch für die Studienstichprobe mit entsprechenden Korrelationsanalysen untersucht. Die Ergebnisse der Korrelationsanalysen sind in ◘ Tab. 5.2 dargestellt (Pearson-Korrelations-koeffizient). Die Ergebnisse zeigen einerseits einen positiven Zusammenhang zwischen sprachlich-kognitiven Fähigkeiten und sozialer Beliebtheit, Präferenz und Einfluss. Ande-rerseits zeigen die Ergebnisse einen negativen Zusammenhang zwischen externalisierenden Auffälligkeiten und sozialer Beliebtheit und Präferenz. Außerdem zeigen die Ergebnisse einen positiven Zusammenhang zwischen wechselseitigem Spiel («reciprocal play») und sozialer Beliebtheit und Präferenz. Demnach sind Kinder mit besseren sprachlich-kogniti-ven Fähigkeiten und Kinder, die häufiger an wechselseitigem Spiel teilnehmen, bei ihren Klassenkameraden beliebter und haben größeren sozialen Einfluss. Kinder mit externali-sierenden Auffälligkeiten hingegen sind weniger beliebt.

5.4.7 Zusammenfassung der Ergebnisse

Die Ergebnisse der Untersuchung zeigen, dass Flüchtlingskinder im Vergleich zu anderen Kindern mit Migrationshintergrund und österreichischen Kindern in ihrer sozialen, sprachlich-kognitiven und sozial-kognitiven und emotionalen Entwicklung beeinträchtigt sind. Die Flüchtlingskinder in der Untersuchung zeigten vor allem Defizite im Bereich der sozial-kognitiven und emotionalen Fertigkeiten. Bei Flüchtlingskindern waren auch mehr emotionale und Verhaltensprobleme festzustellen, welche vermutlich auch durch Defizite in der sozial-kognitiven und emotionalen Entwicklung verstärkt werden. Flüchtlingskin-der sollten daher mit entsprechenden Förderprogrammen zur Verbesserung sozialer, sprachlich-kognitiver, sozial-kognitiver und emotionaler Fähigkeiten gefördert werden. Derartige Förderprogramme können auch zur Prävention von emotionalen und Verhal-tensproblemen beitragen.

5.5 Förderung der sozialen, kognitiven und emotionalen Entwicklung und Prävention von emotionalen und Verhaltensproblemen bei Flüchtlingskindern

Aufbauend auf relevanten Befunden in der Literatur (z. B. Denham und Burton 2003) und auf den Ergebnissen der Untersuchung mit Flüchtlingskindern aus Osteuropa (► Ab-schn. 5.4) lassen sich zumindest vier relevante Bereiche identifizieren, die für eine Ent-wicklungsförderung und mögliche Prävention von emotionalen und Verhaltensproblemen bei Flüchtlingskindern relevant sind. Diese vier Bereiche sind:

- Bindungsverhalten,
- Kommunikation und Interaktion,
- Reflexionsfähigkeit und Selbstkontrolle sowie
- Emotionsverständnis und Emotionskontrolle.

□ Tab. 5.2 Zusammenhang zwischen sprachlichen, kognitiven, sozialen und emotionalen Fähigkeiten und emotionalen und Verhaltensproblemen

| | Gr. | Ges. | Sprachlich-kognitive Fähigkeiten | | | Auffälligkeiten | | | |
			Spr.	CA	VMA	INT	EXT	Andere	Gesamt
Gr.	-	-.23	.84**	.40**	-.38*	.13	.39*	.40*	.39*
Ges.		-	-.29	-.05	-.13	.13	-.61**	-.34*	-.41**
Spr.			-	.25	-35*	.04	.24	.28	.23
CA				-	.43*	.08	.02	.22	.11
VMA					-	-.06	-.26	-.09	-.20
INT						-	.13	.69**	.65**
EXT							-	.66**	.83**
Andere								-	.94**
Gesamt									-
LM									
LL									
Präf.									
Einfl.									
DoG									
Pret.									
Recip.									
IST									
ActSoc									
InctSoc									
AntiSoc									

** $p < 0.01$, * $p < 0.05$ (2-seitig signifikant)
Gr. = Gruppe, Ges. = Geschlecht, Spr. = Muttersprache, CA = chronologisches Alter, VMA = verbales mentales Alter, INT = internalisierende Auffälligkeiten (C-TRF), EXT = externalisierende Auffälligkeiten (C-TRF), Andere = andere Auffälligkeiten (C-TRF), Gesamt = Auffälligkeiten Gesamt (C-TRF), LM = Like Most score, LL = Like Least Score, Präf.= soziale Präferenz, Einfl. = sozialer Einfluss, EF = exekutive Funktionsfähigkeiten, DoG = delay of gratification (Belohnungsaufschub), Pret. = pretence play (Tun-als-ob-Spiel), Recip. = reciprocal play (wechselseitiges Spiel), IST = internal state talk, ActSoc = active sociability, InctSoc = interactive sociability, AntiSoc = antisoziales Verhalten

Soziogramm				EF	Sozial-kognitive und emotionale Fähigkeiten					
LM	LL	Präf.	Einfl.	DoG	Pret.	Recip.	IST	ActSoc	InctSoc	AntiSoc
-.36*	.09	-.34*	-.35*	.12	-.03	-.23	-.18	-.21	-.27	-.02
.24	-.25	.28	-.06	-.07	-.23	.11	.08	-.21	.23	-.18
-.30	-14	-.38*	-.25	-.02	-.06	-.30	-.38*	-.26	-.28	-.09
.34*	-.32	.31	.06	.20	.12	.51**	.31	-.02	.02	.32
.39*	-.16	.44**	.39*	-.13	.29	.49**	.40**	.01	.33	.37*
-.06	-.04	.11	-.03	.10	-.15	-.07	-07	.02	.07	-.31
-45**	.36*	-.47**	-.13	.06	.18	-.09	.10	.38	-.23	-0.2
-.29	.18	-.25	-.13	.12	.11	-.15	.02	.15	-.16	-.14
-.37*	.25	-.31	-.13	.10	.08	-.13	.09	.28	-.15	-.16
-	-.58**	.79**	.44**	-.25	.17	.51**	.04	-.15	.14	.04
	-	-.77**	.37*	-.18	.15	-.31	-.07	-.06	-.15	.04
		-	.00	.07	-.02	.44**	.32	-.07	.23	.19
			-	-.33	.32	.25	.13	-.22	.05	.20
				-	-.30	-.12	.37	-.04	.12	.03
					-	.08	-.17	-.11	-.12	.02
						-	.26	.30	.27	-.01
							-	.11	.03	.47**
								-	.06	-.26
									-	-.10
										-

5.5.1 Förderung von sicherem Bindungsverhalten

Für ein entwicklungsförderndes Bindungsverhaltens ist vor allem die Verfügbarkeit und sichere Bindung zur Bezugsperson wichtig (Fonagy et al. 2004). Dies ist bei Flüchtlingskindern besonders relevant, da es im Zuge der Flucht häufig zu traumatischen Erlebnissen und möglicherweise Verlust des Basisvertrauens in die Bezugsperson gekommen ist (da diese sie nicht vor den traumatischen Ereignissen beschützen konnte). Auch die kulturelle Anpassung im Gastland bedeutet für viele Kinder weiteren Stress, da aufgrund kultureller Unterschiede vielfach keine Rückkehr zur Normalität und zu bekannten Gewohnheiten, Ritualen und Routinen möglich ist. Familiäre Routinen und Rituale sind jedoch ein wichtiger Kontext für eine gesunde Entwicklung (Spagnola und Fiese 2007) und sollten daher auch bei der Entwicklungsförderung von Flüchtlingskindern berücksichtigt werden.

5.5.2 Förderung von Kommunikation und Interaktion

Die Entwicklung von Kompetenzen in den Bereichen Kommunikation und Interaktion, insbesondere auch die Sprachentwicklung, ist eine zentrale Entwicklungsaufgabe im Vorschulalter. Die Entwicklung sprachlicher Fähigkeiten ist auch eng verbunden mit sozial-kognitiven und interaktiven Fertigkeiten (Astington und Baird 2005). Flüchtlingskinder im Vorschulalter sind in diesem Bereich besonders gefordert, da sie nicht nur kommunikative und interaktive Fertigkeiten in ihrer Muttersprache, sondern auch in der Sprache des Gastlands entwickeln müssen. Zahlreiche Untersuchungen bestätigen bereits, dass durch die Förderung kommunikativer und interaktiver Fähigkeiten, z. B. Kommunikation von Bedürfnissen, eine Abnahme von (körperlicher) Aggression erreicht werden kann (z. B. Aber et al. 1998). Eine Förderung im Bereich der Kommunikation und Interaktion einschließlich sprachlicher Fähigkeiten sollte daher auch ein zentraler Baustein bei der Entwicklungsförderung und Prävention von Verhaltensauffälligkeiten von Flüchtlingskindern sein.

5.5.3 Förderung von Reflexionsfähigkeit und Selbstkontrolle

Auch die Entwicklung von Reflexionsfähigkeit (Theory of Mind) und Selbstkontrolle (exekutive Funktion) ist eine zentrale Entwicklungsaufgabe im Vorschulalter (z. B. Harris 2006). Wie unter anderem auch die Ergebnisse der Untersuchung mit Flüchtlingskindern aus Osteuropa (▶ Abschn. 5.4) gezeigt haben, können Flüchtlingskinder in diesen Bereichen Schwächen aufweisen. Es sollten daher auch Fähigkeiten in diesem Bereich gefördert werden, beispielsweise das Bewusstsein (Wahrnehmung und Verständnis), dass es unterschiedliche Perspektiven gibt, und die Fähigkeit, sich in andere hineinzuversetzen (inkl. Empathiefähigkeit). Eine Reihe von effektiven Trainingsprogrammen zur Förderung der Theory-of-Mind-Fähigkeiten (Hofmann et al. 2016) und exekutiven Funktionsfähigkeit (Diamond und Lee 2011) stehen hierfür zur Verfügung. Da Kindern mit eingeschränktem Bewusstsein von mentalen Zuständen und Prozessen (Theory of Mind) auch Schwierigkeiten haben, ihre internalisierenden Symptome wie zum Beispiel intrusive Gedanken zu berichten (Sprung 2008, 2017; Sprung und Harris 2010), kann eine Förderung der Theory-of-Mind-Fähigkeit auch für die Diagnose relevanter psychischer Störungen wie beispielsweise PTBS hilfreich sein.

5.5.4 Förderung von Emotionsverständnis und Emotionskontrolle

Eine weitere wichtige Entwicklungsaufgabe im Vorschulalter ist die Entwicklung von Emotionsverständnis und Emotionskontrolle, wie z. B. das Erkennen und Unterscheiden von verschiedenen Emotionen, die Wahrnehmung eigener Gefühle und Gefühle anderer und die Regulierung negativer Emotionen (z. B. Harris 1989, 2008). Ein gutes Emotionsverständnis und eine gute Emotionskontrolle sind förderlich für die psychische Gesundheit, d. h., weniger Symptome von Angst, Depression und anderen emotionalen Problemen (Rieffe und De Rooij 2012). Außerdem sind sie assoziiert mit sozialen Kompetenzen (Bosacki und Astington 1999) und Lernerfolg (Pons et al. 2002). Da, wie auch die Ergebnisse der Untersuchung mit Flüchtlingskindern aus Osteuropa gezeigt haben, viele Flüchtlingskinder an emotionalen Problemen leiden und Schwächen in ihren sozialen Kompetenzen aufweisen, sollten auch Emotionsverständnis und Emotionskontrolle von Flüchtlingskindern gefördert werden. Hierfür sind bereits mehrere wirksame Förderprogramme verfügbar (Sprung et al. 2015).

Literatur

Aber JL, Gershoff ET, Ware A, Kotler JA (2004) Estimating the effects of September 11th and other forms of violence on the mental health and social development of New York City's youth: A matter of context. Applied Developmental Science 8(3): 111–129

Aber JL, Jones SM, Brown JL, Chaudry N, Samples F (1998) Resolving conflict creatively: Evaluating the developmental effects of a school-based violence prevention program in neighborhood and classroom context. Development and Psychopathology 10: 187–213

Achenbach TM (2000) Caregiver-Teacher Report Form for Ages 1 ½ -5: Deutsche Fassung. University of Vermont Research Center for Children Youth Families. Burlington, VT

Allwood MA, Bell-Dolan D, Husain SA (2002) Children's trauma and adjustment reactions to violent and nonviolent war experiences. Journal of the American Academy of Child Adolescent Psychiatry 41(4): 450–457

Astington JW, Baird JA (Eds.) (2005) Why language matters for theory of mind. University Press, Oxford

Barenbaum J, Ruchkin V, Schwab-Stone M (2004) The psychosocial aspects of children exposed to war: practice and policy initiatives. Journal of Child Psychology and Psychiatry 45(1): 41–62

Bodman F (1941) War conditions and the mental health of the child. British Medical Journal 2(4213): 486

Bosacki S, Astington JW (1999) Theory of mind in preadolescence: Relations between social understanding and social competence. Social Development 8(2): 237–255

Center for International Development and Conflict Management (2010). Peace and Conflict 2010. Executive Summary. https://cidcm.umd.edu/sites/cidcm.umd.edu/files/exec_sum_2010.pdf

Coie JD, Dodge KA, Coppotelli H (1982) Dimensions and types of social status: A cross-age perspective. Developmental Psychology 18(4): 557

Comer JS, Kendall PC (2007) Terrorism: The psychological impact on youth. Clinical Psychology: Science and Practice 14(3): 179–212

Derluyn I, Broekaert E, Schuyten G, De Temmerman E (2004) Post-traumatic stress in former Ugandan child soldiers. The Lancet 363(9412): 861–863

Diamond A, Lee K (2011) Interventions shown to aid executive function development in children 4 to 12 years old. Science 333(6045): 959–964

Dunn LM, Dunn LM (1997) PPVT-III: Peabody picture vocabulary test. American Guidance Service

Eisenberg N, Cumberland A, Spinrad TL, Fabes RA, Shepard SA, Reiser M, Guthrie IK (2001) The relations of regulation and emotionality to children's externalizing and internalizing problem behavior. Child development 72(4): 1112–1134

Fazel M, Wheeler J, Danesh J (2005) Prevalence of serious mental disorder in 7000 refugees resettled in western countries: a systematic review. The Lancet 365(9467): 1309–1314

Fonagy P, Gergely G, Jurist EL, Target M (2004) Affektregulierung, Mentalisierung und die Entwicklung des Selbst. Stuttgart: Klett-Cotta

Freud A, Burlingham D (1943) Children and war. Ernst Willard, New York

Frith U, Happé F, Siddons F (1994) Autism and theory of mind in everyday life. Social Development 3(2): 108–124

Garmezy N, Rutter M (1985) Acute reactions to stress. In: Rutter M, Hersov L (Eds) Child psychiatry: Modern approaches, 2nd edn. Blackwell, Oxford, pp 152–176

Gillespie RD (1942) Psychological Effects of War on Citizen and Soldier. The American Journal of the Medical Sciences 204(2): 286

Harris PL (1989) Children and emotion: The development of psychological understanding. Basil Blackwell, Oxford

Harris PL (2006) Social Cognition. In: Lerner WDRM (Ed) Handbook of Child Psychology, vol. 2. John Wiley Sons, Hoboken, NJ, pp 881–858

Harris PL (2008) Children's understanding of emotion. In: Lewis M, Haviland-Jones JM, Feldmann Barrett L (Eds) Handbook of emotions, 3rd ed. Guilford Press, New York, NY, pp 320–331

Hofmann SG, Doan SN, Sprung M, Wilson A, Ebesutani C, Andrews LA, Harris PL (2016) Training children's theory-of-mind: A meta-analysis of controlled studies. Cognition 150: 200–212

Hughes C, Fujisawa KK, Ensor, E, Lecce S, Marfleet R (2006) Cooperation and conversation about the mind: A study of individual differences in 2-year-olds and their siblings. British Journal of Developmental Psychology 24: 53–72

Keeley LH (1997) War before civilization: The myth of the peaceful savage. Oxford University Press, New York Oxford

Kuterovac-Jagodić G (2003) Posttraumatic stress symptoms in Croatian children exposed to war: A prospective study. Journal of Clinical Psychology 59(1): 9–25

Macksoud MS, Aber JL (1996) The war experiences and psychosocial development of children in Lebanon. Child Development 67(1): 70–88

Masinda MT, Muhesi M (2004) Trauma in children/adolescents: A special focus on third world countries. Journal of Child and Adolescent Mental Health 16(2): 69–76

McFarlane AC (2009) Military deployment: the impact on children and family adjustment and the need for care. Current Opinion in Psychiatry 22(4): 369–373

Merriam-Webster (2017) Merriam-Webster Online Dictionary. https://www.merriam-webster.com

Mischel W, Shoda Y, Rodriguez ML (1989) Delay of gratification in children. Science 244(4907): 933–938

Moore C, Symons D (2005) Attachment, theory of mind, and delay of gratification. In: Homer B D, Tamis-LeMonda C S (Eds) The development of social cognition and communication. Psychology Press, New York, NY, pp 181-204

Moscardino U, Scrimin S, Capello F, Altoè G, Axia G (2008) Psychological adjustment of adolescents 18 months after the terrorist attack in Beslan, Russia: A cross-sectional study. The Journal of Clinical Psychiatry 69 (5): 854–859

Netland M (2001) Assessment of exposure to political violence and other Potenzially traumatizing events. A critical review. Journal of Traumatic Stress 14(2): 311–326

Pfefferbaum B, Houston JB, Sherman MD, Melson AG (2011) Children of National Guard troops deployed in the global war on terrorism. Journal of Loss and Trauma 16(4): 291–305

Pons F, Harris PL, Doudin PA (2002) Teaching emotion understanding. European Journal of Psychology of Education 17(3): 293–304

Rieffe C, De Rooij M (2012) The longitudinal relationship between emotion awareness and internalising symptoms during late childhood. European Child Adolescent Psychiatry 21(6): 349–356

Robjant K, Hassan R, Katona C (2009) Mental health implications of detaining asylum seekers: systematic review. The British Journal of Psychiatry 194(4): 306–312

Rolfe Y, Lewin I (1982) The effects of the war environment on dream and sleep habits. In: Spielberger CD, Milgram NA (Eds) Stress and anxiety, vol. 8. Hemisphere, New York, pp 67–80

Sagi-Schwartz A, Van IJzendoorn MH, Grossmann KE, Joels T, Grossmann K, Scharf M, Alkalay S (2003) Attachment and traumatic stress in female Holocaust child survivors and their daughters. American Journal of Psychiatry 160(6): 1086–1092

Scrimin S, Moscardino U, Capello F, Axia G (2009) Attention and memory in school-age children surviving the terrorist attack in Beslan, Russia. Journal of Clinical Child Adolescent Psychology 38(3): 402–414

Shaw JA (2003) Children exposed to war/terrorism. Clinical child and family psychology review 6(4): 237–246

Spagnola M, Fiese BH (2007) Family routines and rituals: A context for development in the lives of young children. Infants young children 20(4): 284–299

Sprung M (2008) Unwanted intrusive thoughts and cognitive functioning in kindergarten and young elementary school-age children following Hurricane Katrina. Journal of Clinical Child and Adolescent Psychology 37: 575–587

Sprung M (2017) Die Rolle der kindlichen Theory of Mind für die Diagnose und Behandlung der PTBS. In: Riffer F, Kaiser E, Sprung M, Streibl L (Hrsg) Die Vielgestaltigkeit der Psychosomatik. Springer, Berlin, Heidelberg, S 169–188

Sprung M, Harris PL (2010) Intrusive thoughts and young children's knowledge about thinking following a natural disaster. Journal of Child Psychology and Psychiatry 51(10): 1115–1124

Sprung M, Münch HM, Harris PL, Ebesutani C, Hofmann SG (2015) Children's emotion understanding: A meta-analysis of training studies. Developmental Review 37: 41–65

UNHCR (2014) UNHCR Global Trends Report. http://www.unhcr.org/innovation/10-infographics-that-show-the-insane-scale-of-the-global-displacement-crisis/ und http://www.unhcr.org/556725e69.html#_ga=2.41502180.716839001.1500893839–679566170.1496723874

UNICEF (2010). Children and Armed Conflict. https://www.unicef.org/emergencies/index_childsoldiers.html

United Nations Annual Report (2009). Children and Armed Conflict. https://childrenandarmedconflict.un.org

Williams R (2007) The psychosocial consequences for children of mass violence, terrorism and disasters. International Review of Psychiatry 19(3): 263–277

Ziv A, Kruglanski AW, Shulman S (1974) Children's psychological reactions to wartime stress. Journal of Personality and Social Psychology 30(1): 24

Zuckerman-Bareli C (1982) The effect of border tension on the adjustment of kibbutzim and moshavim on the northern border of Israel: A path analysis. Series in Clinical Community Psychology: Stress Anxiety 8: 81–91

Versorgung und Betreuung von traumatisierten Menschen

Inhaltsverzeichnis

Psychosoziale Betreuung von traumatisierten Flüchtlingen – Balanceakt zwischen extremem posttraumatischem Leid und akuten Belastungen

Barbara Preitler

© Springer-Verlag GmbH Deutschland, ein Teil von Springer Nature 2018
F. Riffer et al. (Hrsg.), *Das Fremde: Flucht – Trauma – Resilienz*
https://doi.org/10.1007/978-3-662-56619-0_6

6.1 Extreme Traumatisierungen durch Menschenrechtsverletzungen

«Wer der Folter erlag, kann nicht mehr heimisch werden in der Welt. Die Schmach der Vernichtung läßt sich nicht austilgen», schreibt Jean Amery (1988, S. 58) in seiner Reflexion über die erlittene Tortur durch die Gestapo und über das Konzentrationslager. Mich begleitet die Wucht, Verzweiflung und Ohnmacht dieser Sätze seit meinem Studium und damit auch durch die Jahrzehnte psychotherapeutischer Arbeit mit Flüchtlingen, die sehr oft Folter, Vergewaltigung, Kriegsgräuel erlitten haben.

Natürlich kommen die Sätze von Jean Amery aus einer Zeit, als Traumapsychotherapie noch in den Kinderschuhen steckte. Hätte er die Welt hoffnungsvoller gesehen, wenn er diese ihm angetane Schmach psychotherapeutisch bearbeiten hätte können? Ich wage kein Urteil. Der große Respekt vor der psychischen Verletzung bleibt, wenn wir auch in jeder einzelnen Psychotherapiesitzung mit Menschen, die gefoltert worden sind, gegen diese ungeheure Verletzung anzukämpfen versuchen. Unsere Arbeit ist getragen von der Hoffnung, dass die Vernichtung des Menschen nicht endgültig war, sondern der Triumph des Lebens und der Würde über der Destruktion von Menschenrechtsverletzungen steht.

Traumatherapie ist inzwischen eine anerkannte Form in der Psychotherapie und es gibt unzählige Ausbildungen und Publikationen dazu. Allerdings wird oft zu wenig differenziert. Das Wort «Trauma» bedeutet Wunde, Verletzung. Nehmen wir die Parallele zwischen körperlicher und seelischer Verletzung: Wenn in einem Unfallbericht von einem Schwerverletzten berichtet wird, weiß man relativ wenig. Hat der Mensch einen glatten Knochenbruch erlitten oder vielleicht multiple Knochenbrüche oder Schnittwunden, Verbrennungen, innere Verletzungen? Mit der Beschreibung «schwer verletzt» ist noch sehr wenig über den Zustand des Betroffenen gesagt.

Ähnlich verhält es sich bei psychisch verletzten – also traumatisierten – Personen. Es kann sich um eine einmalige, gut behandelbare Verletzung handeln oder um sehr komplexe Formen von sich oft wiederholenden Ereignissen und auch verschiedene Formen der psychischen Gewalteinwirkung handeln. Zusätzlich können akute traumatische Situationen die Diagnose und Behandlung massiv verkomplizieren.

6.2 Opfer oder Überlebende

Wer sich als Opfer erlebt, hat wenig Handlungsspielraum. Die Stigmatisierung, die durch die traumatischen Ereignisse eingetreten ist, scheint zentral und unüberwindbar. Opfer fühlen sich passiv, auf die Hilfe anderer angewiesen, und sie haben kaum Möglichkeiten, sich aus der Rolle zu befreien. Jahrelanges Verharren in der Rolle des Asylwerbers kann dies noch massiv verstärken.

Hingegen bietet das Konzept «Überlebender» eine ganz andere Sichtweise an. Ja, der betroffene Mensch wurde zum Opfer, aber diese Situationen, so schrecklich sie waren, wurden überlebt. Danach kann das Leben wieder aktiv in Angriff genommen und selbstbestimmt gestaltet werden. Die Traumatisierungen werden anerkannt, aber die Kraft und die Stärke des Überlebens auch.

6.3   Akute und posttraumatische Belastung von Flüchtlingen

Der Begriff «traumatisierte Flüchtlinge» umfasst eine heterogene Gruppe. Es sind Personen in unterschiedlichen sozialen und legalen Situationen, von fast rechtlosen und mittellosen Asylwerbern bis hin zu gesellschaftlich gut etablierten und situierten Menschen; von Analphabeten bis hin zu hoch gebildeten Akademikern. Sie kommen aus sehr unterschiedlichen soziokulturellen Hintergründen. Gemeinsam haben alle diese Menschen jedoch extreme traumatische Erfahrungen, die sie zum Verlassen ihrer Heimat gezwungen haben, ein Fluchtschicksal und das Ringen um die Ankunft im Asylland, der – hoffentlich – zweiten Heimat.

Sie haben viele bedrohliche und verstörende Situationen hinter sich: Formen der strukturellen Gewalt, Kriegssituationen, persönliche Verfolgung, Zeugenschaft, Flucht. Hans Keilson (1979) spricht von sequenzieller Traumatisierung: Es handelt sich nicht um eine singuläre traumatische Situation, an der die Betroffenen später, in der posttraumatischen Zeit leiden, sondern um viele einzelne bedrohliche Situationen, die sich zur traumatischen Sequenz verdichten. Und es ist noch immer nicht vorbei, wenn sie im Asylland angekommen sind.

In einer der größten Langzeitstudien über die Folgen von traumatischen Erlebnissen haben Hans Keilson und sein Team das Konzept der sequenziellen Traumatisierung entwickelt. Nicht nur die traumatischen Erlebnisse selbst sind für die spätere Bewältigung ausschlaggebend. Keilson (1979) hat nachgewiesen, dass auch die prätraumatische Sequenz, also die Zeit vor Krieg und Verfolgung, so wie auch die Phase nach dem eigentlichen Trauma, die posttraumatische Sequenz, von wesentlicher Bedeutung für die psychischen (Spät-)folgen sind.

Auf die Situation der Flüchtlinge heute übertragen, stellt sich die Frage, ob diese nach der Ankunft im Asylland bereits die posttraumatische Sequenz erreicht haben. Das würden sich die Betroffenen wünschen und auch wir, die wir sie behandeln und begleiten. Menschen, die vor Folter und Krieg geflohen sind, können sich aber erst sicher fühlen, wenn sie eine stabile und langfristige rechtliche Aufenthaltssituation erreicht haben. Dies kann in der derzeitigen Asylpraxis allerdings mehrere Jahre dauern. Die Angst, wieder in die bedrohliche Situation zurückkehren zu müssen, ist gegenwärtig, und traumatische Erfahrungen können nicht als vorbei und vergangen bewertet und erlebt werden. Die Bedrohung ist nach wie vor akut.

Becker und Weyermann (2006) schlagen daher eine Erweiterung dieses Konzeptes vor: Auf die Sequenz der akuten Verfolgung kann die Chronifizierung folgen. «In diesen Wartephasen, die hier Chronifizierung heißen, entfaltet der direkte Terror seine volle psychologische Wirksamkeit, weil man hier Zeit findet, die eigene Beschädigung wahrzunehmen, und außerdem die chronifizierte Angst und die Furcht vor dem, was noch bevorsteht, stärker werden» (Becker 2006, S. 191).

Ein Fallbeispiel dazu: Obwohl Frau S. schon drei Jahre zur Psychotherapie kommt und sie sehr viele der traumatischen Erlebnisse im Heimatland und auf der Flucht bearbeiten konnte, verschlechtert sich ihr psychischer und physischer Gesundheitszustand massiv. Sie hat einen negativen Bescheid erhalten, das ersehnte Asyl nicht erreicht. Erneut hat sie massive Unterleibsschmerzen, und sie hat Angst vor jedem Menschen, der hinter ihr geht. Sie wagt es fast nicht mehr, ihre Wohnung zu verlassen, und hat mehrere Panikattacken. Die Psychotherapie ist für sie ein sicherer Ort und jede Woche ein Fixtermin. Auch wenn es in dieser Situation nicht möglich ist, über ihre Vergangenheit zu sprechen, so ist die Therapie wie ein «psychischer Anker», der ihr hilft, sich nicht vollkommen ausgeliefert zu füllen.

Ein zusätzlicher Aspekt, der therapeutische Arbeit immer wieder stagnieren lässt, ist der Wunsch, im Asylverfahren zu zeigen, wie stark die zugefügten Verletzungen waren. Um diese Anerkennung der psychischen Verwundungen zu bekommen, darf psychische Gesundung zumindest bis zur Einvernahme nicht gelingen. Therapeutische Fortschritte stagnieren, da die Betroffenen Angst haben, sonst beim Interviewtermin für ihr Asylverfahren «zu gesund» und damit nicht mehr glaubwürdig zu erscheinen.

Neben der langen existenziellen Unsicherheit im Asylverfahren führt die Angst um Angehörige im Heimatland zur ständigen Aktualisierung der Traumata. Wie sich diese akute Bedrohung und Hilflosigkeit in der Therapie zeigt, soll folgendes Beispiel veranschaulichen:

Ein syrischer Familienvater ist nach der Entlassung aus dem Gefängnis alleine von zu Hause aufgebrochen, um die gefährliche Fluchtroute zu bestehen und mit der Zuversicht, seine Familie bald legal nachholen zu können. Da er im Herbst 2015 auf dem Weg war, ging alles für ihn rasch. Nach wenigen Wochen war er bereits in Österreich angekommen, vier Monate später hatte er Asyl. Nur die Familienzusammenführung hat nicht so schnell funktioniert, wie er es erhofft hatte. Der Antrag war schon gestellt, als massive Kampfhandlungen in seiner Heimatstadt den Kontakt zur Familie unterbrochen haben. Zu Beginn der Psychotherapie hat er bereits seit mehreren Wochen keinen Kontakt mehr zu seiner Frau und den Kindern. Obwohl er mehrmals am Tag alle Telefonnummern wählt, bekommt er keine Antwort. In der Therapie ist er nervös und unkonzentriert. Eigentlich will er nur Hilfe, um seine Familie möglichst rasch aus dem Gefahrengebiet herauszuholen. Selbst behutsame Angebote, auf seine eigene Gesundheit zu achten, kann er in der akuten Zeit der Kämpfe um seine Heimatstadt nicht mehr annehmen. Manchmal schafft er es, zu den ausgemachten Terminen zu kommen – zumindest kann er hier über seine große Angst sprechen. Für die Therapeutin und die Dolmetscherin ist es eine sehr belastende Situation: Es gilt vor allem, mit auszuhalten und ihm den Raum für seine Hilflosigkeit, die damit verbundenen Schuldgefühle und seine Hoffnung zu geben.

Psychotherapeutische Arbeit mit Geflüchteten ist immer eingebettet in das Wissen um die rechtliche und soziale Situation der Patienten und ihrer Familien. Wir machen keine Sozial- oder Rechtsberatung für sie, aber wir stehen in Kontakt mit Einrichtungen, die dies anbieten, und bei Bedarf können wir unsere Patienten auch zu einer dieser Stellen vermitteln. Alle, die zu Hemayat[1] in Betreuung kommen, sollen diesen rechtlichen und sozialen Rahmen bei Bedarf haben, damit psychotherapeutisches Arbeiten überhaupt erst möglich wird.

Wenn traumatisierte Menschen zur Therapie oder Beratung kommen, haben wir keinen Einfluss mehr auf die prätraumatische und traumatische Sequenz, die zum Aufbruch und zur Flucht gezwungen hat. Was diesen Menschen passiert ist, kann nicht mehr ungeschehen gemacht werden. Wie sie aber die Sequenz *nach* der Traumatisierung erleben, können wir sehr wohl mitgestalten und beeinflussen.

---

1 Hemayat – Betreuungszentrum für Folter- und Kriegsüberlebende in Wien (www.hemayat.org) bietet Psychotherapie, psychologische und medizinische Diagnostik und medizinische Betreuung nach schweren Menschenrechtsverletzungen an. Bei Bedarf finden die Sitzungen dolmetschgestützt statt.

6.4   Psychotherapeutische Begleitung durch das Asylverfahren

Um psychotherapeutische Hilfe wird meist einige Wochen oder Monaten nach der Ankunft im Asylland gebeten. Die meisten sind zu diesem Zeitpunkt noch Asylwerber. Wir begleiten Menschen durch das Verfahren, bereiten sie psychisch auf ihre Interviews vor, und natürlich ist die Freude im Team groß, wenn jemand Asyl bekommt. Wir haben aber auch gelernt, wie wichtig es ist, die Therapien über diesen Zeitpunkt hinweg weiterzuführen. Die psychische Situation, die zuvor zwischen ständigen Akutbelastungen, Angst und Verleugnung gependelt ist, wird für viele erst jetzt tatsächlich posttraumatisch. Erst jetzt ist das Risiko, wieder der gleichen Gefahr und Qual ausgesetzt zu sein, vorbei. Oft wird der positive Asylbescheid zuerst einmal mit Euphorie aufgenommen. Bei vielen unserer Patienten geht diese Zeit dann mit einem bestimmten Ereignis, wie z. B. einem Jahrestag oder einem Telefonat mit Zuhause, abrupt zu Ende. Die Konfrontation mit den Gründen der Flucht beginnt. Die ständige Herausforderung, den Alltag als Asylwerber zu meistern, hat keine Energie für die Auseinandersetzung mit den schweren traumatischen Ereignissen im Heimatland gelassen, und plötzlich ist dafür Raum. Menschen entwickeln das volle Bild einer posttraumatischen Belastungsstörung (PTBS). Die Ziele der psychotherapeutischen Arbeit verändern sich damit auch ganz klar hin zur eigentlichen Traumabearbeitung.

6.5   Psychotherapie im gesellschaftlichen Kontext

Traumatherapie ist immer auch politische Arbeit. Indem sich der Therapeut an die Seite der traumatisierten Menschen stellt und das durch die traumatischen Ereignisse verursachte Leid anerkennt, wird auch eine politische Aussage gemacht: Ja, das traumatische Ereignis bzw. die traumatischen Ereignisse haben wirklich stattgefunden oder finden noch immer statt.

Handelt es sich um eine Naturkatastrophe, ist es um ein Vielfaches leichter, die Opfer anzuerkennen und ihnen damit auch Hilfe anbieten zu können. Wurden und werden die Traumata von anderen Menschen verursacht, gibt es immer auch Täter, die das Geschehen verleugnen, vertuschen oder verharmlosen. Therapie muss daher immer auch den politischen Rahmen, in dem die Traumatisierung stattgefunden hat, und die derzeitige politische Situation, in der die therapeutische Begegnung stattfindet, mit in Betracht ziehen.

Traumata werden je nach kultureller und sozialer Prägung verschieden benannt und kommuniziert. Wie sie individuell oder in der Gruppe bewältigt werden bzw. zu weiterem Leid führen, ist ebenfalls von den soziokulturellen Umständen geprägt. Besonders dort, wo Therapeut und Patient aus verschiedenen Kulturen und verschiedenen sozialen Schichten kommen, braucht es daher besondere Achtsamkeit. Die Ausdrucksweisen von Schmerz und Leid können verschieden sein und somit Quelle für Missverständnisse. Durch die verschiedenen Sichtweisen können sich aber auch neue, bisher nicht zugängige Formen des Verstehens ergeben und damit neue Handlungsmöglichkeiten erprobt werden. So können z. B. Frauen aus patriarchalen sozialen Systemen anhand der europäischen Frauenbilder ihre Position ganz neu bewerten und ihre Zukunft damit freier gestalten. Oder im gemeinsamen Feiern von Festen der ursprünglichen Kultur und der Kultur im Asylland entstehen neue Impulse für die guten Seiten des Lebens.

6.6 Psychotherapie und Beratung mit Dolmetschern

Um überhaupt eine Möglichkeit zur Kontaktaufnahme zu bekommen, ist es in der Arbeit mit traumatisierten Menschen durchaus üblich, mit Dolmetschern zu arbeiten. Es handelt sich dabei um eine einschneidende Veränderung des üblichen Settings in Psychotherapien. In der Einzeltherapie wird die Zweierbeziehung um eine weitere Person erweitert, der Patient steht mit zwei Personen in Beziehung. Probleme, die sich daraus ergeben, können die Aussagen von Patient und Therapeut betreffen (wie die Kürzung und die Veränderung des Gesagten durch den Übersetzenden) und die Beziehung zwischen Patient und Therapeut, aber auch zwischen Patient und Übersetzer belasten.

Am Anfang einer Therapie in diesem Setting müssen die Rollen gegenüber dem Übersetzer und dem Patienten klar definiert werden. Wenn der Patient oder der Therapeut in der ersten Person spricht, soll dies auch in der ersten Person übersetzt werden. Alles, was der Patient im Rahmen der Sitzung sagt, wird übersetzt. Der Dolmetscher soll eine klare Rolle haben, da sonst die Funktionen der Übersetzung und der therapeutischen Interaktion verwechselt werden könnten.

Grundregeln für die übersetzende Person sind: Sie darf mit dem Patienten weder verwandt noch bekannt sein, und der Kontakt beschränkt sich während der Zeit der Behandlung ausschließlich auf die Therapiesitzungen, um die notwendige Neutralität, die vom Übersetzenden erforderlich ist, zu gewährleisten. Der Patient ist damit nicht durch die Anwesenheit einer Bezugsperson gehemmt, über die erlittene Traumatisierung zu sprechen. Zugleich ist auch der Übersetzer, der oft selbst Flüchtling aus demselben Land ist, geschützt, persönlich in die Lebensgeschichte des Patienten involviert zu werden.

Trotz der Problematik, die sich aus der Arbeit mit Übersetzern in der psychotherapeutischen Arbeit ergeben, steht die positive Erfahrung mit diesem Setting im Vordergrund (vgl. Vesti et.al. 1992; Preitler 2016). Vielfach ermöglicht diese Form der Kommunikation erst die Beziehungsaufnahme zwischen Patient und Therapeut. Die länder- und kulturspezifischen Kenntnisse der übersetzenden Person können zugleich auch eine wichtige Bereicherung für die Therapie darstellen.

6.7 Ziel der Psychotherapie

Heilung im Sinne von Wiedergutmachung ist nach schweren psychischen Verletzungen meist nicht möglich. Was geschehen ist, kann nicht mehr rückgängig gemacht werden. Die toten Familienangehörigen und Freunde sind unwiederbringlich verloren, die «Verschwundenen» bleiben meist für immer unauffindbar, die körperlichen Verstümmlung und Narben bleiben sichtbar. Die Verletzung der eigenen Menschenrechte und -würde wurde ein überdimensionaler Bestandteil der Lebensgeschichte.

Ziel der psychologischen und psychotherapeutischen Intervention kann es aber sein, die Zeitdimensionen wieder richtig zu stellen: Die Folter muss nicht mehr jede Nacht in Alpträumen und tagsüber in ständig wiederkehrenden Erinnerungen wieder erlebt und erlitten werden. Verlorenes und vor allem verlorene Menschen können betrauert werden, das Leben darf – trotz allem – weitergehen.

6.8   Psychotherapeutische Beziehung

Das wichtigste Instrument in der therapeutischen Arbeit ist der Aufbau einer sicheren Beziehung. Dabei ist es notwendig, dass der Therapeut sich prüfen lässt; Kann der Therapeut die Situation aushalten, ist er in der Lage, Zeuge des Erlittenen zu werden?

Schwer traumatisierte Menschen leiden oft unter der Vorstellung, dass das, was ihnen geschehen ist, so furchtbar ist, dass sie sich damit niemandem mehr zumuten können. Tatsächlich ist es ja auch schwer auszuhalten, das Leid der Menschen nahe an sich herankommen zu lassen.

Aber genau das bietet gute Traumatherapie bzw. Traumaberatung an.

Der Raum, in dem Psychotherapie stattfindet, ist oft der erste Raum, in dem sich jemand – der Therapeut – exklusiv eine Stunde für diese Person Zeit nimmt. In diesem sicheren Rahmen der Psychotherapie gelingt es erstmals nach Wochen, Monaten oder gar Jahren der Extrembelastung durch Terror, Krieg und Flucht ein wenig zur Ruhe zu kommen. Hier ist Platz für ein Stück Regression. Die aufgestauten Tränen und die Wut auf dieses System, das Sicherheit verwehrt, haben endlich einen Raum.

Auch die eigene Wahrnehmung wird überprüft. Das Geschehene wird als so ungeheuerlich erlebt, dass manche, die es erlitten haben, danach selbst an dieser Realität zweifeln. Mit der Zusicherung, dass sie hier erzählen können, was ihnen und ihren Angehörigen passiert ist und dass ihnen geglaubt wird, was sie erzählen, kann es gelingen, der eigenen Erinnerung wieder zu trauen.

Solange die Situation nach wie vor gefährlich ist und weitere traumatische Erlebnisse drohen, bleibt psychologische Intervention meist in diesem Rahmen. Die schmerzhafte Erinnerung an das traumatische Geschehen ist für viele erst dann möglich, wenn soziale Sicherheit erreicht wurde und damit auch genug Energie mobilisiert werden kann, um die Bewältigung in Angriff zu nehmen.

6.9   Trauma und Trauer

Traumatisierte Menschen sind fast immer trauernde Menschen – es gilt die Toten und die «Verschwundenen» zu betrauern, aber auch den Verlust der Sicherheit, der körperlichen Unversehrtheit, der Heimat… Oft gab es keine Möglichkeit des Abschieds und Rituale, die diesen Abschied erleichtert hätten. Um dies nachzuholen, besprechen wir oft über längere Phasen der Therapie die kulturellen Zeremonien, die im Herkunftsland im Trauerfall vorgesehen wären, und wie diese für den jeweiligen Angehörigen und die jeweilige Situation ausgesehen hätten. Die Patienten formulieren die Texte für die Inschriften am Grabstein und den Nachruf.

Oft steht die Art des Todes als absolut beherrschende Erinnerung an den Verstorbenen im Mittelpunkt. Gelingt es, in der Erinnerung auch wieder die Zeit vor den traumatischen Ereignissen zurückzugewinnen, ist ein Stück Trauerarbeit gelungen.

Sehr schlimm ist für sehr viele Klienten die Erinnerung an das Zusehen müssen, Zeuge werden von Ermordung(en) von Angehörigen oder im anderen Extrem die Ungewissheit über das Schicksal von geliebten Personen. In der therapeutischen Arbeit wird behutsam versucht, an die Zeit vor dem traumatischen Ereignis zu erinnern, um damit dem Grauen der Ermordung etwas entgegenzusetzen. Wenn z. B. die Mutter nicht mehr nur in ihrer Todesstunde erinnert werden muss, sondern durchaus auch wieder als die fröhliche Frau, die ihre Kinder umsorgt, ist dies ein wichtiger Schritt in der Trauerarbeit. Die Erinnerung an die Verstorbene wird langsam wieder positiv besetzt, der Verlust dieser Beziehung kann betrauert werden. Die Erstarrung der Trauer durch die gewaltsamen Todesumstände ist, zumindest ein Stück weit, gelöst (vgl. Preitler 2015).

6.10 Bearbeitung der Traumatisierung durch Menschenrechtsverletzungen

Massive Menschenrechtsverletzungen wie Folter sind so ungeheuerliche Ereignisse, dass alle im Alltag erprobten Bewältigungsstrategien vollkommen wirkungslos sind.

» Die Schmach der Vernichtung lässt sich nicht austilgen ... Darüber blickt keiner hinaus in eine Welt, in der das Prinzip Hoffnung herrscht. Der gemartert wurde, ist waffenlos der Angst ausgeliefert.
(Amery 1988, S. 58)

Psychotherapeutische Arbeit beginnt mit einem «Trotzdem». Es geht darum, die Angst langsam zu bewältigen und die Schmach an die zurückzugeben, die sie verursacht haben, an diejenigen, die auf destruktive Weise sich zu Herren über Leben und Tod aufgespielt haben.

Der Raum der Therapie ist oft der erste Ort seit dem traumatischen Geschehen, in dem Betroffene ein wenig zur Ruhe kommen können. Es ist oft der erste Ort, an dem die Angst keinen Zutritt hat. Von dieser Position aus kann langsam der Weg in eine angstfreiere Gegenwart zurückgewonnen werden. Die therapeutische Beziehung ist ein Modell, wie die von anderen Menschen zutiefst Verletzten wieder Vertrauen lernen können. Der Aufbau dieser Beziehung dauert mitunter Monate und braucht auch unkonventionelle Wege. Ein Schritt dabei ist, dass den Patienten in der ersten Therapiesitzung die Möglichkeit einge-räumt wird, auch Fragen an uns Therapeuten zu stellen. Dieses Angebot wird wenig genutzt und wenn, geht es meistens um die Hinterfragung von politischen Positionen. Es erscheint mir trotzdem wichtig, um unseren Patienten möglichst viel Sicherheit zu geben. Die Pa-tienten dürfen sich auch ihren Platz selbst aussuchen und den Raum – im gewissen Rah-men – verändern. Zum Beispiel fand ein junger Mann das Sonnenlicht unerträglich und zog die Vorhänge vor, sodass wir im Dämmerlicht saßen. Eine Frau will möglichst nahe bei der Tür sein, zumindest so lange, bis sie der Therapeutin vertrauen kann. Eine weitere Patientin hat massive Rückenprobleme und will daher lieber auf einem Hocker Platz neh-men, den wir aus einem anderen Raum holen.

Extreme Traumatisierung bedeutet absoluten Kontrollverlust, daher ist es in der Traumaarbeit notwendig, möglichst viel Autonomie und Kontrollmöglichkeit zu geben.

Abgeschlossen kann die psychologische und psychotherapeutische Arbeit werden, wenn verlorene Menschen und verlorenen Lebensbezüge betrauert, Beziehungen erneuert und neu aufgebaut werden konnten und auch Strategien für ein Leben nach dem Trauma bereits praktisch umgesetzt werden.

Nachdem Retraumatisierungen immer wieder auftreten können, wird beim Abschied das Angebot für spätere Kontakte, Krisenintervention oder bei Bedarf auch nochmalige Kurztherapie mitgegeben.

6.11 Übertragung und Gegenübertragung

Der Grund, warum extrem traumatisierte Menschen Hilfe suchen, ist oft der Wunsch nach einer schnellen Betäubung. Das Erlittene soll vergessen und beendet werden. Dieser Wunsch, eine Lösung für die unmögliche Situation zu finden, wird an die Psychotherapie oder medizinische Betreuung delegiert. Das Trauma soll ungeschehen gemacht werden – ein verständlicher, aber unmöglicher Wunsch, der fast immer am Beginn der Therapie steht.

David Becker (1992, S. 261) schreibt über die Erwartungen an die Therapie:

> Alle Extremtraumatisierten haben nur einen Wunsch: die Zerstörung zu vergessen und wieder ein integriertes und unverletztes Subjekt zu werden.

Der Widerspruch zwischen dem Wunsch, möglichst schnell alles zu vergessen, und der Notwendigkeit, die erlittenen Traumata als Teil der eigenen Biografie zu akzeptieren, zu betrauern und zu integrieren, ist zentral in der therapeutischen Arbeit. Dabei stößt aber Psychotherapie immer wieder an die Grenzen ihrer Möglichkeit.

> Wenn man den Prozess der Gesundung nicht als Prozess der bruchlosen Wiederherstellung einer Totalität missverstehen und den Umfang der Zerstörung nicht verkennen oder verleugnen will, dann kann Reparation nur dann entstehen, wenn akzeptiert wird, dass es eigentlich keine wirkliche Gesundung geben kann.
> (Becker 1992, S. 260)

Gerade in der Hilflosigkeit und der durch die Ungewissheit des Schicksals oft sehr erschwerten Trauer um den Verlust der Angehörigen ist es notwendig, auf die Übertragungsreaktionen der Patienten und auf die Gegenübertragungsphänomene der Therapeuten zu achten. Nathan Durst weist darauf hin, dass wir uns oft Fragen über die Klienten stellen, ohne unsere eigene persönliche Kapazität und unsere Grenzen als Psychotherapeuten in Frage zu stellen.

> Zu oft wird von den Therapeuten gefragt: Hat der Überlebende genügend innere Kraft, um diese anstrengende Reise in die Vergangenheit zu unternehmen? Stattdessen sollten wir uns selbst fragen, ob wir als Therapeuten stark genug sind, mit unserer eigenen Konfrontation mit dem Tod umzugehen.
> (Durst 1999, S. 111)

Aber diese Versuche, klare Formen und Techniken für die psychotherapeutische Arbeit mit extrem traumatisierten Menschen zu entwickeln, die bis zu klaren Anweisungen, welche Schritte in welcher Therapiesitzung zu vollziehen sind, reichen können, sagt wohl mehr über die Abwehr der Forscher und Behandler des allzu beängstigenden Materials – Trauma, Tod und spurloses «Verschwinden» von Menschen – aus.

Die psychotherapeutische Arbeit mit schwer traumatisierten Menschen, die massive schwierige Verlusterlebnisse erlitten haben, kann sehr lange dauern, und es braucht immer wieder viel Geduld, in Phasen der Erstarrung mit den Klienten durchzuhalten.

Butollo und seine Mitarbeiterinnen weisen dabei wiederum auf die Gefahr der falschen oder zu frühen Forcierung der Traumaerzählung aufgrund der Befindlichkeit des Therapeuten hin.

> Manchmal drängt es den Therapeuten, die Konfrontation des Klienten mit den belastenden Erfahrungen zu forcieren, weil er selbst die geringe Wirksamkeit seiner Arbeit fürchtet. Die Ohnmacht des Klienten wird für den Therapeuten selbst u. U. unerträg-

lich, und er schützt sich, indem er seinen Klienten antreibt. «Macht» der dann nicht
weiter, ist wenigstens offenkundig, an wem es liegt, wenn der schnelle Erfolg ausbleibt
– zumindest dem Anschein nach.
(Butollo et al. 1998, S. 317)

Das Bedürfnis aber, über das traumatische Geschehen zu sprechen, ist individuell und si-
tuationsbedingt sehr verschieden. Eine vereinheitlichte Strategie für alle könnte eher der
Wunsch der Betreuenden nach einer handhabbaren Methode gegen die Überwältigung
und gegen die eigene professionelle Hilflosigkeit sein, als den psychischen Möglichkeiten
der betroffenen Personen gerecht zu werden.

Unsere Möglichkeiten zu helfen und zu heilen sind begrenzt. Psychotherapeuten stoßen an ihre Grenzen, werden – ähnlich den Patienten – hilflos.

David Becker schreibt über das Dilemma des Therapeuten, der mit extremtraumari-
sierten Menschen arbeitet:

» Einerseits braucht er ein gehöriges Maß an Omnipotenzphantasien, um sich auf den therapeutischen Prozess mit einem Extremtraumatisierten überhaupt einzulassen, andererseits muss er aber von Anfang an einen gewissen Omnipotenzverlust hinnehmen, wenn
die Therapie erfolgreich verlaufen soll. Es besteht die Gefahr, dass zwischen der Omnipo-
tenzphantasie des Therapeuten und dem Harmonisierungswunsch des Patienten eine
unheilige Allianz entsteht, die nur das Scheitern der Behandlung zur Folge haben kann.
(Becker 1992, S. 260)

Dabei kann sich dieses Gefühl der Allmacht des Therapeuten ins Gegenteil verkehren.
Extremtraumatisierte Klienten haben immer Hilflosigkeit erlebt, und diese geht meist auch
danach weiter. Ist dann zusätzlich das Schicksal von Familienmitgliedern und/oder Freunden unbekannt und muss befürchtet werden, dass diese unter Terror oder Folter leiden
oder bereits ermordet worden sind, nimmt die Hilflosigkeit weiter zu.

Psychotherapie mit extremtraumatisierten Menschen heißt also immer auch, sich der
eigenen Hilflosigkeit und Machtlosigkeit zu stellen und auch dem eigenen Grauen über
Folter, Tod und Kriegsverbrechen.

Nathan Durst (1999, S. 111), der in Israel mit Überlebenden der Shoa gearbeitet hat,
schreibt:

» Unsere Entschuldigung für unsere Weigerung, mit Überlebenden zu arbeiten und uns deren Schmerz und Leid auszusetzen, besteht darin, dass wir ihnen nicht auf ihrer Reise in
die Vergangenheit folgen wollen; denn wir haben Angst vor dem Inhalt der Büchse der
Pandora. Doch nach meinen Erfahrungen ist die Büchse der Pandora lediglich mit Tränen
gefüllt; mit Tränen, die nie geweint wurden in Anwesenheit eines Zeugen, eines bedeutsamen Anderen, in einer zwischenmenschlichen tragfähigen Beziehung, die ihm Nähe und
Trost spenden könnte. Wir wissen, dass die Zeit diese Wunden nicht heilt, und dass Traurigkeit wie eine Welle im Ozean zurückkommen wird. Trauer ist der emotionale Ausdruck
für die Beziehung mit den verlorenen Menschen und bleibt ewig bestehen. Die Frage, die
wir uns als Therapeuten stellen müssen, ist: Können wir dem Überlebenden erlauben, diesen Moment der Traurigkeit mit uns zu leben, oder lassen wir ihn damit allein? Denn Verlust bedeutet Alleingelassen sein. Zusammenfassend ist zu sagen, dass wir in der Therapie
mit Überlebenden und mit Traumatisierten in unseren Erwartungen bescheiden bleiben
sollten. Wir können die Realität nicht ändern, jedoch manchen Schmerz lindern helfen.
(Durst 1999, S. 111)

6.12   Therapie als Weg zurück ins Leben

Lebensgeschichten, die über große Zeiträume von zahlreichen, auch verschiedenen, Traumatisierungen geprägt sind, können nur langsam in einer therapeutischen Beziehung eingebracht und damit behandelt werden. Psychotherapeutische Interventionen, in deren Mittelpunkt die Bearbeitung der Lebensgeschichte steht, sind oft auch erst nach Zuerkennung eines sicheren Aufenthalts im Asylland möglich.

Der Bedarf nach vielen Langzeittherapien für schwer traumatisierte Flüchtlinge ist verständlich, aber in der Realität sehr schwer zu stillen. Es gibt unserer Erfahrung nach zu wenige Therapieangebote, die bereit sind, sich auf die komplexe und teilweise unbekannte Symptomatik und Pathogenese einzulassen. Die Verflochtenheit mit sozialen und politischen Themen erschwert die therapeutische Arbeit zusätzlich. Vielfach scheitert es aber auch an den Kosten; vor allem, wenn auch noch Übersetzungshonorare hinzukommen.

Die ständig anwachsende Warteliste für Psychotherapie mit schwer traumatisierten Menschen, die dringend und sofort Unterstützung brauchen und mit ihren psychischen Verletzungen nicht allein gelassen werden sollen, belastet uns sehr. Dies ist nicht nur menschlich, sondern auch menschenrechtlich inakzeptabel. Viele der traumatisierten Flüchtlinge sind Folteropfer, und diese haben laut Artikel 14 der UN-Konvention gegen Folter Recht auf Rehabilitation.

Literatur

Amery J (1988) Jenseits von Schuld und Sühne. Bewältigungsversuche eines Überwältigten. Deutscher Taschenbuch Verlag/Klett-Cotta, München
Becker D (1992) Ohne Haß keine Versöhnung. Das Trauma der Verfolgten. Kore, Freiburg i.Br.
Becker D (2006) Die Erfindung des Traumas – Verflochtene Geschichten. Freitag, Berlin
Becker D, Weyermann B (2006) Gender, Konflikttransformation psychosozialer Ansatz. Abrufbar unter http://www.deza.admin.ch/ressources/resource_en_91135.pdf
Butollo W, Krüsmann M, Hagl M (1998) Leben nach dem Trauma. Über den therapeutischen Umgang mit dem Entsetzen. Pfeiffer, München
Durst N (1999) Psychotherapeutisches Arbeiten mit Überlebenden des Holocaust. Zeitschrift für Politische Psychologie 7(1+2): 101–112
Keilson H (1979) Sequenzielle Traumatisierung bei Kindern. Enke, Stuttgart
Preitler B (2015) Grief and Disappearance. Psychosocial Interventions. Sage, Delhi
Preitler B (2016) An ihrer Seite sein. Psychosoziale Betreuung von traumatisierten Flüchtlingen. Studien Verlag, Innsbruck
Vesti P, Somnier FE, Kastrup M (1992) Psychotherapy with Torture Survivors. RCT/IRCT, Copenhagen

Flüchtlingseinsätze 2016: eine Reise von Idomeni bis Tripolis

Michael Kühnel

© Springer-Verlag GmbH Deutschland, ein Teil von Springer Nature 2018
F. Riffer et al. (Hrsg.), *Das Fremde: Flucht – Trauma – Resilienz*
https://doi.org/10.1007/978-3-662-56619-0_7

7.1   Idomeni nach der Schließung der «Balkanroute»: Flüchtende Menschen sind gestrandet und verzweifelt

Zunächst soll die Situation in Idomeni und deren Auswirkung sowohl auf die Flüchtlinge als auch auf die Retter beleuchtet werden. Das Flüchtlingslager in diesem Ort wurde im Laufe seines Bestehens 2016 von mehreren tausend Schutzsuchenden frequentiert, die dort gestrandet waren (◘ Abb. 7.1). Nachdem, nicht zuletzt durch das Bestreben der österreichischen Politik, die sogenannte «Balkanroute» geschlossen worden war, gab es für die Menschen dort kein Vorankommen. Im Laufe von verschiedenen Gesprächen mit betroffenen Menschen zeigte sich, dass die meisten von ihnen nach Deutschland, Schweden oder Österreich weiterreisen wollten. Ich arbeitete als Arzt in einem internationalen Team des Roten Kreuzes mit ungarischen Kollegen vor Ort, um gemeinsam mit anderen Organisationen wie Ärzte ohne Grenzen (MSF) oder auch Ärzte der Welt (MDM) 24 Stunden, 7 Tage pro Woche für eine medizinische Grundversorgung der Menschen zu sorgen.

Im Februar regnete es dort beinahe täglich (◘ Abb. 7.2). Dies erschwerte einerseits banale Dinge wie zum Beispiel die Essensausgabe. Andererseits war es den Menschen nicht möglich, vor der Feuchtigkeit zu fliehen. Als medizinische Folge zeigten in etwa 80–90 % der Patienten Entzündungen der oberen und unteren Atemwege. Bronchitis, Mittelohrentzündung und Pneumonie waren die Hauptdiagnosen der Menschen, die um Hilfe baten. Das durchschnittliche Patientenaufkommen belief sich auf etwa 110–120 Patienten pro Schicht, von denen es drei gab – also etwa 350 Erkrankte pro Tag wurden behandelt, wobei etwa 45–50 % der Patienten unter 18 Jahre alt waren.

◘ **Abb. 7.1**   Gestrandete Menschen. (© Michael Kühnel)

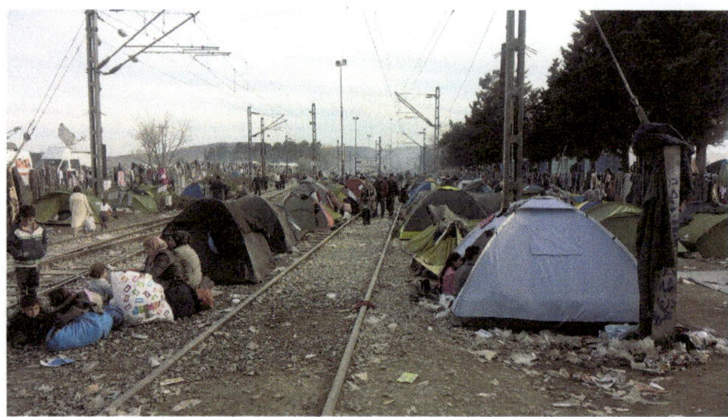

◘ **Abb. 7.2**   Menschen leben in Verzweiflung. (© Michael Kühnel)

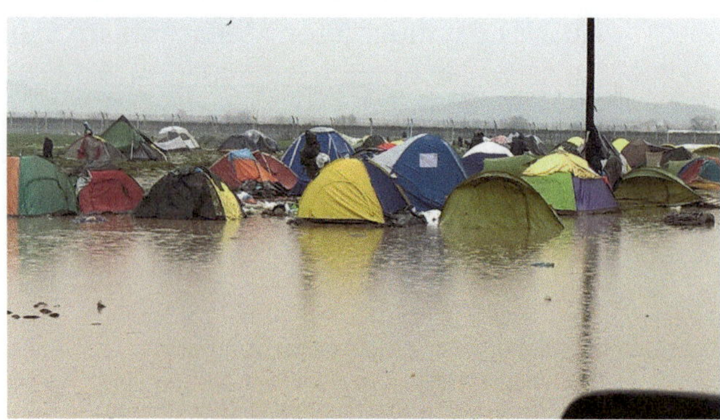

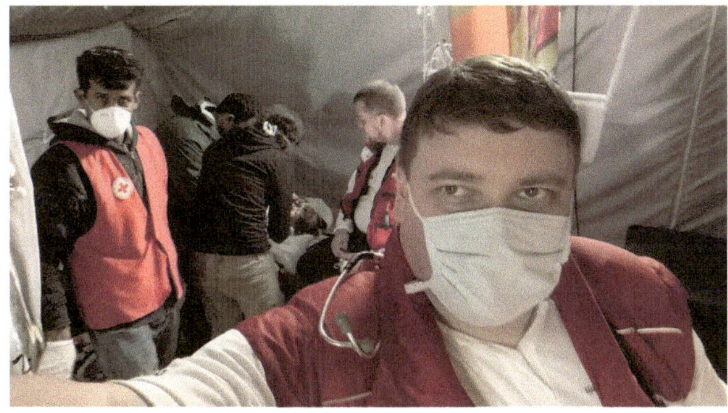

◘ Abb. 7.3 40 m² Rettungszelt.
(© Michael Kühnel)

Da dieses Lager kein «offizielles» Lager war, gab es auch kaum Unterstützung in Form von Medikamenten durch die Regierung. Die Behandlung erfolgte meistens mittels Ibuprofen, Antibiotika und psychologischer Unterstützung durch das medizinische Team. Der Nachschub an Medikamenten wurde von uns selbst in den Apotheken in Thessaloniki besorgt.

Für die Versorgung von Patienten hatte das Rote Kreuz ein Zelt von ca. 40 m² zur Verfügung (◘ Abb. 7.3). Das Inventar inklusive des Zelts wurde vom griechischen Roten Kreuz bzw. befreundeten Rotkreuzorganisationen zur Verfügung gestellt.

Für Notfallmedikamente war jede NGO (Non-Governmental Organization) selbst zuständig. Es gab jedoch einen halbautomatischen Defibrillator, der jeweils nach Schichtende an die nächste Organisation weitergegeben wurde. Nur so konnte für den Fall eines Notfalles eine rudimentäre Betreuung sichergestellt werden.

Notfallrettungsmittel, wie zum Beispiel ein Krankentransportwagen, waren zwar theoretisch abrufbar, jedoch betrug die Anfahrtszeit in etwa 50 Minuten, und im gesamten Einzugsgebiet waren nur zwei Rettungswägen verfügbar.

7.2 Extreme Belastung für Hilfesuchende und Helfer

Diese Zusammenfassung soll verdeutlichen, unter welchen Bedingungen sowohl Hilfesuchende als auch wir Helfer arbeiten mussten.

Anhand einiger Beispiele soll verdeutlicht werden, welcher Belastung die gestrandeten Menschen ausgesetzt waren. Es ist mir bewusst, dass dies nur subjektive Eindrücke sind.

7.2.1 Außergewöhnliche medizinische Lösungen

Ein Nepalese, der in Idomeni fest saß, war täglicher Besucher in unserer Ambulanz. In einem griechischen Spital war ein insulinpflichtiger Diabetes erstdiagnostiziert worden. Er bekam daraufhin vom Krankenhaus einen Insulinpen und eine auf Griechisch geschriebene Anleitung für die Verwendung. Bei der bei uns täglich durchgeführten Blutzuckerkontrolle fanden sich Werte jenseits von 500 mg/dl. Der Normwert liegt bei ca. 100 mg/dl. Da der junge Mann dem Englischen nicht mächtig war, war es auch nicht möglich, ihm die korrekte Anwendung zu erklären. Leider befand sich im gesamten Lager kein weiterer Nepalese. Da ungewöhnliche Situationen ungewöhnliche Lösungsansätze erfordern, ging unser Team folgendermaßen vor:

- Mit einem österreichischen Internisten wurde das Behandlungsschema nochmals besprochen.
- Von den Kollegen wurde mittels «Google Translate» bzw. einer Diabetes-Homepage aus Nepal versucht, dem Mann die Therapie zu erklären.
- Ich nahm mit einem Bekannten in Frankreich, der aus Nepal stammt, telefonisch Kontakt auf. Dieser konnte dann dem Patienten telefonisch in dessen Sprache das richtige Vorgehen erklären.

Im weiteren Verlauf konnten die Blutzuckerwerte langsam, aber kontinuierlich gesenkt werden. Der Patient fühlte sich augenscheinlich auch Stück für Stück wohler. Ohne adäquate Hilfe von NGOs hätte dieser Mann vermutlich schwere gesundheitliche Schäden davongetragen.

7.2.2 Begrenzte medizinische Mittel

Der Gatte einer Patientin kam mit der Bitte um Schmerzmittel in das Behandlungszelt. Auf genaueres Nachfragen gab er an, dass seine Frau sich die Hüfte gebrochen hatte. Da sie aber, wie alle anderen Menschen in diesem Lager, hoffte, dass die Grenze in den Nachbarstaat geöffnet werden würde, hatte sie sich auf Revers selbst entlassen. Nun lag diese Frau mit gebrochener Hüfte in einem durchnässten Zelt. Es sei hier erwähnt, dass starke Schmerzmittel, wie zum Beispiel Morphium, nicht erhältlich waren. Das Schmerzmittel mit der stärksten analgetischen Potenz, das in geringen Mengen verfügbar war, war Tramadol. Dieser Frau konnte von unserer Seite nur minimal geholfen werden.

7.2.3 Schreckliche hygienische Bedingungen

Ein Mann kam in die Versorgungseinheit und flehte uns an, seiner Tochter zu helfen. Diese habe sich mit etwas vergiftet. Ein Trupp aus zwei Kollegen und mir machte sich auf den Weg zur Patientin. Diese befand sich in einem Großraumzelt, welches etwa 250 Personen auf engstem Raum beherbergte. Um zu der Patientin zu gelangen, mussten dutzende Körper überstiegen werden. Bei beinahe jedem Schritt stiegen wir auf einen Arm oder ein Bein. Die Patientin hatte letztendlich «nur» eine Magen-Darm-Verstimmung, die Eindrücke und die Art und Weise, wie diese Menschen zusammengepfercht waren, hinterließen aber auch bei uns Spuren. In meinem Blog schrieb ich später:

> Was uns dort begegnete, werde ich wohl nicht mehr vergessen... Hunderte Menschen, deutlich über 200, liegen dort eingepfercht, wie Schweine, in einem großen Knäuel dicht an dicht aneinander. Sie alle haben Flucht vor dem Regen, der Kälte gesucht. Ich weiß, der Vergleich ist nicht angebracht, denn bei Schweinen wäre diese Platznot vermutlich verboten.

7.2.4 Verzweifelte Patienten

Immer wieder sahen wir uns mit Menschen konfrontiert, die eine Bestätigung für eine mehr oder weniger schwere Krankheit wollten. Es gingen im Lager Gerüchte um, dass mit einer solchen Bestätigung der Grenzübertritt möglich wäre. Abgesehen davon, dass es uns untersagt war, solche Zertifikate auszustellen, musste den Menschen erklärt werden, dass der Grenzübertritt auch mit einem Papier nicht möglich war.

Ein Kollege des österreichischen Roten Kreuzes berichtete von einem Vater, dessen Sohn im Krieg in Syrien beide Beine verloren hatte. Der Vater bat den Kollegen, der in Idomeni für die medizinische Koordination zuständig war, inständig, für den Grenzübertritt der beiden zu sorgen. Ziel der beiden war Schweden. Obwohl beide Beine des Sohnes bzw. deren Reste schwer entzündet waren, wollte der Vater keine Hilfe annehmen, sondern einfach nur schnell vorwärtskommen.

7.3 Hilflose Helfer

Die Erlebnisberichte in diesem Beitrag sollen zeigen, unter welcher enormen Anspannung auch die Helfer in diesem Lager gestanden haben.

Das Rote Kreuz ist ein Ansprechpartner für alle Menschen. Dies ist nicht nur eine große Ehre, sondern auch eine Bürde, da die Hilfesuchenden davon ausgehen, dass ihnen geholfen werden kann. Umso größer sind dann die Enttäuschung und auch die Verzweiflung, die manchmal auch in Wut umschlagen können. Hier ist immer wieder extremes Fingerspitzengefühl sowohl von uns als auch von Übersetzern gefragt.

Der Andrang auf die medizinische Versorgung war über 24 Stunden täglich ungebrochen. Menschen waren verzweifelt, wollten Hilfe, wollten als Erste drankommen, waren aufs äußerste gespannt. Immer wieder versuchten sich Menschen nach vorne zu drängen, weil sie einen vermeintlichen Notfall hatten. Der Punkt war, nicht nur die Patienten zu versorgen, sondern auch die Angehörigen so zu beruhigen, dass es zu keinen Ausschreitungen im oder vor dem Zelt kam. Um den Andrang im Zelt so gering als möglich zu halten, wurde die Eingangstür immer wieder von innen versperrt. Dies hatte jedoch zur Folge, dass der Stress und die Lautstärke vor dem Zelt zunahmen.

7.4 Unzureichende Sicherheitslage

Abgesehen von der medizinischen Lage sah die Sicherheitslage folgendermaßen aus: Da dieses Lager nicht geplant worden, sondern «wild» entstanden war, gab es keinerlei Infrastruktur. Die Zufahrt glich einem Nadelöhr, eine Anlieferung von Nahrung und anderen Gütern mittels Lkw war nur sehr schwer möglich. Zur Sicherung war ein Bus der Polizei mit etwa 35 Polizisten stationiert. Im Falle von Ausschreitungen gab es de facto keinerlei Fluchtmöglichkeiten. Auch dieses Fakt spukte uns immer im Hinterkopf herum. Da die eigene Sicherheit immer im Vordergrund stand, waren wir während der gesamten Schicht sehr hellhörig und feinfühlig, was die Stimmung im Lager anging.

Wie schnell diese kippen konnte, sollen zwei Beispiele zeigen:

7.4.1 Lebensgefährliche Gerüchte

Von Unbekannten wurden im Lager Flugblätter verteilt, auf denen dazu aufgerufen wurde, einen Marsch an die Grenze nach Mazedonien (FYROM) zu organisieren. Die Idee laut diesem Schreiben war, dass wenn genug Menschen die Grenze passieren würden, die Wachsoldaten sie auch weiterziehen lassen würden. Sehr schnell gerieten NGOs in Verdacht, diese Flugblätter produziert zu haben. Aus diesem Grund distanzierten sich andere Organisationen und auch wir uns ausdrücklich von diesem Unterfangen. Nach Angaben verschiedener Quellen schafften einige 100 Menschen den Übertritt, wurden aber sofort wieder nach Griechenland zurückgeschickt. Drei Menschen verloren bei dieser Aktion ihr Leben, als sie durch den hochwasserführenden Fluss wateten. Die Stimmung war dementsprechend einige Tage sehr aufgeheizt.

7.4.2 Auch Helfer werden zu Hilfesuchenden

Einer unserer letzten Patienten vor dem Missionsende war ein deutscher Freiwilliger, der unverschuldet in eine Schlägerei zwischen zwei Parteien gekommen war. Er zeigte mehrere Blutergüsse, eventuell auch Knochenbrüche, war aber nicht in Lebensgefahr und war zu keiner Zeit an irgendwelchen Aktionen beteiligt gewesen. Der Mob, der gerade einen Mann verfolgt hatte, machte auch vor dem Helfer nicht halt, der aus Versehen dort stand.

Nach zwei Wochen war dieser Einsatz vorbei, nach vier Wochen wurde der Einsatz aufgrund einer immer diffiziler werdenden Sicherheitslage abgebrochen, nach vier weiteren wurde Idomeni geräumt bzw. geschlossen.

7.5 Flüchtlingslager in Kilkis

7.5.1 Neue Herausforderungen

Vier Monate später arbeitete ich für das Deutsche Rote Kreuz in Kilkis, von wo aus das Team drei Flüchtlingslager (Nea Kavala, Cherso und Softech) betreute. Viele der Patienten kamen ursprünglich aus Idomeni und waren immer noch in Griechenland gestrandet. Die Situation hatte sich insofern verändert, als die Menschen nun in kleineren Zelten lebten und das Wetter sich Jahreszeiten gemäß geändert hatte. Waren es im März noch Infektionen der Atemwege, so zeigten sich hier vorwiegend Probleme aufgrund von Dehydrierung und Kollaps. In den Zelten hatte es zum Teil 40°C und mehr, weswegen versucht wurde, die Menschen darauf zu sensibilisieren, genug zu trinken.

Das Rote Kreuz schaffte es auch, zirkulierend zwischen den Lagern eine oder zwei Hebammen täglich in ein anderes Lager zu schicken. So wurde die Betreuung von Schwangeren, Gebärenden und auch Neugeborenen sichergestellt. Die Notfallsituation mit einer sehr beschränkten Zahl an Rettungswägen bzw. langen Anfahrtszeiten blieb jedoch unverändert.

7.5.2 Zunehmende Verzweiflung und Verärgerung

Das Hauptproblem in der Community zeigte sich zusehends bei den freiwilligen Helfern, welche zur Übersetzung herangezogen wurden. Eines der Hauptanliegen der Hilfesuchenden war auch hier immer noch, mittels eines medizinischen Attests schneller und leichter Asyl in einem anderen Land zu bekommen. Es war unserem Team weiterhin untersagt, solche Atteste auszustellen. Im Verlauf der Gespräche bzw. des Einsatzes zeigte sich, dass die Menschen natürlich verzweifelt waren und zunehmend verärgert reagierten. Diese Reaktion rief bei den Übersetzern immer mehr Unbehagen hervor, da die Patienten ihre

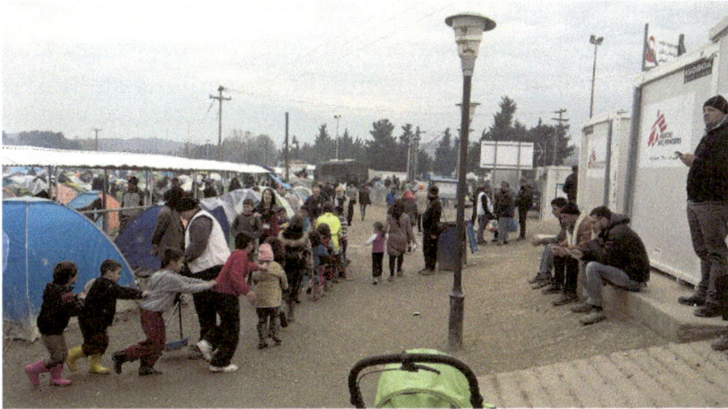

Abb. 7.4 Spiele, Tanz und Musik für geflüchtete Kinder. (© Michael Kühnel)

Aggressionen zusehends auf diese übertrugen. Sie gingen davon aus, dass die Übersetzer schuld an der Situation seien. Daher wurde vom Deutschen Roten Kreuz sehr rasch versucht, Dolmetscher aus anderen Ländern einfliegen zu lassen. Da diese nicht Teil der Community waren, fiel der Ärger bei Nichtausstellung von Attesten moderater aus. Auf diese Weise konnten die ehrenamtlichen Mitarbeiter deutlich entlastet werden.

7.5.3 Psychologische Betreuung von Flüchtlingen

In Softech begannen Ärzte ohne Grenzen (MSF) mit psychologischer Betreuung von Flüchtlingen. Diese wurde durch Psychologen und Fachärzten, die auch Medikamente verschreiben konnten, sicherzustellen versucht.

Ein weiterer Unterschied zu Idomeni zeigte sich auch in der mittlerweile verbesserten psychologischen Betreuung durch das Rote Kreuz. Es waren für drei Lager nur zwei Psychologen vorgesehen, was in Summe unzureichend war. Aber durch das Abhalten von Selbsthilfegruppen und auch Einzelbetreuungen konnte das Klima innerhalb der Camps verbessert werden. Immer wieder kamen auch mir Patienten mit eindeutigen Zeichen einer posttraumatischen Störung unter. Der Jüngste war gerade mal acht Jahre alt. Der Junge zeigte deutliche Zeichen einer Dissoziation, die vom Vater für Epilepsie gehalten wurde. Nach genauerer Anamnesestellung zeigte sich aber, dass der Junge an einer PTBS nach einigen Bombenangriffen litt. Auch hier konnten die Psychologen zumindest mit einer Therapie bzw. Copingstrategien sowohl für Eltern als auch für den Jungen beginnen.

Organisationen schließlich wie Save the Children versuchten weiterhin, Kindern ein Stück Kindheit zurück zu geben. Tägliche Spieleinheiten, Tanz und Musik sollten sie aus der Tristesse herausführen (▪ Abb. 7.4).

7.6 Rettungsschiff «Responder»

7.6.1 Das Schiff und das Team

Im letzten Teil dieses Kapitels soll auf meine Erfahrungen auf dem Rettungsschiff «Responder» als Notfallmediziner eingegangen werden. Im November 2016 patrouillierte das Schiff der Internationalen Föderation der Rotkreuz- und Rothalbmond-Gesellschaften (IFRC) entlang der libyschen Küste in internationalen Gewässern. Die Mannschaft bestand aus

Mitarbeitern von MOAS (Migrant Offshore Aid Station), die für die Seerettung zuständig waren und dem Internationalen Roten Kreuz, welches für die Versorgung mit Lebensmitteln und auch für die medizinische Versorgung an Bord sorgte. In 14 Tagen konnten über 1100 Menschen aus Seenot lebend und zwei Menschen tot geborgen werden.

Das medizinische Team bestand aus einem Arzt, also mir, zwei Krankenschwestern, einem Kommunikationsexperten sowie einem Teamleiter. Während MOAS sich um die Seerettung der Menschen kümmerte, war unser medizinisches Team für die Menschen verantwortlich ab dem Zeitpunkt, ab dem sie das Schiff betreten hatten.

7.6.2 Die geflüchteten Menschen am Schiff

Flüchtlinge, die auf das Schiff kamen (◘ Abb. 7.5), waren zum Teil 36 Stunden auf hoher See. Zu den Verletzungen zählten Verätzungen von Gesäß und unteren Extremitäten durch ein Gemisch von Salzwasser und Sprit für den Motor. Dieses war nicht nur brennbar, sondern auch hoch ätzend. Ebenso wurde dieses Gemisch zum Teil geschluckt oder gelangte in die Lungen. Dies führte zu zum Teil lebensbedrohlichen Zustandsbildern wie einem toxischen Lungenödem.

Die Rettungen fanden meistens am frühen Morgen etwa ab 5.30 Uhr statt und konnten sich durchaus über 3–4 Stunden ziehen (◘ Abb. 7.6). In diesem Zeitraum galt es, höchst aufmerksam zu sein um keine erkrankten Patienten zu übersehen und sich auch nicht selbst in Gefahr zu bringen. Die Geretteten wurden mit warmer Kleidung versorgt und bekamen für die Dauer ihres Aufenthaltes frisches Wasser und Kekse. Die Versorgung mit warmen Getränken wäre erwünscht und sinnvoll gewesen, war aber aus organisatorischen

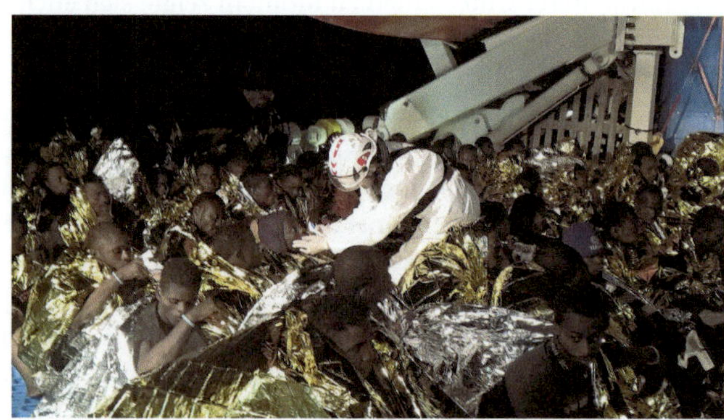

◘ **Abb. 7.5**   Geflüchtete Menschen am Schiff. (© Michael Kühnel)

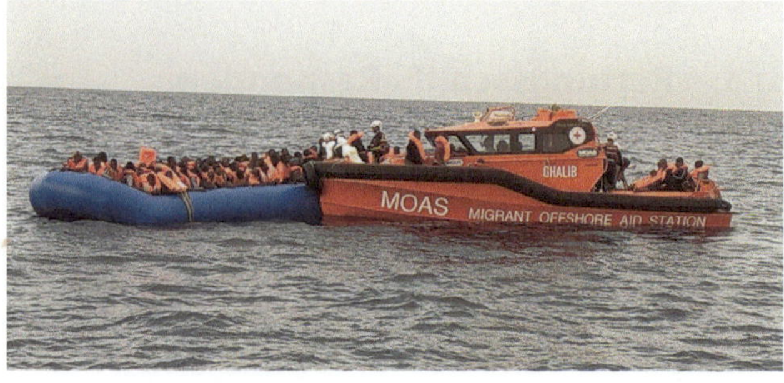

◘ **Abb. 7.6**   Ein Rettungseinsatz. (© Michael Kühnel)

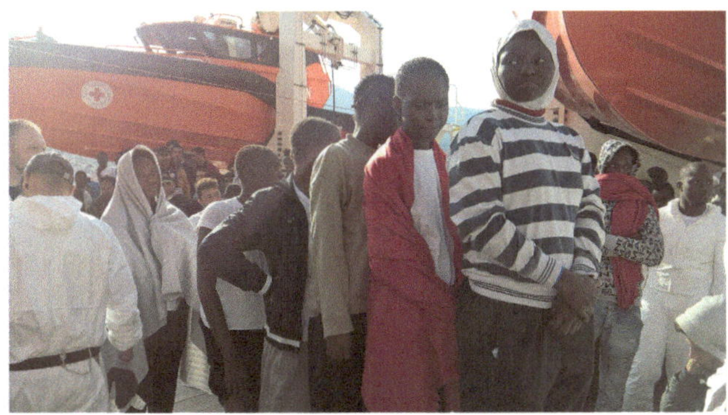

□ Abb. 7.7 Gerettete Menschen an Bord. (© Michael Kühnel)

Gründen nicht möglich. 350 Leute konnten offiziell Platz auf dem Schiff finden, aber auch 700 Menschen waren keine Seltenheit.

Bei Menschen, die das Schiff betraten, konnten verschiedenste Reaktionen festgestellt werden. Es gab Gerettete, die weinten, beteten, schrien vor Glück oder einfach ganz ruhig waren (□ Abb. 7.7). Mit jeder dieser Reaktionen mussten sowohl die Crew und wir als Team als auch die anderen Geretteten umgehen lernen.

Nach der Administration und einer sehr groben Erstuntersuchung wurden die Menschen mit Wasser und Keksen versorgt. Es musste alles sehr diszipliniert ablaufen, da oberste Priorität die Rettung aller Menschen war.

7.6.3 Im Gespräch mit geflüchteten Menschen

Im Gespräch mit den Flüchtlingen war dann sehr oft von Ausweglosigkeit, Verzweiflung und Angst die Rede. Ich hörte Berichte, wonach die geflüchteten zum Teil gefoltert worden waren und auch mit Waffengewalt auf die kleinen Gummiboote gezwungen worden waren.

Sichtlich schockiert berichtete eine Frau aus dem Irak mit einem zwei Jahre alten Kind, dass sie und ihr Mann, der aus Syrien war, vor der Wahl gestanden hatten, nach Syrien in den Krieg zu gehen, in Libyen gefoltert zu werden oder die Fahrt über das Mittelmeer mit unklarem Ausgang anzutreten.

In den vielen Gesprächen an Bord der «Responder» überwogen bei den Menschen die Dankbarkeit, die Hoffnung und die Freude, überlebt zu haben.

7.6.4 Helfen mit einfachsten Mitteln

Zur medizinischen Versorgung an Bord ist zu sagen, dass es einiges an Medikamenten gab, aber ein durchschnittlicher österreichischer Notarztwagen deutlich besser ausgestattet ist als die Abteilung an Bord.

Dies wurde deutlich, als von einem sinkendem Gummiboot ein Patient unter laufender Reanimation an Deck der «Responder» gebracht wurde. Mit sehr rudimentären Mitteln und einem Defibrillator, der Italienisch sprach, wurde uns Helfenden erst bewusst, mit welch unzureichenden Mitteln und welcher Hilflosigkeit angesichts des überbordenden Leides wir konfrontiert waren. Der Patient verstarb an Herzstillstand nach etwa 40 Minuten erfolgloser Wiederbelebung. Diese musste abgebrochen werden, da vermehrt Augen-

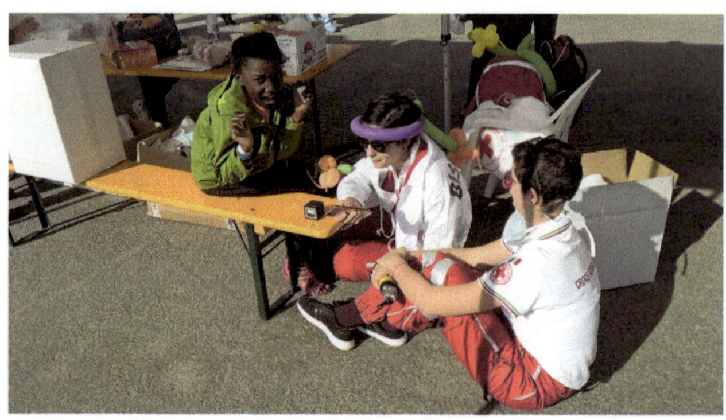

◘ Abb. 7.8 Hilfe von den Klinikclowns. (© Michael Kühnel)

merk auf die Überlebenden gelegt werden musste. Das Groteske an der gesamten Situation war, dass ein Reporter, der einen Artikel am Schiff schrieb, bei der Wiederbelebung half, in den Pausen, in denen er keine Herzdruckmassage durchführte, schoss er Fotos von der Reanimation. So wurde selbst Tod noch zum Spektakel.

7.6.5 Traumatischer Verlust

Den traurigen Abschluss bildete eine Familie von drei Mädchen (2, 9 und 13 Jahre), die auf ihrem Fluchtboot ihre Mutter verloren hatten. Diese war bei der Rettungsaktion ertrunken. Derart traumatisiert wurden die drei Schwestern in Kalabrien den Behörden übergeben. Hier sei ausdrücklich auf den sehr positiven Einfluss der an Land wartenden Klinikclowns verwiesen (◘ Abb. 7.8). Auch ohne einer gemeinsamen Sprache mächtig zu sein, nahmen sich die sehr gut geschulten Mitarbeiterinnen der Mädchen an und stellten Kontakt mit ihnen her, was am Schiff aufgrund der Ereignisse nicht möglich gewesen war.

Bei aller Freude über die geretteten Menschen zeigte sich im teaminternen Gespräch, dass dieser Einsatz für alle sehr intensiv, persönlich berührend und anstrengend gewesen war.

7.7 Zusammenfassender Abschluss

Zusammenfassend sei nochmals betont, dass dieser Artikel auf meinen subjektiven Beobachtungen beruht und keinen Anspruch auf Vollständigkeit hat. Ich gebe weiter, was ich gehört und gesehen habe. Dennoch sollen sie verschiedene Situationen und verschiedene Problemstellungen im Zusammenhang Flucht, Angst und Verzweiflung skizzieren. Aus der Sicht der Helfer, also aus meiner Sicht, scheint es wichtig, ausreichende psychologische Hilfe bzw. Vorbereitung vor, während und nach dem Einsatz für Helfende anzubieten. Außerdem erscheint es wichtig, geeignete Copingstrategien für sich selbst zu entwickeln. Bei mir ist dies zum Beispiel das Schreiben von Einsatzblogs, aus welchen dieser Artikel entstanden ist.

Anmerkungen
Der Text in diesem Kapitel basiert auf meinem Einsatzblog http://blog.roteskreuz.at/einsatz/author/michael-kuehnel/. Alle Abbildungen bzw. Fotos in diesem Kapitel wurden von mir aufgenommen.

Positionspapier zur Flüchtlingsversorgung: eine allgemeine Stellungnahme zur psychosozialen Versorgung von Flüchtlingen aus aktueller Sicht

Carryn Danzinger, Matthäus Fellinger, Waltraud Fellinger-Vols, Georg Psota, Johannes Wancata, Alice Wimmer, Thomas Wochele-Thoma

Unveränderter Nachdruck von Danzinger, C., Fellinger, M., Fellinger-Vols, W. et al. Neuropsychiatr (2018). https://doi.org/10.1007/s40211-018-0263-4

8.1   Einleitung

Aufbauend auf dem Ärzte-Appell der Österreichischen Gesellschaft für Psychiatrie, Psychotherapie und Psychosomatik vom 23. Juli 2015, in dem die Forderung eines sicheren, stabilen und menschenwürdigen Umfelds für Flüchtlinge und Asylsuchende erhoben wurde, wird in dem vorliegenden Positionspapier eine allgemeine Stellungnahme zur psychosozialen Versorgung von Flüchtlingen aus aktueller Sicht präsentiert. Auch wenn auf bestehende regionale Unterschiede nicht explizit eingegangen werden kann, wird hierbei der Anspruch auf eine österreichweit gültige Empfehlung gestellt, für deren Umsetzung selbstverständlich individuelle regionale Lösungen erforderlich sind.

In der Bundeshauptstadt und dem nahe gelegenen Erstaufnahmezentrum hat sich die Unterbringungssituation gebessert. Große Quartiere wurden verkleinert, die Qualität der Quartiere wurde verbessert, einige ungeeignete Notquartiere wurden geschlossen. Das Thema der Transition bleibt aber auch hier bestehen: von Massenquartieren zu Privatunterkünften sowie von Jugendeinrichtungen zu Strukturen für Erwachsene. Auch Bildungsangebote haben sich seit der letzten Stellungnahme punktuell erweitert. Es mangelt allerdings österreichweit noch immer an niederschwelligen und gut erreichbaren (Bundesländer-) Angeboten.

8.2   Hintergrund

Weltweit sind aktuell ca. 65,6 Millionen Menschen auf der Flucht. Dies entspricht der höchsten Zahl von Flüchtlingen in den letzten 20 Jahren. Verantwortlich für den Anstieg sind laut UNHCR die Konflikte in Syrien, Afghanistan, Burundi, der demokratischen Republik Kongo, Mali, Somalia, Süd-Sudan sowie der Ukraine. Derzeit ist der größte und wichtigste Faktor der bereits erwähnte lange währende bewaffnete Konflikt in Syrien. So stieg die Gesamtzahl der registrierten geflüchteten Syrer von 10.000 im Jahr 2010 auf 5,05 Millionen bis Mai 2017, womit erstmals seit 30 Jahren nicht mehr Afghanistan das Herkunftsland der größten Flüchtlingspopulation war. Der größte Teil (2,99 Millionen) der geflüchteten Syrer wurde bis April 2017 in der Türkei aufgenommen (UNHCR 2017).

Der bewaffnete Konflikt in Syrien ist also für die größte Fluchtbewegung unserer Zeit verantwortlich. Während der Großteil dieser Flüchtlinge durch die umliegenden Länder Syriens aufgenommen wurde, kam es im Sommer 2015 zu einem deutlichem Anstieg von Flüchtlingen innerhalb der Europäischen Union, die primär über die Türkei und anschließend Griechenland West- und Mitteleuropa erreichten (Abbasi et al. 2015). In der EU wurden 2015 schließlich insgesamt 1.294.000 Asylanträge gestellt. In Relation zur Einwohnerzahl hatte innerhalb der EU Schweden im Jahr 2015 die meisten Flüchtlinge aufgenommen (15 Flüchtlinge auf 1000 Einwohner). Im globalen Vergleich gesehen ist allerdings kein Mitgliedsstaat der EU unter jenen zehn Ländern, die weltweit die meisten Flüchtlinge beherbergen (UNHCR 2017).

In Österreich wurden im Jahr 2015 insgesamt 88.340 Asylanträge gestellt. Durch die Schließung der Balkanroute und den Flüchtlingsdeal mit der Türkei wurden 2016 die Asylanträge auf insgesamt 42.285 halbiert. In den letzten beiden Jahren waren jeweils 9 % der Asylwerber unbegleitete Minderjährige. 66 % der Erwachsenen, die im Jahr 2016 in Österreich um Asyl ansuchten, waren männlich. Der größte Teil der Flüchtlinge stammte aus Afghanistan (28 %) und Syrien (21 %) (Bundesministerium für Inneres 2015/2016). Die 2015 in sieben Flüchtlingseinrichtungen an 514 geflüchteten Erwachsenen in Wien durchgeführte Studie *Displaced Persons in Austria Survey* (s. Buber-Ennser et al. 2016) zeigte, dass die Befragten im Schnitt wesentlich besser gebildet und weniger traditionellen Einstellungen verhaftet waren als die Bevölkerung im jeweiligen Heimatland.

8.3 Psychische Erkrankungen bei Flüchtlingen

In zahlreichen Studien konnte gezeigt werden, dass Flüchtlinge und Asylsuchende eine sehr vulnerable Gruppe mit besonderen Vorbelastungen darstellen (Fazel et al. 2005; Porter und Haslam 2005). Nicht nur die traumatisierenden Erlebnisse im Herkunftsland (z. B. Krieg, Verlust nahestehender Menschen, Folter und Misshandlung), sondern auch die mitunter nicht minder belastenden Erfahrungen während der Flucht (z. B. Lebensgefahr, Gewalt und Diskriminierung) oder im asylgewährenden Land erhöhen das Risiko der Erstmanifestation sowie der längeren Dauer vorbestehender psychischer Erkrankungen. So konnte gezeigt werden, dass die Wartezeit auf den Asylbescheid ein Prädiktor für das Auftreten einer posttraumatischen Belastungsstörung (PTBS) oder Depression und für den Schweregrad dieser Erkrankungen ist (Knipscheer et al. 2015). Die fehlende Möglichkeit, über die eigene Zukunft bestimmen zu können, Sprachbarrieren sowie fehlende Beschäftigung stellen ebenso Risikofaktoren dar (Aoe et al. 2015).

Speziell bei Flüchtlingen aus Syrien konnte gezeigt werden, dass viele von ihnen unter Depressionen, pathologischen Trauerreaktionen, Belastungsstörungen, Panikattacken oder anderen Angsterkrankungen leiden (Acarturk et al. 2015; de Jong et al. 2003; Hassan et al. 2016; Momartin et al. 2004; Shrestha et al. 1998; Steel et al. 2009). Überdies ist bei Flüchtlingen und Asylsuchenden das Suizidrisiko signifikant erhöht (Aoe et al. 2015; Hagaman et al. 2016; Rahman und Hafeez 2003). Dies und der Umstand, dass die Prävalenz der posttraumatischen Belastungsstörungen bei Flüchtlingen um ca. das zehnfache erhöht ist, macht es erforderlich, sich mit der psychiatrischen Versorgung dieser Menschen auseinanderzusetzen (Fazel et al. 2005; Knipscheer et al. 2015).

Dabei muss allerdings berücksichtigt werden, dass die Stigmatisierung von Menschen mit psychiatrischen Erkrankungen in muslimisch geprägten Ländern im Allgemeinen weiter verbreitet ist als in vielen eurpäischen Länden (Ciftici et al. 2013; de Jong et al. 2003; Hassan et al. 2016). Während in diesen Ländern das expressive Zeigen von Emotionen und Leid häufig sozial akzeptiert ist, ist die Zuschreibung einer psychiatrischen Erkrankung nicht nur für die Betroffen, sondern auch für deren gesamte Familie stigmatisierend und problematisch. Dies beeinflusst wesentlich die Bereitschaft, Hilfe zu suchen oder diese anzunehmen (Ciftici et al. 2013).

8.4 Herausforderungen für das psychosoziale Hilfesystem und Empfehlungen, die zur psychischen Stabilität beitragen

8.4.1 Erstaufnahmezentren

Die Bedingungen in Erstaufnahme- bzw. Verteilerzentren beeinflussen das Ausmaß weiterer Belastungen einer mitunter bereits im Ursprungsland oder auf der Flucht traumatisierten Population. Räumliche Beengtheit ohne Rückzugsmöglichkeit, eingeschränkte Bewegungsfreiheit und vor allem die Ungewissheit über die eigene Zukunft bewirken Gefühle von Ohnmacht und Ausgeliefertsein.

Empfehlung

- Betroffene sollen möglichst rasch in reguläre und betreute Unterkünfte weitergeleitet werden. Sie benötigen zeitnah muttersprachliche Informationen über das weitere Geschehen, um so zusätzliche Verunsicherungen und psychische Belastungen zu vermeiden.
- Bei Hinweisen auf psychische Erkrankungen ist es wichtig, die betreffenden Personen innerhalb der Betreuungseinrichtung medizinischem bzw. psychologischem Fachpersonal vorzustellen. Falls nötig, müssen ambulante Psychologen bzw. Psychiater hinzugezogen werden. Bei Bedarf ist eine Behandlung einzuleiten, die in einzelnen Fällen auch eine stationäre Aufnahme im Krankenhaus erfordern kann. Um eine qualitative hochwertige Behandlung zu gewährleisten, müssen Dolmetscher herangezogen werden.

8.4.2 Sicherung der Basisbedürfnisse

Trotz deutlich erhöhter Risiken ist es wichtig zu betonen, dass nicht jeder Flüchtling eine psychische Erkrankung entwickelt oder gar spezialisierte psychiatrische bzw. psychotherapeutische Behandlung benötigt.

Die Sicherung der Grundbedürfnisse ist eine Voraussetzung, die es ermöglicht, die eigenen Ressourcen zu nutzen und die oft extremen Erlebnisse besser zu verarbeiten. Aus diesem Grund sind unter anderem adäquates Wohnen, ausreichende Versorgung mit Nahrung und Zugang zum Gesundheitssystem sehr bedeutsam. Sinnloses Warten ohne Aufgaben und ohne Beschäftigung hingegen verschlechtern das psychische Befinden. Falls erforderlich, sollte anfangs niederschwellige sozialarbeiterische Unterstützung und Begleitung angeboten werden.

Empfehlung

- Integrationsmaßnahmen von Beginn an wie z. B. Deutschkurse, Bildungsangebote und die Möglichkeit, den Alltag sinnvoll und selbstverantwortlich zu gestalten, tragen zur Fähigkeit bei, Alltagsanforderungen autonom zu bewältigen, und verringern die Abhängigkeit von fremder Hilfe.
- Ein früher Arbeitsmarktzugang verringert die Abhängigkeit von Sozialleistungen und trägt sowohl zur Entwicklung einer Zukunftsperspektive als auch zur psychischen und sozialen Stabilisierung bei.

8.4.3 Kurze Dauer der Asylverfahren

Langdauernde Asylverfahren steigern die Unsicherheit die eigene Zukunft betreffend. Damit erhöht sich die Vulnerabilität und die Gefahr der Erstmanifestation bzw. der Verschlechterung einer bereits bestehenden psychischen Erkrankung.

Empfehlung

- Fremdenrechtliche Verfahren sollten möglichst rasch abgewickelt werden.

8.4.4 Aktivierung der sozialen Netzwerke der Betroffenen

Die Aktivierung von Ressourcen und Coping-Mechanismen der Betroffenen trägt zur Fähigkeit bei, auch schwierige Alltagsanforderungen autonom zu bewältigen, und damit zur psychischen Stabilisierung. Beispielsweise können geeignete Personen mit Migrationshintergrund zu Mentoren geschult werden. Das macht sie zu Experten in eigener Sache, wodurch sie die Mitglieder ihrer Gemeinschaft unterstützen können. Weiters können unterschiedliche Aktivitäten zu einem (kulturellen) Austausch zwischen Herkunftsland und Ankunftsland beitragen. Dazu gehören auch gemeinsames Kochen, Feste feiern oder schulische und sportliche Veranstaltungen.

Empfehlung
- Kompetenzen der Flüchtlinge sollen genützt werden, um derartige Angebote zu entwickeln.

8.4.5 Bedarfsorientierte Versorgung

Extreme Erfahrungen können bei allen Menschen das Risiko erhöhen, eine Belastungsstörung, eine Depression oder eine andere psychische Erkrankung zu entwickeln. Gespräche mit nahestehenden Menschen, sinnvolle Aufgaben im Alltag, Sicherheit vor weiterem Schaden, Rückzugsmöglichkeiten etc. reduzieren das Krankheitsrisiko. Derart hilfreiche Alltagsbedingungen sind in ähnlicher Weise für Flüchtlinge und Asylsuchende von Relevanz und sollten im Sinne einer Prävention für alle bestmöglich zur Verfügung stehen.

Bedarfsorientierte Versorgung bedeutet in diesem Zusammenhang, dass jeder das bekommt, was er oder sie benötigt. Dabei sollen niederschwellige und einfache Angebote Vorrang vor höherschwelligen und aufwendigen Angeboten haben. Wenn allerdings aufwendigere Hilfen benötigt werden, sollten sie entsprechend verfügbar sein. Auf diese Weise kann vermieden werden, dass unnötig Ressourcen verbraucht werden, die anderswo dringend benötigt werden.

Die sogenannte Interventionspyramide des Inter-Agency Standing Committee (IASC) verdeutlicht dies auf vier Handlungsebenen (◘ Abb. 8.1), wobei immer zuerst die breite Basis der Pyramide genutzt werden sollte, bevor spezialisierte (in der Abbildung weiter oben stehende) und kostenintensive Interventionen zur Anwendung kommen. Damit diese Vorgangsweise funktionieren kann, bedarf es auf jeder Handlungsebene ausreichend qualifizierte Personen.

Personal, das in Kontakt mit Flüchtlingen steht, benötigt kulturelle Sensitivität, kulturspezifisches Wissen und Kompetenz im Erkennen von möglichen Hinweisen auf psychische Erkrankungen. Das erhöht die Sicherheit der Einschätzung von Auffälligkeiten und reduziert Fehlzuweisungen in spezialsiertere und teurere Angebote. Dazu ist es erforderlich, Personal in Betreuungseinrichtungen, Berater in Anlaufstellen, medizinisches Personal und Beamte zu schulen.

Bei Verdacht auf psychische Erkrankungen sollten fachspezifisch geschulte Personen, z. B. Psychologen, Psychotherapeuten, Pflegepersonen, beigezogen werden. Hierzu eignen sich mobile Einheiten oder spezialisiertes Personal in Beratungsstellen. Ziel ist es, abzuklären, ob eine weiterführende psychiatrische/psychotherapeutische Behandlung notwendig ist oder eine niederschwelligere Versorgung vor Ort ausreicht.

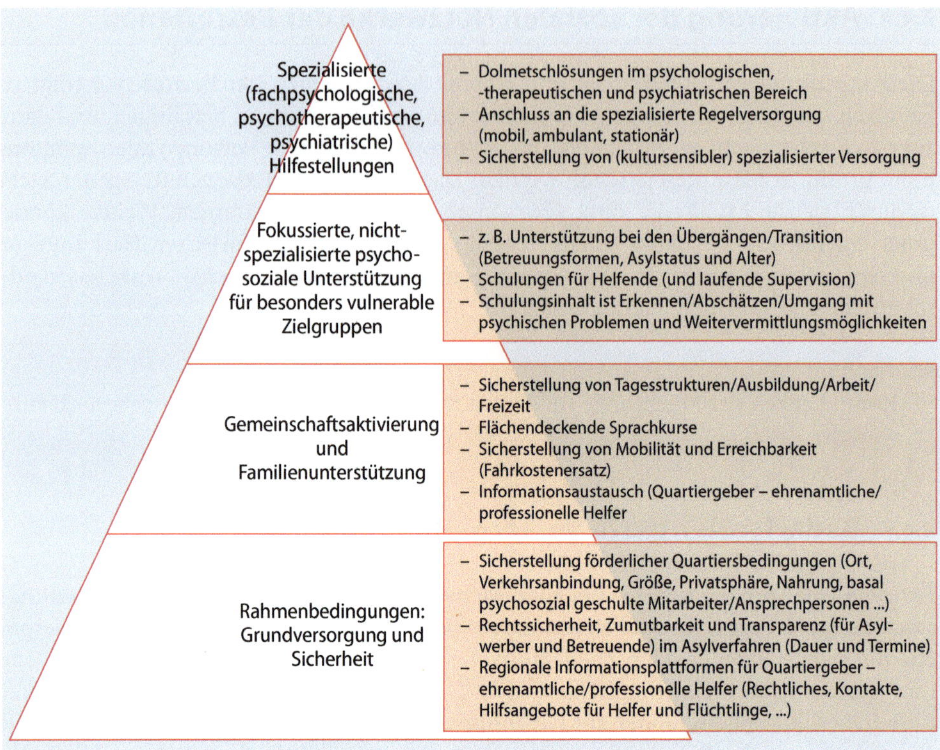

◘ Abb. 8.1 Interventionspyramide des Inter-Agency Standing Committee (IASC) mit Handlungsebenen. (IASC 2007, mit freundlicher Genehmigung; Übersetzung durch Arbeitsgruppe der Gesundheit Österreich GmbH, Juni 2016)

Falls erforderlich, werden die Betroffenen nach dieser fachlichen Begutachtung an entsprechende Stellen des Versorgungssystems weitergeleitet.

Wartezeiten für ambulante psychotherapeutische und psychiatrische Behandlungen sind in vielen Regionen Österreichs derzeit oft extrem lang. Das erhöht das Risiko für Symptomverschlechterung und Chronifizierung von Erkrankungen.

Empfehlung

▬ Mitarbeiter von Betreuungseinrichtungen sollten basale Informationen über Möglichkeiten fachlicher Unterstützung erhalten.
▬ Entsprechende Ressourcen müssen im fachspezifischen Regelversorgungssystem auf allen Ebenen zur Verfügung gestellt werden.

8.4.6 Kulturspezifische Aspekte

Der kulturelle Hintergrund der Flüchtlinge beeinflusst die Präsentation und Attribuierung von psychischen Beschwerden und das Krankheitsverständnis wesentlich. Dadurch ergeben sich Behandlungserwartungen, die die Akzeptanz der hierorts angebotenen Therapien beeinflussen. Daher sind Sprach- und Kulturvermittlung durch professionelle Dolmetscher eine wesentliche Basis für die Kommunikation zwischen Gesundheitsberufen und

Patienten. Dies ist eine wichtige Grundlage, um ein gemeinsames Krankheits- und Behandlungsverständnis zu erarbeiten und damit eine funktionierende Arzt-Patienten-Beziehung zu etablieren. Zusätzlich können niederschwellige Informationen in den Muttersprachen bzw. Piktogramme zu Krankheitsbildern und Angeboten auf allen Ebenen hilfreich sein.

Empfehlung

- Sprach- und Kulturvermittlung durch professionelle Dolmetscher sind in ausreichendem Umfang sicherzustellen.
- Es ist sicherzustellen, dass kultursensitves Wissen in die Aus- und Weiterbildung integriert wird.

Anmerkung

Beim vorliegenden Beitrag handelt es sich um ein Positionspapier der Österreichischen Gesellschaft für Psychiatrie, Psychotherapie und Psychosomatik und der Österreichischen Gesellschaft für Sozialpsychiatrie. Die Autorinnen und Autoren sind in alphabetischer Reihenfolge genannt, die Reihenfolge spiegelt nicht die tatsächliche Verteilung der Arbeit am vorliegenden Text wider.

Literatur

Zitierte Literatur

Abbasi K, Patel K, Godlee F (2015) Europe's refugee crisis: an urgent call for moral leadership. Bmj 351: h4833. doi:10.1136/bmj.h4833

Acarturk C, Konuk E, Cetinkaya M, Senay I, Sijbrandij M, Cuijpers P, Aker T (2015) EMDR for Syrian refugees with posttraumatic stress disorder symptoms: results of a pilot randomized controlled trial. Eur J Psychotraumatol 6: 27414. doi:10.3402/ejpt.v6.27414

Aoe T, Shetty S, Sivilli T, Blanton C, Ellis H, Geltman PL, Lopes Cardozo B (2015) Suicidal Ideation and Mental Health of Bhutanese Refugees in the United States. J Immigr Minor Health. doi:10.1007/s10903-015-0325-7

Bundesministerium für Inneres (2015) Asylstatistik 2015. http://www.bmi.gv.at/301/Statistiken/files/Jahresstatistiken/Asyl_Jahresstatistik_2015.pdf

Bundesministerium für Inneres (2016) Asylstatistik 2016. http://www.bmi.gv.at/301/Statistiken/files/Jahresstatistiken/Jahresstatistik_Asyl_2016.pdf

Buber-Ennser I, Kohlenberger J, Rengs B, Al Zalak Z, Goujon A, Striessnig E, Potancokova M, Gisser R, Testa MR, Lutz W (2016) Human capital, values, and attitudes of persons seeking refuge in Austria in 2015. PLoS one 11(9): e0163481. doi:10.1371/journal.pone.0163481

Ciftici A, Jones N, Corrigan W (2013) Mental Health Stigma in the Muslim Community. Journal of Muslim Mental Health 7(1): 17–32.

de Jong JT, Komproe IH, Van Ommeren M (2003) Common mental disorders in postconflict settings. Lancet 361(9375): 2128–2130. doi:10.1016/s0140-6736(03)13692-6

Fazel M, Wheeler J, Danesh J (2005) Prevalence of serious mental disorder in 7000 refugees resettled in western countries: a systematic review. Lancet 365(9467): 1309–1314. doi:10.1016/s0140-6736(05)61027-6

Hagaman AK, Sivilli TI, Ao T, Blanton C, Ellis H, Lopes Cardozo B, Shetty S (2016) An Investigation into Suicides Among Bhutanese Refugees Resettled in the United States Between 2008 and 2011. J Immigr Minor Health. doi:10.1007/s10903-015-0326-6

Hassan G, Ventevogel P, Jefee-Bahloul H, Barkil-Oteo A, Kirmayer LJ (2016) Mental health and psychosocial wellbeing of Syrians affected by armed conflict. Epidemiol Psychiatr Sci 25(2):129-41

Inter-Agency Standing Committee (IASC) (2007). IASC Guidelines on Mental Health and Psychosocial Support in Emergency Settings. IASC, Geneva

Knipscheer JW, Sleijpen M, Mooren T, Ter Heide FJ, van der Aa N (2015) Trauma exposure and refugee status as predictors of mental health outcomes in treatment-seeking refugees. BJPsych Bull 39(4): 178–182. doi:10.1192/pb.bp.114.047951

Momartin S, Silove D, Manicavasagar V, Steel Z (2004) Complicated grief in Bosnian refugees: associations with posttraumatic stress disorder and depression. Compr Psychiatry 45(6): 475–482. doi:10.1016/j.comppsych.2004.07.013

Porter M, Haslam N (2005) Predisplacement and postdisplacement factors associated with mental health of refugees and internally displaced persons: a meta-analysis. Jama 294(5): 602–612

Rahman A, Hafeez A (2003) Suicidal feelings run high among mothers in refugee camps: a cross-sectional survey. Acta Psychiatr Scand 108(5): 392–393

Shrestha NM, Sharma B, Van Ommeren M, Regmi S, Makaju R, Komproe I, de Jong JT (1998) Impact of torture on refugees displaced within the developing world: symptomatology among Bhutanese refugees in Nepal. Jama 280(5): 443–448

Steel Z, Chey T, Silove D, Marnane C, Bryant RA, van Ommeren M (2009) Association of torture and other potentially traumatic events with mental health outcomes among populations exposed to mass conflict and displacement: a systematic review and meta-analysis. Jama 302(5): 537–549. doi:10.1001/jama.2009.1132

UNHCR (2017) World at War – Global Trends – Forced Displacement in 2014 [Press release]. http://www.unhcr.at/service/zahlen-und-statistiken.html

Weiterführende Literatur (Informationen und Richtlinie)

Bundesamt für Fremdenwesen und Asyl (BFA) Jahresbilanz 2016. http://www.bfa.gv.at/files/Statistiken/BFA_Jahresbilanz_2016.pdf

Bundesministerium für Inneres. Asylstatistiken. http://www.bmi.gv.at/301/Statistiken/start.aspx#pk_2015

DIPAS – DISPLACED PERSONS IN AUSTRIA SURVEY: https://www.oeaw.ac.at/en/vid/research/research-projects/dipas/

IASC Guidelines on Mental Health and Psychosocial Support in Emergencies 2007: http://www.who.int/mental_health/emergencies/guidelines_iasc_mental_health_psychosocial_june_2007.pdf

Mental Health and Psychosocial Support for Refugees, Asylum Seekers and Migrants on the Move in Europe, A mulit-agency guidance note, December 2015. http://www.euro.who.int/__data/assets/pdf_file/0009/297576/MHPSS-refugees-asylum-seekers-migrants-Europe-Multi-Agency-guidance-note.pdf?ua=1

Transkulturelle Aspekte von Diagnostik und Begutachtung bei Gewaltfolgen

*Thomas Wenzel, Sabine Parrag, Sofie Kuhn-Natriashvili,
Maria Kletečka-Pulker*

© Springer-Verlag GmbH Deutschland, ein Teil von Springer Nature 2018
F. Riffer et al. (Hrsg.), *Das Fremde: Flucht – Trauma – Resilienz*
https://doi.org/10.1007/978-3-662-56619-0_9

9.1   Einleitung

Transkulturelle Aspekte spielen eine wesentliche Rolle in der Diagnostik, im Verständnis und in der Behandlung von Menschen, die als Migranten oder Flüchtlinge nach Europa kommen. Die zunehmende Berücksichtigung dieser Aspekte auch in den normativen Diagnosesystemen wie dem DSM-5 innerhalb der Medizin (Groen 2009; Lewis-Fernandez 2009; Lewis-Fernandez und Aggarwal 2013; Drozdek 2015) spiegelt einerseits eine verbesserte Kommunikation zwischen verschiedenen Forschungsgebieten wie besonders zwischen Psychiatrie und Kulturanthropologie wider, unterstreicht aber auch die vermehrte Notwendigkeit, Menschen aus anderen Kulturen adäquat zu betreuen.

In der Kulturanthropologie bekannte Konzepte wie das der «Idioms of Distress» als kulturabhängiger Ausdruck von psychologischer Belastung haben in den letzten Jahren zunehmend auch Eingang in diese Standard-Diagnosesysteme gefunden (Alemi et al. 2017; Kohrt und Hruschka 2010; Rasmussen et al. 2011). Auch in der Begutachtung sollten diese Aspekte vermehrt berücksichtigt werden; im folgenden Kapitel werden sie anhand der Begutachtung von Folterfolgen diskutiert (Wenzel et al. 2015a). Am Beispiel belastungsabhängiger Erkrankungen kann die konkrete Anwendung und Relevanz kultursensitiver Modelle in der Arbeit mit den angesprochenen Gruppen anhand einer integrativen und interdisziplinären Analyse verdeutlicht werden.

9.2   Migration und Transkulturalität – allgemeine Aspekte

Von wesentlicher Bedeutung in der Berücksichtigung transkultureller Faktoren ist dabei eine grundlegende Begriffsklärung, welche die häufig üblichen verallgemeinernden Modelle präzisiert. Der Hintergrund einer Person oder Gruppe kann so besser nachvollziehbar werden.

Migration ist als ein komplexer und oft vielschichtiger Prozess zu sehen, der in der Folge besonders den Aspekt der Transkulturalität betrifft. Sie beginnt bereits im Herkunftsland mit dem oft raschen Kulturwandel innerhalb von oft über viele Jahrhunderte stabilen traditionellen Kulturen. Flucht in ein Drittland, aber auch interne Vertreibung («Displacement») können als nächste Stufen gesehen werden, schließlich kann es zu einer Flucht in ein anderes Land mit vollständig anderer Kultur und Sprache kommen. Zweit- und Drittgenerationsmigranten und ihre Familiensysteme sind in einer Langzeitperspektive dabei ebenfalls zu berücksichtigen (Silbermann et al. 2016; Neto 2001).

Kultur als Überbegriff wird für unsere Übersicht im weitesten Sinne verstanden und beinhaltet eine Reihe breit gefächerter Faktoren, die teilweise aus unterschiedlichen Forschungsgebieten stammen. Welcher dieser Faktoren bei der Kultur- und Identitätsbildung der entsprechenden Person im Vordergrund steht, kann interindividuell an sich äußerst unterschiedlich sein. So kann es im Rahmen eines Kulturwandels, aber auch in verschiedenen Referenzrahmen wie beispielsweise im Privatbereich gegenüber dem öffentlichen Bereich zu unterschiedlichen Verhaltensweisen oder im längeren Verlauf des Lebensplans, beispielsweise bei Migration, zu einem Wechsel von kulturabhängigen Verhaltensmustern oder sogar der Kernidentität kommen. Zu den bestimmenden Faktoren gehören vor allem die Ethnie, aber auch die soziale Schicht, eine Prägung durch ein spezifisches berufliches Umfeld, der sprachliche Hintergrund und die spezifische politische und religiöse Prägung bzw. Bindung. Bei Letzterer ist zu berücksichtigen, dass oft neben der «Hoch»religion, wie etwa Islam oder Katholizismus, ethnische «volks»religiöse Modelle, häufig als «Volksaberglaube» abgewertet (mit einer Behandlung beispielsweise in Form von magischen Sprüchen oder Amuletten), für ein bestimmtes Individuum von unterschiedlicher Bedeutung für die Identität, aber auch für das Krankheitsverhalten sein können. In den meisten Kulturen können dabei kulturspezifische Muster beobachtet werden, die widerspiegeln, was als belastend und krank machend interpretiert wird und welche Symptome als Folgen auftreten können. Kulturabhängige Krankheitsmodelle («Health Belief Systems») beeinflussen, wie Krankheit und Belastung erlebt und kommuniziert werden und welche konkreten Hilfs- und Unterstützungsangebote oder Experten in verschiedenen Bereichen angeboten und aufgesucht werden («Help seeking») (Hodes 1997; Simmelink et al. 2013; Savic et al. 2016). Ein holistisches und in der Regel interdisziplinär informiertes Verständnis der Entstehung und Ausprägung psychologischer Reaktionsmuster bzw. Krankheitsbilder im kulturellen Kontext ist als wesentliche Voraussetzung der Arbeit mit Migranten zu sehen, es kann dabei nicht auf die Symptomausprägung selbst beschränkt werden. Generalisierungen sind hier daher in der Regel zu meiden.

In Bezug auf potenziell als Auslöser fungierende Belastungen kann zwischen charakteristischen, häufigen Herausforderungen, wie z. B. Einheirat in eine neue Familie mit Neuverteilung der Machtstrukturen[1] oder auch alltäglichen Todesfällen, und außergewöhnlichen Belastungen, etwa im Fall extremer Gewalt oder der Zerstörung sozialer Strukturen in Kriegssituationen, unterschieden werden. Besonders für alltäglich zu bewältigende Situationen gibt es oft klare und einerseits hilfreiche, andererseits aber auch potenziell einengende und regulative Rahmenbedingungen und Unterstützungsangebote. Wie beispielsweise in einem Todesfall getrauert wird, welche kollektiven oder sozialen Vorgaben wie Trauerkleidung, Totenwache oder besonderen Formen der Unterstützung durch die Familie oder einen Priester als religiösem Experten angeboten werden (Davis et al. 2016; Rubin 2014; Cacciatore und Thieleman 2014; Mnkandla und Nkala 2013), ist meist so organisiert, dass in der Mehrheit der Fälle keine spezifische anhaltende «Erkrankung» oder ein Behandlungsbedarf entstehen müssen. Diese in den meisten Kulturen zu beobachtenden sozialen Rahmen- und Regulationssysteme, Reaktionen und Hilfsangebote sollten weder unterschätzt noch unnötig durch aus anderen kulturellen Rahmen oder aufgrund einer falsch verstandenen Globalisierung übernommene Modelle, Krankheitskategorien oder Behandlungsangebote ersetzt werden. Dies wurde in den letzten Jahrzehnten zunehmend zu einem wichtigen Argument in der Planung, besonders bei der Berücksichtigung psychischer Probleme. Die Kritik der Tendenz zu einer Pathologisierung und zu einer zu frühen Diagnosestellung, beispielsweise bei Trauerreaktionen in der aktuellen Revision des DSM, ist in diesem Kontext zu sehen (Sabin und Daniels 2017; Maciejewski et al. 2016; Moayedoddin und Markowitz 2015). Dies gilt auch für den Aufbau von Therapiestrukturen vor allem in traditionellen Gesellschaften bzw. Kulturen und besonders auch in Konfliktländern und Krisengebieten («Post Conflict Settings») (Wenzel et al. 2015b). So hat es sich aus offensichtlichen Gründen als nicht sinnvoll erwiesen, bekannte Modelle aus Europa oder den USA, wie beispielsweise eine intensive psychotherapeutische und psychiatrische Einzelbehandlung, in den angeführten Situationen anzuwenden. Dies ergibt sich bereits aus dem überwiegenden oder fast vollständigen Fehlen von Zugang zu ausgebildeten Experten wie etwa Psychotherapeuten in der Mehrheit der nicht industrialisierten Länder bereits vor der Zerstörung sozialer Infrastrukturen nach einem Krieg oder Bürgerkrieg bzw. nach einer Naturkatastrophe. Diese Situation führt zur zunehmenden Betonung der Bedeutung vorhandener sozialer Unterstützungs- und kulturspezifischer Behand-

---

1 Siehe z. B. das Bild der «bösen» Schwiegermutter.

lungsmodelle. Dies betrifft etwa die Berücksichtigung traditioneller Behandlungsmethoden durch die Richtlinien der Weltgesundheitsorganisation[2], aber auch die Einbindung und Förderung vorhandener Angebote innerhalb einer Kultur in besonderen Krisen- oder Kriegssituationen.

WHO und UNHCR empfehlen in ihrem «Mental Health and Psychosocial Services»-Modell (MHPSS) (Tol et al. 2015; Hassan et al. 2016) in diesem Zusammenhang einen verstärkten Fokus auf kultursensitive supportive und allgemein psychosoziale Maßnahmen, welche anstatt einer «Pathologisierung» auf ressourcenintensive und oft stigmatisierte hochspezialisierte Leistungen wie die einer psychiatrischen Behandlung angewandt werden sollen. Die Einbindung der betroffenen Gruppen in die Identifikation und in die geplanten Lösungsmodelle[3] erhält hierbei einen besonderen Stellenwert.

Dabei wird auch berücksichtigt, dass vor allem im Rahmen traditioneller Gesellschaften – wie beispielsweise in vielen asiatischen oder afrikanischen Ethnien – Selbstverständnis, Krisen, aber auch Lösungen gleichfalls die Familie, Gruppe oder Gemeinschaft im Sinne eines «universalistischen» Hintergrundes betreffen und nicht, wie in individualistisch «partikularistischen» Gesellschaften, nur das Individuum als belastet und mit der Lösung beauftragt gesehen wird. Als Beispiel können die Projekte auf Basis der traditionellen Gerichtshöfe und Gemeinschaftsrituale beispielsweise in Ruanda oder Uganda (Baines 2010; Pham et al. 2010) dienen, oder auch die zunehmende Fokussierung auf gemeindenahe Versorgung und Interventionsangebote, die den angeführten Herausforderungen besser Rechnung tragen.

Bei Migration und Flucht wird dies zusätzlich erschwert. Besonders der Verlust der angeführten kulturellen stützenden Strukturen, die Belastung oder das Auseinanderbrechen der Familie und die Trennung von eigenen kulturellen Wurzeln erschweren dabei die Möglichkeit, eigene Lösungen und Resilienz zum Tragen kommen zu lassen[4]. Trotz einer Umgebung, die mehr Sicherheit bietet, kann daher ein Ungleichgewicht entstehen, welches Heilung verhindert oder zu neuen belastungsbedingten Erkrankungen führen kann.

9.3   Krankheit und Kultur

Kommt es in der Folge zu eindeutig als solchen abgrenzbaren psychischen Erkrankungen, ist die grundlegende Einbindung kultureller Faktoren zu berücksichtigen.

Das aktuelle Handbuch der American Psychiatric Association, das DSM (Diagnostical and Statistical Manual) Rev. 5, schlägt für die kultursensitive Einschätzung von möglichen Erkrankungssymptomen die Berücksichtigung einer Reihe wesentlicher Aspekte («cultural formulation») vor, die neben den bereits angesprochenen Gesichtspunkten auch kulturabhängige Belastungsreaktionen («cultural concepts of distress») einschließt (Hinton et al. 2016; Kohrt et al. 2014; Lewis-Fernandez und Aggarwal 2013). Letztere entsprechen weitgehend dem in der transkulturellen Psychiatrie bereits seit längerem etablierten Konzept der «Idioms of Distress» (IoD) (siehe u. a. Nichter 1981).

---

2   apps.who.int/iris/bitstream/10665/.../9789241506090_eng.pdf
3   http://www.unhcr.org/publications/legal/450e963f2/unhcr-tool-participatory-assessment-operations.html
4   Es erscheint sinnvoll, in diesem Zusammenhang auch von kulturabhängiger oder Gruppen-Resilienz zu sprechen, da wichtige Bewältigungsstrukturen – wie bereits beschrieben – in den angeführten traditionellen oder universalistischen Gesellschaften nicht im Individuum, sondern in der Gruppe oder Familie liegen.

Es handelt sich um in einer bestimmten Kultur auftretende Reaktionsmuster auf Belastungen, die in der Regel von anderen Angehörigen der gleichen Kultur verstanden und mit meist positiver Zuwendung und spezifischen Interventionen beantwortet werden. Sie verändern sich im Verlauf einer sozialen Dynamik und kultureller Veränderungen im Zeitverlauf.

Zu den «Idioms of Distress» liegt inzwischen eine umfangreiche Literatur vor, wie beispielsweise zu «Nevras» (Griechenland) (Clark 1989), «Kufungisisa» (übersetzt: «thinking too much», Zimbabwe) (Patel et al. 1995), «Kiyang-yang» (Guinea-Bissau) (de Jong und Reis 2010) oder «Khyal" (Kambodscha) (Hinton et al. 2010).

Beispiele im europäischen Kontext sind historisch die u. a. mit Riechsalzen «behandelte» funktionelle Ohnmacht («Faint») (Ellenberger 1970) des 18. und 19. Jahrhunderts, das «Railway Spine»-Syndrom nach Eisenbahnunfällen des 19. Jahrhunderts (Caplan 1995) oder der «Shell-Shock» bei Soldaten im ersten Weltkrieg (Pedroso et al. 2017). Diese Syndrome – historische «Idioms of Distress» – wurden oft bereits zum Zeitpunkt ihres Auftretens als Herausforderung in der forensischen Begutachtung gesehen (Salisbury und Shail 2010; Trimble 1981). Im ICD-10 würden sie heute am ehesten den Konversionsstörungen zugeordnet, wobei angenommen werden kann, dass individuell sowohl körperliche Faktoren wie physische Neurotraumata als auch psychologische Faktoren als potenziell kausal differentialdiagnostisch zu berücksichtigen sind. Sie sind prinzipiell von Interpretationen bekannter Syndrome bzw. Krankheitsbilder wie der PTBS zu unterscheiden, bei denen sich abweichend von IoD kulturunabhängig in allen Kulturen die gleichen Basissymptome nachweisen lassen. Migration und Flucht führen damit potenziell zu unzureichender Wahrnehmung der appellativen «Botschaft» eines IoD durch die Umgebung im Aufnahmeland, wodurch ein Unterstützungsbedarf nicht ausreichend wahrgenommen oder keine adäquate Intervention angeboten wird.

Es ist abzuwarten, ob das seit mehreren Jahren angekündigte ICD-11 der WHO die entsprechenden Schritte nachvollzieht.

Im Gegensatz zu den vom Konzept her global gültigen Krankheitskategorien bzw. Diagnosen ergibt sich nun in der Anwendung folgerichtig das Problem, dass die Vielzahl möglicher Kulturen und kultureller, religiöser, sozialer und ethnischer Faktoren die Erstellung einer einfachen und kurzen Liste möglicher Belastungsreaktionen in der Praxis äußerst schwierig macht.

Das DSM-5 bietet dementsprechend auch eine prinzipiell sinnvolle Lösung für dieses Problem an, und zwar die Anwendung des Cultural Formulation Interviews (CFI). Das CFI, das bereits vor seiner Einbindung in das DSM in unterschiedlichsten Rahmen eingesetzt wurde (Paralikar et al. 2015; Aggarwal et al. 2013, 2015; Drozdek 2015; Lewis-Fernandez et al. 2014), ist als semistrukturiertes Interview zu sehen, welches in einer Reihe von offen formulierten Fragen je nach verwendeter Version entweder die Einschätzung eines unabhängigen Informanten aus der jeweiligen Kultur oder des betroffenen Patienten zu den oben angeführten Kernaspekten erhebt. Aktuelle Studien haben den positiven Einfluss des Trainings mit dem CFI auf die Qualität der interkulturellen Kompetenz von Gesundheitsberufen nachgewiesen (Diaz et al. 2017; Mills et al. 2017). Neben der Grundlagenforschung und der allgemeinen Ausbildung in der Praxis kann es unserer Einschätzung nach vor allem da angewandt werden, wo entweder eine vertiefte Arbeit mit einem bestimmten Patienten oder eine regelmäßige Arbeit mit einer bestimmten ethnischen oder sonst kulturdefinierten Gruppe vorgesehen ist. Ein ähnliches an qualitativen Methoden orientiertes Interview (MINI) wurde von der Gruppe der McGill Universität entwickelt (Leal et al. 2016), welche gemeinsam mit UNHCR ein umfangreiches spezifisches Handbuch zu

«Idioms of Distress» und Gesundheitsmodellen für die Arbeit mit syrischen Flüchtlingen erstellt haben (Hassan et al. 2015)[5].

Instrumente wie das CFI können für die alltägliche Arbeit mit Migranten und Flüchtlingen eine wesentliche langfristige Hilfestellung sein. Allerdings können eingeschränkte Ressourcen oder die Vorstellung von Klienten aus neuen Ethnien in Notfallsituationen in der Praxis andere Lösungen wie beispielsweise die Einbindung von Experten oder Vertretern der jeweiligen Kultur – nicht nur als Dolmetscher, sondern auch als Kulturberater – erforderlich machen.

9.4   Übersetzer, Übersetzungen und Dolmetscher

Dolmetscher und Übersetzer[6] sind eine potenzielle Ressource, aber auch ein zu berücksichtigendes Risiko in der Kommunikation (Kletecka-Pulker 2018). Ein muttersprachliches Angebot erhöht einerseits die Bereitschaft und Qualität der Kommunikation in der medizinischen Praxis und verhindert gefährliche Kommunikationsbarrieren und Missverständnisse, wie eine Reihe von Studien gezeigt haben (Rosenblatt et al. 2017; Schwei et al. 2017; Shapeton et al. 2017; Sleptsova et al. 2017; Sturman et al. 2017). Dies ist auch bei der Arbeit mit geflüchteten Menschen wesentlich (Bischoff et al. 2003). In der Praxis werden dabei oft untrainierte Sprachmittler, oft sogar Familienangehörige, eingesetzt (Kletecka-Pulker 2018).

Neben den besonders im juristischen, medizinethischen (Basu et al. 2017) und medizinischen Bereich bei unzureichender Übersetzungsleistung bzw. Dolmetschung auftretenden erheblichen potenziellen Folgeproblemen wie Haftung und Fehlbehandlung sind eine Reihe von weiteren Faktoren zu berücksichtigen. Die indirekte Traumatisierung durch belastende Narrative, wie etwa von Folter und Kriegshandlungen (Kindermann et al. 2017), sollte durch Training, Beobachtung, enge Zusammenarbeit und Supervision soweit möglich verhindert werden. Dieser Faktor spricht allerdings auch gegen den Einsatz von Angehörigen, besonders von Jugendlichen und Kindern. UNHCR hat für das Training von Dolmetschern ein eigenes Trainingsprogramm mit dem Schwerpunkt des Asylverfahrens entwickelt (QUADA[7]).

Vertrauen – nicht nur in den Experten, sondern auch in den Sprachmittler – ist Voraussetzung. Die Loyalitäten und Aspekte wie Vertraulichkeit von Informationen müssen daher auch für den Patienten eindeutig und transparent sein. Aufgrund der oft unzureichenden Verfügbarkeit von trainierten (also professionellen bzw. semi-professionellen) und zuverlässigen Dolmetschern in Aufnahmeländern mit weniger häufigen Sprachen werden aufgrund der angesprochenen Problematik zunehmend Alternativen, besonders in Form von Telefon- (Huang und Phillips 2009; Crossman et al. 2010) und Videodolmetschsystemen (Locatis et al. 2010, 2011), eingesetzt.

Wie komplex eine adäquate Diagnostik ist, und zwar nicht nur aus sprachlichen Gründen, ist bereits aus der hinlänglich bekannten und oft aufwändigen Fragestellung der Übersetzung von Fragebögen und diagnostischen Standardinterviews bekannt (Mollica et al.

---

5   http://www.unhcr.org/55f6b90f9.pdf
6   Anmerkung: Fachlich wird zwischen Übersetzung (schriftlich) und Dolmetschung (mündlich) unterschieden.
7   http://www.unhcr.org/dach/at/was-wir-tun/asyl-in-oesterreich/trainingshandbuch, sowie http://www.refworld.org/docid/59c8b3be4.htm

1987, 1992), die sich auch nicht auf linguistische Aspekte beschränken kann. Nicht erst seit den aktuellen Änderungen im DSM wurde deutlich, dass ein Fragebogen oder ähnliches Instrument auch komplexere Aspekte der jeweiligen Kultur berücksichtigen muss (Wenzel et al. 2015a). Oft wird zumindest eine erneute Validierung erforderlich (Mollica et al. 1987, 1992). Dabei wäre genau zu prüfen, ob in einer bestimmten Kultur bestimmte Situationen oder auch Erkrankungen in gleicher Form auftreten und verarbeitet werden, d. h., ob kulturabhängige Formulierungen und kulturspezifische Belastungsreaktionen, wie in den aktuellen DSM-Modellen beschrieben, vorliegen. Prinzipiell empfiehlt sich eine Integration standardisierter Instrumente zu bekannten Krankheitsbildern mit dem CFI für eine umfassende kultursensitive Diagnostik.

Für die alltäglichen Behandlungsschwerpunkte sind diese Aspekte natürlich von erheblicher Bedeutung, besonders weil die angeführten spezifisch kulturabhängigen Symptome oder Syndrome bzw. IoD für den Patienten selbst als wesentliches Behandlungsziel gesehen werden können. Ein Eingehen auf die entsprechenden vom Betroffenen wahrgenommenen Probleme kann jedenfalls von wesentlicher Bedeutung für das Vertrauen in den Arzt und die Qualität des Behandlungs-«Settings» sein (Lewis-Fernandez et al. 2017). Sie spielt aber auch gerade aufgrund der oft parallelen Nutzung verschiedener Behandlungsangebote, also bei gleichzeitigem Kontakt mit traditionellen «Heilern» oder Gesundheitsexperten und bei «westlichen», internationalen Standards folgenden Ärzten oder Psychotherapeuten, eine wichtige Rolle. Eine ausreichende Vertrauensbasis aus der Sicht des Patienten, aber auch eine entsprechende Offenheit seitens des Arztes ist erforderlich, um diese Parallelbehandlung offen ansprechen zu können. Dies hat das Beispiel von schwerwiegenden Neben- und Wechselwirkungen bei gleichzeitigem und nicht abgestimmtem Gebrauch traditioneller Behandlungsformen, besonders bei Kräutern und Pflanzenmedizin, gezeigt (Soleymani et al. 2017; Zhao et al. 2017; Suswardany et al. 2017).

9.5 Die forensische Begutachtung von Folter- und Gewaltüberlebenden als Beispiel transkultureller Begutachtung

Das Vorliegen von Folter bzw. Folterfolgen wird in der Praxis oft nicht nur durch die Behörden ignoriert, sondern auch durch die Gesundheitsnetzwerke nicht erkannt, wie beispielsweise die Studien von Eisenmann in den USA gezeigt haben (Eisenman et al. 2000). Die integrative und interdisziplinäre Begutachtung der komplexen Gewaltfolgen im transkulturellen Kontext soll im Folgenden als Beispiel für die dabei auftretenden Fragestellungen dargestellt werden.

Dabei ist auch zu berücksichtigen, dass schwere Gewaltfolgen, wie jene nach Folter, auch Familienmitglieder mitbetreffen, sodass auch eine indirekte Traumatisierung zu berücksichtigen ist. So konnten wir in einer Studie, die wir für UNICEF im Kosovo durchführten[8], zeigen, dass in den Kosovo zurückgeschobene Familien, neben der durch die Rückschiebung verschärften indirekten Traumatisierung der Kinder, oft eine schwere und unbehandelte Traumatisierung der Eltern aufweisen. Die Studie machte auch deutlich, dass – wie bereits in einer Reihe ähnlicher Studien dokumentiert – nicht nur konkrete Kriegserfahrungen oder Folter an sich, sondern auch die Folgebelastungen wie Flucht, ein unsicherer Aufenthaltsstatus oder eine erzwungene Rückschiebung von erheblicher Bedeutung als Belastungsfaktor für die Betroffenen zu sehen und bei einer allfälligen Begutach-

---

8   https://www.unicef.org/.../SILENT_HARM_Eng_Web.pdf

tung ebenso zu berücksichtigen sind wie Familiensysteme in ihrer Gesamtheit (Jansen et al. 2017; Keller et al. 2003a,b)[9].

Interpretation von Gewalt ist dabei teilweise kulturabhängig. So wird Folter oft als «übliche Behandlung» in Gefängnissen wahrgenommen und daher nicht immer als Verbrechen oder Menschenrechtsverletzung berichtet oder spontan angegeben. Auch Gewalt in der Familie kann aus diesem Grund, und besonders bei sexueller oder sexualisierter Gewalt, auch aus Scham übersehen werden, woraus keineswegs der Schluss zu ziehen ist, dass beide Formen dementsprechend weniger traumatisierend wirken. Schuldgefühle bei Opfern – bereits bei KZ-Opfern als (Überlebenden-)Schuldgefühle beobachtet (Leon et al. 1981; Hartman 2014; Lobel et al. 1985) – reflektieren oft kulturelle Faktoren wie die Abwertung von Opfern durch das gesellschaftliche Umfeld. Das kann die offenbar irrationalen Aspekte dieser Reaktion erklären, etwa wenn Vergewaltigungsopfer beschuldigt wurden, an dem erlittenen Unrecht anstatt des Täters «selber schuldig zu sein» oder «Familienehre» verletzt zu haben.

9.6 Transkulturelle Begutachtung nach Folter am Beispiel des Istanbul-Protokolls

Neben der allgemeinen Diagnostik – die vor allem auch der Behandlungsplanung dient und diese als Priorität setzt – ist die Begutachtung beispielsweise in sozialgerichtlichen oder aufenthaltsrechtlichen Verfahren in der Regel von anderen Schwerpunktfragestellungen geleitet. Hier sollten in Konsequenz die zuvor zusammenfassend dargestellten Entwicklungen im Bereich der transkulturellen Psychiatrie vermehrt Berücksichtigung finden.

Als Beispiel soll im Folgenden die transkulturelle Begutachtung von Migranten und besonders von Asylbewerbern (McKenzie und Thomas 2017), welche in den letzten Jahren aufgrund der stark erhöhten Flüchtlingszahlen eine besondere Bedeutung erhalten hat, anhand des sogenannten Istanbul-Protokolls *(Manual on Effective Investigation and Documentation of Torture and Other Cruel, Inhuman or Degrading Treatment or Punishment)* diskutiert werden (Wenzel et al. 2016)[10]. Der Nachweis von erlebter Verfolgung wie beispielsweise Folter anhand körperlicher oder psychischer Folgen kann bei asylrechtlichen Verfahren aus mehreren Gründen eine erhebliche Rolle spielen (Schock et al. 2015; Clement et al. 2016; Peart et al. 2016) und definiert diese Gruppe als vulnerabel und daher besonders schutzbedürftig im Sinne der Europäischen (2013/33/EU) und UNHCR-Richtlinien[11].

Einerseits sind Folterfolgen als wesentlicher Hinweis auf frühere und damit auch künftig drohende Verfolgung zu werten. Andererseits muss ein besonderer primärer Unterstützungsschutz und Behandlungsbedarf, aber auch eine Beeinträchtigung im Asylverfahren durch medizinische oder psychologische Gründe als Teil des Verfahrens erfasst und berücksichtigt werden. Besonders durch die starke Überlastung der Asylbehörden und politischen Druck sowie eine von Angst und Abgrenzungsbedürfnis geprägte Gruppendynamik in Europa und Australien in den letzten Jahren ist allerdings zu beobachten, dass dies zunehmend vernachlässigt wird. Entsprechend wird häufig eine notwendige Begutachtung

---

9 Als weiteres Beispiel für die notwendige Berücksichtigung des psychologischen Leidens auch indirekter Opfer ist in diesem Zusammenhang das aktuelle Urteil des Europäischen Gerichtshofes zur Entschädigung griechisch-zypriotischer Opfer zu sehen (siehe Case of Cyprus v. Turkey (Application no. 25781/94), http://hudoc.echr.coe.int/sites/eng/pages/search.aspx?i=001-144151).

10 Deutsche Fassung: www.v-r.de/_uploads_media/files/9783737000307_frewer_oa_wz_010746.pdf

11 Siehe z. B. www.refworld.org/pdfid/57f21f6b4.pdf

entweder nicht angefordert oder, falls vorliegend, nicht berücksichtigt (Wenzel und Kernstock 2018). So konnte auch von unserer Arbeitsgruppe und UNHCR immer wieder beobachtet werden, dass grundsätzliche Menschenrechtsstandards, unter anderem die UN-Konvention gegen Folter und die damit verbundenen schützenden Rahmenbedingungen, zumindest in Einzelfällen vollständig ignoriert wurden. Dies widerspricht offensichtlich internationalen Menschenrechtsstandards, zu denen sich auch Europa und Australien verpflichtet haben. Es ist daher bei der folgenden Diskussion zu berücksichtigen, dass es sich um einzuhaltende Standards handelt, die auch mit Gründen wie «unzureichende Ressourcen» nicht umgangen werden können. Besonders die UN-Konvention gegen Folter unterstreicht nicht nur die allgemeine Dokumentationspflicht und die Notwendigkeit zur Einleitung einer raschen, vollständigen und nachhaltigen Untersuchung von Foltervorwürfen, sondern besonders auch den Schutz von Folteropfern gegen erneute Folter und gegen eine Rückschiebung in Länder, in denen Folter droht (Art. 3) – was bei bereits erfolgter Folter offensichtlich anzunehmen ist. Eine medizinische und auch psychologische und psychiatrische Begutachtung ist dabei als wesentliches Instrument zu sehen.

Das Istanbul-Protokoll (IP) (den Otter et al. 2013; Furtmayr und Frewer 2010; Iacopino et al. 1999) ist ein international akzeptierter Standard für die Ausbildung von Ärzten und anderen Gesundheitsberufen, aber auch von Juristen für die Begutachtung von Menschen, die angeben, Folter oder unmenschlicher oder erniedrigender Behandlung oder Strafe ausgesetzt worden zu sein. Das Protokoll wird von allen relevanten internationalen Organisationen wie der UN, aber auch von Berufsdachorganisationen wie dem Weltärzteverband oder dem Welt-Psychiatrieverband ausdrücklich unterstützt bzw. eingefordert (Iacopino et al. 1999; Ucpinar und Baykal 2006; Mandel und Worm 2007). Das IP unterstreicht die Verantwortung von Ärzten, nicht nur nicht direkt an Folter mitzuwirken, sondern Folgen auch sorgfältig zu dokumentieren und anzuzeigen. Eine Vernachlässigung dieser Pflicht kann als Unterstützung oder Mittäterschaft interpretiert werden.

Das IP enthält neben einer Zusammenfassung der relevanten menschenrechtlichen und berufsethischen Standards Anleitungen zur Durchführung einer Untersuchung von Foltervorwürfen und zur medizinischen und psychologischen bzw. psychiatrischen Dokumentation und Begutachtung. Als wichtig wird auch der vorsichtige und respektvolle Umgang mit Opfern gesehen, der eine Belastung oder sogar Retraumatisierung so weit wie möglich vermeiden soll. Das Protokoll betont dabei besonders die Bedeutung kultureller Faktoren, ohne diese im Einzelnen anzuführen. Diese Beschränkung ist als notwendig zu sehen, da ein allgemeiner Trainingsstandard prinzipielle Richtlinien, nicht aber ein vollständiges und regelmäßig zu aktualisierendes Handbuch möglicher Untersuchungsmethoden oder auch der entsprechenden vielschichtigen transkulturellen Faktoren und Krankheitsaspekte beinhalten kann.

Neben transkulturellen Faktoren ist in der Begutachtung wichtig, dass

- erhebliche Änderungen in den Definitionen besonders belastungsabhängiger Erkrankungen im DSM-5 und in der ICD-11 potenziell zu deutlich unterschiedlichen Ergebnissen, sowohl im Vergleich zwischen beiden Systemen, aber auch zwischen den älteren (DSM-IV und ICD-10) Fassungen (Schnyder et al. 2015), führen können. Im DSM-5 sind beispielsweise die früher als «komplex» bezeichneten Symptome der PTBS weitgehend in diese integriert, in der ICD-11 ist wahrscheinlich die separate Diagnose einer komplexen PTBS vorgesehen;
- neben traumaspezifischen und kulturabhängigen Erkrankungen auch «unspezifische» Folgen von Belastungserfahrungen wie Depressionen (Wenzel 2007; Wenzel et al. 2000, 2009) zu berücksichtigen sind, obwohl dies oft vernachlässigt wird (Wenzel 2007).

Psychische Folgen von Folter und Verfolgung spielen eine besondere Rolle in der Begutachtung, da sie wesentlich mit der Qualität von Interviews, auch beispielsweise im juristischen Teil des Verfahrens durch die Behörde, interferieren können. Das ist beispielsweise der Fall, wenn eine posttraumatische Belastungsstörung, dissoziative Symptome, ein schweres depressives Zustandsbild oder ein postkommotionelles Syndrom nach Schädel-Hirn-Trauma (Keatley et al. 2015) vorliegen. Zudem sind sie an sich als möglicher Beweis für Folter zu sehen, besonders da in einigen Regionen zunehmend körperliche Folter mit charakteristischen langfristig nachweisbaren somatischen Folgesymptomen vermieden wird und daher gerade psychologische Folgeerkrankungen als wesentlicher und auch oft langanhaltender Aspekt zu berücksichtigen sind. Nur durch eine kultur- und kontextsensitive Begutachtung kann letzterem Aspekt Rechnung getragen werden. Neben den in einer bestimmten Region häufig auftretenden Foltermethoden muss der begutachtende Experte mit den bereits beschriebenen kulturellen Hintergründen und mit der Ausprägung von kulturabhängigen Belastungsreaktionen bzw. der Präsentation körperlicher und psychischer Erkrankungen («Cultural Formulation» im DSM, siehe die vorhergehende Diskussion) vertraut sein. Die in vielen Kulturen übliche Betonung somatischer Präsentation oder Selektion von Symptomen aufgrund der Stigmatisierung psychologischer Symptome ist dabei besonders wichtig.

Das Istanbul-Protokoll betont schließlich die Bedeutung der besonderen Vulnerabilität von Gewaltopfern (Schock et al. 2015) und die besonderen Rahmenbedingungen in der Interaktion mit dieser Gruppe. (Re-)traumatisierung soll vermieden werden, andererseits sollen aber auch Gegenübertragungsaspekte, die mit der Qualität des Verfahrens interferieren können, berücksichtigt werden – ein Aspekt, der im Training im IP besonders juristischen Berufsgruppen zu vermitteln ist.

Die Vermeidung einer (Re-)traumatisierung und Berücksichtigung der erhöhten Vulnerabilität wäre im Falle einer positiven Folterdiagnose auch zu berücksichtigen, wenn Asylsuchende während des Verfahrens oder nach einer Ablehnung ihres Antrages inhaftiert werden. Die Berichte der internationalen Organisationen weisen hier auch zunehmend auf menschenunwürdige Anhalteumstände hin (Jansen et al. 2017). Dieses Problem wird weiter durch Repressalien nicht nur gegen Flüchtlinge, sondern auch gegen Helfer verschärft, wie beispielsweise in Australien durch Drohungen gegen Ärzte, die Misshandlungen aufdecken wollen (Woodhead 2016; Sanggaran und Zion 2016). Unabhängig von Überlegungen, ob Anhaltung in Gefängnissen oder gefängnisähnlichen Strukturen selbst unter den günstigsten Bedingungen bei geflüchteten Menschen nicht in sich eine Verletzung von Menschenrechten darstellen kann, gilt dies aus unserer Sicht in jedem Fall, wenn das Mittel gegen Folteropfer angewandt wird, da hier in jedem Fall das Risiko einer schweren (Re-)traumatisierung besteht (Storm und Engberg 2013; Kalt et al. 2013; Keller et al. 2003b).

Die hohe Verantwortung des Gutachters und der Behörde in der Beauftragung von Gutachtern leitet sich auch daraus ab, dass eine unberechtigte Abschiebung einerseits, wenn beispielsweise vorhandene Folterfolgen nicht erkannt und berücksichtigt wurden, eine Verletzung von Menschenrechtsstandards wie dem bereits angesprochenen Art. 3 der UN-Konvention gegen Folter darstellt. Andererseits ist zu berücksichtigen, dass diese mit einer hohen Wahrscheinlichkeit mit erneuter Folter oder sogar Ermordung des Betroffenen und auch mit möglichen Verfolgungshandlungen gegenüber Familienmitgliedern verbunden sein kann.

Besonders in kritischen Fällen ist auf grundlegende Voraussetzungen und wesentliche Punkte Rücksicht zu nehmen:

- Wie bereits angemerkt, Kompetenz des Gutachters in spezifischen Verletzungs-mechanismen wie Kriegs- und Folterverletzungen in der entsprechenden Region (entsprechend Istanbul-Protokoll), aber auch in kulturabhängigen psychologischen Reaktionsmustern wie den bereits dargestellten «Idioms of Distress».
- Besondere Kompetenz im Umgang mit den bei Migranten und Flüchtlingen besonders häufigen Traumafolgeerkrankungen[12].
- Transkulturelle Kompetenz des Gutachters, falls erforderlich Konsultation mit Kulturexperten und Anpassung des «Untersuchungssettings».
- Falls sinnvoll, Einsatz kulturell und sprachlich validierter Diagnoseinstrumente, besonders auch vermehrter Einsatz des «Cultural Formulation Interview».
- Einsatz trainierter und vertrauenswürdiger Dolmetscher, falls erforderlich auch trainierter Videodolmetscher, unter Berücksichtigung auch von kulturspezifischen Genderfaktoren. Zugehörigkeit zu einer anderen Ethnie oder Sprachgruppe kann als Signal für fehlende Vertrauenswürdigkeit interpretiert werden.

9.7 Berücksichtigung in der Behandlung – spezifische Aspekte

Wie in der Begutachtung ist die Berücksichtigung transkultureller Faktoren auch in der klinischen und besonders in der psychiatrischen und psychologischen Diagnostik von wesentlicher Bedeutung, da im ungünstigsten Fall ein vitaler Ausgang aufgrund unzureichender Behandlung nicht gewährleistet werden oder beispielsweise das Nichterkennen einer bestehenden Suizidalität konkrete Folge sein kann. Auch außerhalb dieses als «Worstcase»-Szenario zu sehenden Problems ist die Effizienz, aber auch die subjektive Behandlungsqualität sowohl für den Arzt wie für den Patienten, wie bereits angemerkt, wesentlich auch von der Berücksichtigung transkultureller Faktoren abhängig.

Besonders bei der Begutachtung, aber auch bei der Behandlung kulturabhängiger Belastungsreaktionen kann es daher erforderlich sein, zusätzliches spezialisiertes Wissen im Rahmen von Fortbildungsmaßnahmen oder durch die enge Zusammenarbeit mit Kollegen oder Experten aus der jeweiligen Kultur aufzubauen. Die Entwicklung entsprechender Trainingsprogramme und Konsultations- oder Spezialeinrichtungen ist als besondere Aufgabe der Universitäten, aber auch der Ausbildungsorganisationen und der kontinuierlichen Weiterbildung der entsprechenden Berufsgruppen zu sehen. In Bezug auf das Istanbul-Protokoll wurde von Österreich ausgehend im Rahmen eines EU-Projektes beispielsweise ein umfangreiches Trainingsprogramm (ARTIP/ATIP)[13] entwickelt, welches auch auf transkulturelle Faktoren eingeht.

9.8 Zusammenfassung

Die Begutachtung von Gewaltopfern im transkulturellen Kontext sollte zunehmend die aktuellen Entwicklungen im Bereich der transkulturellen Medizin und Psychiatrie, aber auch der internationalen Menschenrechtsstandards berücksichtigen. Kenntnis von kul-

---

12 Entsprechende verbindliche Standards wurden beispielsweise durch die deutsche Ärztekammer in den SBPM (Standards für die Begutachtung psychotraumatisierter Menschen) festgelegt. www.bundesaerztekammer.de/.../user.../CurrStandardsBegutachtungTrauma2012.pdf

13 www.istanbulprotocol.info/index.php/de/

turabhängigen Belastungsreaktionen («Idioms of Distress»), Kultur, Kommunikationsstil und Krankheitsmodellen, ein vermehrtes Training von Gesundheitsberufen und der Einsatz professionalisierter Übersetzungsstrategien sind dabei als grundlegende Voraussetzung zu sehen.

Anmerkung
Sämtliche personenbezogenen Bezeichnungen sind geschlechtsneutral zu verstehen.

Literatur

Aggarwal NK, Desilva R, Nicasio AV, Boiler M, Lewis-Fernandez R (2015) Does the Cultural Formulation Interview for the fifth revision of the diagnostic and statistical manual of mental disorders (DSM-5) affect medical communication? A qualitative exploratory study from the New York site. Ethn Health 20 (1): 1–28. doi: 10.1080/13557858.2013.857762

Aggarwal NK, Nicasio AV, DeSilva R, Boiler M, Lewis-Fernandez R (2013) Barriers to implementing the DSM-5 cultural formulation interview: a qualitative study. Cult Med Psychiatry 37 (3): 505–533. doi: 10.1007/s11013-013-9325-z

Alemi Q, Weller SC, Montgomery S, James S (2017) Afghan Refugee Explanatory Models of Depression: Exploring Core Cultural Beliefs and Gender Variations. Med Anthropol Q 31 (2): 177–197. doi: 10.1111/maq.12296

Baines E (2010) Spirits and social reconstruction after mass violence: rethinking transitional justice. Afr Aff (Lond) 109 (436): 409–430

Basu G, Costa VP, Jain P (2017) Clinicians' Obligations to Use Qualified Medical Interpreters When Caring for Patients with Limited English Proficiency. AMA J Ethics 19 (3): 245–252. doi: 10.1001/journalofethics. 2017.19.3.ecas2–1703

Bischoff A, Bovier PA, Rrustemi I, Gariazzo F, Eytan A, Loutan L (2003) Language barriers between nurses and asylum seekers: their impact on symptom reporting and referral. Soc Sci Med 57 (3): 503–512

Cacciatore J, Thieleman K (2014) We rise out of the cradle into the grave: an ethnographic exploration of ritual, mourning, and death on a Hutterite colony. Omega (Westport) 69 (4): 357–379. doi: 10.2190/ OM.69.4.b

Caplan EM (1995) Trains, brains, and sprains: railway spine and the origins of psychoneuroses. Bull Hist Med 69 (3): 387–419

Clark MH (1989) Nevra in a Greek village: idiom, metaphor, symptom, or disorder? Health Care Women Int 10 (2–3): 195–218. doi: 10.1080/07399338909515850

Clement R, Lebosse D, Barrios L, Rodat O (2016) Asylum seekers alleging torture in their countries: Evaluation of a French center. J Forensic Leg Med 46: 24–29. doi: 10.1016/j.jflm.2016.12.011

Crossman KL, Wiener E, Roosevelt G, Bajaj L, Hampers LC (2010) Interpreters: telephonic, in-person interpretation and bilingual providers. Pediatrics 125 (3): e631–638. doi: 10.1542/peds.2009–0769

Davis CS, Quinlan MM, Baker DK (2016) Constructing the dead: Retrospective sensemaking in eulogies. Death Stud 40 (5): 316–328. doi: 10.1080/07481187.2016.1141261

de Jong JT, Reis R (2010) Kiyang-yang, a West-African postwar idiom of distress. Cult Med Psychiatry 34 (2): 301–321. doi: 10.1007/s11013–010–9178–7

den Otter JJ, Smit Y, dela Cruz LB, Ozkalipci O, Oral R (2013) Documentation of torture and cruel, inhuman or degrading treatment of children: A review of existing guidelines and tools. Forensic Sci Int 224 (1–3): 27–32. doi: 10.1016/j.forsciint.2012.11.003

Diaz E, Anez LM, Silva M, Paris M, Davidson L (2017) Using the Cultural Formulation Interview to Build Culturally Sensitive Services. Psychiatr Serv 68 (2): 112–114. doi: 10.1176/appi.ps.201600440

Drozdek B (2015) Challenges in treatment of posttraumatic stress disorder in refugees: towards integration of evidence-based treatments with contextual and culture-sensitive perspectives. Eur J Psychotraumatol 6: 24750. doi: 10.3402/ejpt.v6.24750

Eisenman DP, Keller AS, Kim G (2000) Survivors of torture in a general medical setting: how often have patients been tortured, and how often is it missed? West J Med 172 (5): 301–304

Ellenberger HF (1970) The discovery of the unconscious; the history and evolution of dynamic psychiatry. Basic Books, New York

Furtmayr H, Frewer A (2010) Documentation of torture and the Istanbul Protocol: applied medical ethics. Med Health Care Philos 13 (3): 279–286. doi: 10.1007/s11019–010–9248–1

Groen S (2009) Recognizing cultural identity in mental health care: Rethinking the cultural formulation of a somali patient. Transcult Psychiatry 46 (3): 451–462. doi: 10.1177/1363461509343087

Hartman JJ (2014) Anna Freud and the Holocaust: mourning and survival guilt. Int J Psychoanal 95 (6): 1183–1210. doi: 10.1111/1745–8315.12250

Hassan G, Kirmayer, LJ, Mekki-, Berrada A. Q C, el Chammay R, Deville-Stoetzel, JB. Y A, Jefee-Bahloul H, Barkeel-Oteo A, , Coutts A, Song S Ventevogel P (2015) Culture, Context and the Mental Health and Psychosocial Wellbeing of Syrians: A Review for Mental Health and Psychosocial Support Staff working with Syrians Affected by Armed Conflict. UNHCR, Geneva

Hassan G, Ventevogel P, Jefee-Bahloul H, Barkil-Oteo A, Kirmayer LJ (2016) Mental health and psychosocial wellbeing of Syrians affected by armed conflict. Epidemiol Psychiatr Sci 25 (2): 129–141. doi: 10.1017/S2045796016000044

Hinton DE, Barlow DH, Reis R, de Jong J (2016) A Transcultural Model of the Centrality of «Thinking a Lot» in Psychopathologies Across the Globe and the Process of Localization: A Cambodian Refugee Example. Cult Med Psychiatry 40 (4): 570–619. doi: 10.1007/s11013–016–9489–4

Hinton DE, Pich V, Marques L, Nickerson A, Pollack MH (2010) Khyal attacks: a key idiom of distress among traumatized cambodia refugees. Cult Med Psychiatry 34 (2): 244–278. doi: 10.1007/s11013–010–9174-y

Hodes R (1997) Cross-cultural medicine and diverse health beliefs. Ethiopians abroad. West J Med 166 (1): 29–36

Huang YT, Phillips C (2009) Telephone interpreters in general practice - Bridging the barriers to their use. Aust Fam Physician 38 (6): 443–446

Iacopino V, Ozkalipci O, Schlar C (1999) The Istanbul Protocol: international standards for the effective investigation and documentation of torture and ill treatment. Lancet 354 (9184): 1117

Jansen M, Sue Tin A, Isaacs D (2017) Prolonged immigration detention, complicity and boycotts. J Med Ethics. doi: 10.1136/medethics-2016–104125

Kalt A, Hossain M, Kiss L, Zimmerman C (2013) Asylum seekers, violence and health: a systematic review of research in high-income host countries. Am J Public Health 103 (3): e30–42. doi: 10.2105/AJPH.2012.301136

Keatley E, d'Alfonso A, Abeare C, Keller A, Bertelsen NS (2015) Health Outcomes of Traumatic Brain Injury Among Refugee Survivors of Torture. J Head Trauma Rehabil 30 (6): E1–8. doi: 10.1097/HTR.0000000000000103

Keller AS, Ford D, Sachs E, Rosenfeld B, Trinh-Shevrin C, Meserve C, Leviss JA, Singer E, Smith H, Wilkinson J, Kim G, Allden K, Rockline P (2003a) The impact of detention on the health of asylum seekers. J Ambul Care Manage 26 (4): 383–385

Keller AS, Rosenfeld B, Trinh-Shevrin C, Meserve C, Sachs E, Leviss JA, Singer E, Smith H, Wilkinson J, Kim G, Allden K, Ford D (2003b) Mental health of detained asylum seekers. Lancet 362 (9397): 1721–1723. doi: 10.1016/S0140–6736 (03)14846–5

Kindermann D, Schmid C, Derreza-Greeven C, Huhn D, Kohl RM, Junne F, Schleyer M, Daniels JK, Ditzen B, Herzog W, Nikendei C (2017) Prevalence of and Risk Factors for Secondary Traumatization in Interpreters for Refugees: A Cross-Sectional Study. Psychopathology 50 (4): 262–272. doi: 10.1159/000477670

Kletecka-Pulker M, Parrag,S., Drozdek B, Wenzel T (2018) Language Barriers – A Challenge in the Work with Migrants and Refugees. In: Wenzel T, Drozdek B (Ed) Identifying needs, vulnerabilities, and resources in refugee persons and groups Springer, Berlin

Kohrt BA, Hruschka DJ (2010) Nepali concepts of psychological trauma: the role of idioms of distress, ethnopsychology and ethnophysiology in alleviating suffering and preventing stigma. Cult Med Psychiatry 34 (2): 322–352. doi: 10.1007/s11013–010–9170–2

Kohrt BA, Rasmussen A, Kaiser BN, Haroz EE, Maharjan SM, Mutamba BB, de Jong JT, Hinton DE (2014) Cultural concepts of distress and psychiatric disorders: literature review and research recommendations for global mental health epidemiology. Int J Epidemiol 43 (2): 365–406. doi: 10.1093/ije/dyt227

Leal EM, Souza AN, Serpa ODJ, Oliveira IC, Dahl CM, Figueiredo AC, Salem S, Groleau D (2016) The McGill Illness Narrative Interview - MINI: translation and cross-cultural adaptation into Portuguese. Cien Saude Colet 21 (8): 2393–2402. doi: 10.1590/1413–81232015218.08612015

Leon GR, Butcher JN, Kleinman M, Goldberg A, Almagor M (1981) Survivors of the holocaust and their children: current status and adjustment. J Pers Soc Psychol 41 (3): 503–516

Lewis-Fernandez R (2009) The cultural formulation. Transcult Psychiatry 46 (3): 379–382. doi: 10.1177/1363461509342519

Lewis-Fernandez R, Aggarwal NK (2013) Culture and psychiatric diagnosis. Adv Psychosom Med 33: 15–30. doi: 10.1159/000348725

Lewis-Fernandez R, Aggarwal NK, Baarnhielm S, Rohlof H, Kirmayer LJ, Weiss MG, Jadhav S, Hinton L, Alarcon RD, Bhugra D, Groen S, van Dijk R, Qureshi A, Collazos F, Rousseau C, Caballero L, Ramos M, Lu F (2014) Culture and psychiatric evaluation: operationalizing cultural formulation for DSM-5. Psychiatry 77 (2): 130–154. doi: 10.1521/psyc.2014.77.2.130

Lewis-Fernandez R, Aggarwal NK, Lam PC, Galfalvy H, Weiss MG, Kirmayer LJ, Paralikar V, Deshpande SN, Diaz E, Nicasio AV, Boiler M, Alarcon RD, Rohlof H, Groen S, van Dijk RC, Jadhav S, Sarmukaddam S, Ndetei D, Scalco MZ, Bassiri K, Aguilar-Gaxiola S, Ton H, Westermeyer J, Vega-Dienstmaier JM (2017) Feasibility, acceptability and clinical utility of the Cultural Formulation Interview: mixed-methods results from the DSM-5 international field trial. Br J Psychiatry 210 (4): 290–297. doi: 10.1192/bjp. bp.116.193862

Lobel TE, Kav-Venaki S, Yahia M (1985) Guilt feelings and locus of control of concentration camp survivors. Int J Soc Psychiatry 31 (3): 170–175. doi: 10.1177/002076408503100302

Locatis C, Williamson D, Gould-Kabler C, Zone-Smith L, Detzler I, Roberson J, Maisiak R, Ackerman M (2010) Comparing in-person, video, and telephonic medical interpretation. J Gen Intern Med 25 (4): 345–350. doi: 10.1007/s11606–009–1236-x

Locatis C, Williamson D, Sterrett J, Detzler I, Ackerman M (2011) Video medical interpretation over 3G cellular networks: a feasibility study. Telemed J E Health 17 (10): 809–813. doi: 10.1089/tmj.2011.0084

Maciejewski PK, Maercker A, Boelen PA, Prigerson HG (2016) «Prolonged grief disorder» and «persistent complex bereavement disorder», but not «complicated grief», are one and the same diagnostic entity: an analysis of data from the Yale Bereavement Study. World Psychiatry 15 (3): 266–275. doi: 10.1002/ wps.20348

Mandel L, Worm L (2007) Documentation of torture victims, assessment of the start procedure for medico-legal documentation. Torture 17 (3): 196–202

McKenzie KC, Thomas A (2017) Assisting asylum seekers in a time of global forced displacement: Five clinical cases. J Forensic Leg Med 49: 37–41. doi: 10.1016/j.jflm.2017.04.007

Mills S, Xiao AQ, Wolitzky-Taylor K, Lim R, Lu FG (2017) Training on the DSM-5 Cultural Formulation Interview improves cultural competence in general psychiatry residents: A pilot study. Transcult Psychiatry 54 (2): 179–191. doi: 10.1177/1363461517700812

Mnkandla M, Nkala B (2013) A focus on solutions: the appropriate coping response to suffering and pain. Omega (Westport) 67 (3): 305–321. doi: 10.2190/OM.67.3.d

Moayedoddin B, Markowitz JC (2015) Abnormal Grief: Should We Consider a More Patient-Centered Approach? Am J Psychother 69 (4): 361–378

Mollica RF, Caspi-Yavin Y, Bollini P, Truong T, Tor S, Lavelle J (1992) The Harvard Trauma Questionnaire. Validating a cross-cultural instrument for measuring torture, trauma, and posttraumatic stress disorder in Indochinese refugees. J Nerv Ment Dis 180 (2): 111–116

Mollica RF, Wyshak G, de Marneffe D, Khuon F, Lavelle J (1987) Indochinese versions of the Hopkins Symptom Checklist-25: a screening instrument for the psychiatric care of refugees. Am J Psychiatry 144 (4): 497–500. doi: 10.1176/ajp.144.4.497

Neto F (2001) A short-form measure of loneliness among second-generation migrants. Psychol Rep 88 (1): 201–202. doi: 10.2466/pr0.2001.88.1.201

Nichter M (1981) Idioms of distress: alternatives in the expression of psychosocial distress: a case study from South India. Cult Med Psychiatry 5 (4): 379–408

Paralikar VP, Sarmukaddam SB, Patil KV, Nulkar AD, Weiss MG (2015) Clinical value of the cultural formulation interview in Pune, India. Indian J Psychiatry 57 (1): 59–67. doi: 10.4103/0019–5545.148524

Patel V, Simunyu E, Gwanzura F (1995) Kufungisisa (thinking too much): a Shona idiom for non-psychotic mental illness. Cent Afr J Med 41 (7): 209–215

Peart JM, Tracey EH, Lipoff JB (2016) The Role of Physicians in Asylum Evaluation: Documenting Torture and Trauma. JAMA Intern Med 176 (3): 417. doi: 10.1001/jamainternmed.2016.0053

Pedroso JL, Linden SC, Barsottini OG, Maranhao PF, Lees AJ (2017) The relationship between the First World War and neurology: 100 years of »Shell Shock". Arq Neuropsiquiatr 75 (5): 317–319. doi: 10.1590/0004– 282X20170046

Pham PN, Vinck P, Weinstein HM (2010) Human rights, transitional justice, public health and social reconstruction. Soc Sci Med 70 (1): 98–105. doi: 10.1016/j.socscimed.2009.09.039

Rasmussen A, Katoni B, Keller AS, Wilkinson J (2011) Posttraumatic idioms of distress among Darfur refugees: Hozun and Majnun. Transcult Psychiatry 48 (4): 392–415. doi: 10.1177/1363461511409283

Rosenblatt S, Balmer D, Boyer DL (2017) Lost in Translation, Found in Exploration: Understanding Why Interpreters Might Alter Communication. Crit Care Med 45 (11): 1962–1963. doi: 10.1097/CCM.0000000000002668

Rubin SS (2014) Loss and mourning in the Jewish tradition. Omega (Westport) 70 (1): 79–98. doi: 10.2190/OM.70.1.h

Sabin JE, Daniels N (2017) Seeking Legitimacy for DSM-5: The Bereavement Exception as an Example of Failed Process. AMA J Ethics 19 (2): 192–198. doi: 10.1001/journalofethics.2017.19.2.pfor2-1702

Salisbury L, Shail A (2010) Neurology and modernity: a cultural history of nervous systems, 1800–1950. Palgrave Macmillan, Houndmills, Basingstoke, Hampshire; New York, NY

Sanggaran JP, Zion D (2016) Is Australia engaged in torturing asylum seekers? A cautionary tale for Europe. J Med Ethics 42 (7): 420–423. doi: 10.1136/medethics-2015–103326

Savic M, Chur-Hansen A, Mahmood MA, Moore VM (2016) ‹We don't have to go and see a special person to solve this problem›: Trauma, mental health beliefs and processes for addressing ‹mental health issues› among Sudanese refugees in Australia. Int J Soc Psychiatry 62 (1): 76–83. doi: 10.1177/0020764015595664

Schnyder U, Muller J, Morina N, Schick M, Bryant RA, Nickerson A (2015) A Comparison of DSM-5 and DSM-IV Diagnostic Criteria for Posttraumatic Stress Disorder in Traumatized Refugees. J Trauma Stress 28 (4): 267–274. doi: 10.1002/jts.22023

Schock K, Rosner R, Knaevelsrud C (2015) Impact of asylum interviews on the mental health of traumatized asylum seekers. Eur J Psychotraumatol 6: 26286. doi: 10.3402/ejpt.v6.26286

Schwei RJ, Schroeder M, Ejebe I, Lor M, Park L, Xiong P, Jacobs EA (2017) Limited English Proficient Patients' Perceptions of when Interpreters are Needed and how the Decision to Utilize Interpreters is Made. Health Commun: 1–6. doi: 10.1080/10410236.2017.1372047

Shapeton A, O'Donoghue M, VanderWielen B, Barnett SR (2017) Anesthesia Lost in Translation: Perspective and Comprehension. J Educ Perioper Med 19 (1): E505

Silbermann M, Daher M, Kebudi R, Nimri O, Al-Jadiry M, Baider L (2016) Middle Eastern Conflicts: Implications for Refugee Health in the European Union and Middle Eastern Host Countries. J Glob Oncol 2 (6): 422–430. doi: 10.1200/JGO.2016.005173

Simmelink J, Lightfoot E, Dube A, Blevins J, Lum T (2013) Understanding the health beliefs and practices of East African refugees. Am J Health Behav 37 (2): 155–161. doi: 10.5993/AJHB.37.2.2

Sleptsova M, Weber H, Schopf AC, Nubling M, Morina N, Hofer G, Langewitz W (2017) Using interpreters in medical consultations: What is said and what is translated-A descriptive analysis using RIAS. Patient Educ Couns 100 (9): 1667–1671. doi: 10.1016/j.pec.2017.03.023

Soleymani S, Bahramsoltani R, Rahimi R, Abdollahi M (2017) Clinical risks of St John's Wort (Hypericum perforatum) co-administration. Expert Opin Drug Metab Toxicol 13 (10): 1047–1062. doi: 10.1080/17425255.2017.1378342

Storm T, Engberg M (2013) The impact of immigration detention on the mental health of torture survivors is poorly documented--a systematic review. Dan Med J 60 (11): A4728

Sturman N, Farley R, Claudio F, Avila P (2017) Improving the effectiveness of interpreted consultations: Australian interpreter, general practitioner and patient perspectives. Health Soc Care Community. doi: 10.1111/hsc.12504

Suswardany DL, Sibbritt DW, Supardi S, Pardosi JF, Chang S, Adams J (2017) A cross-sectional analysis of traditional medicine use for malaria alongside free antimalarial drugs treatment amongst adults in high-risk malaria endemic provinces of Indonesia. PLoS One 12 (3): e0173522. doi: 10.1371/journal.pone.0173522

Tol WA, Purgato M, Bass JK, Galappatti A, Eaton W (2015) Mental health and psychosocial support in humanitarian settings: a public mental health perspective. Epidemiol Psychiatr Sci 24 (6): 484–494. doi: 10.1017/S2045796015000827

Trimble MR (1981) Post-traumatic neurosis: from railway spine to the whiplash. A Wiley medical publication. Wiley, Chichester West Sussex ; New York

Ucpinar H, Baykal T (2006) An important step for prevention of torture. The Istanbul protocol and challenges. Torture 16 (3): 252–267

Wenzel T (2007) Torture. Curr Opin Psychiatry 20 (5): 491–496. doi: 10.1097/YCO.0b013e3282c3a5c1

Wenzel T, Frewer A, Mirzaei S (2015a) The DSM 5 and the Istanbul Protocol: Diagnosis of psychological sequels of torture. Torture 25 (1): 51–61

Wenzel T, Griengl H, Stompe T, Mirzaei S, Kieffer W (2000) Psychological disorders in survivors of torture: exhaustion, impairment and depression. Psychopathology 33 (6): 292–296. doi: 10.1159/000029160

Wenzel T, Kienzler H, Wollmann A (2015b) Facing Violence - A Global Challenge. Psychiatr Clin North Am 38 (3): 529–542. doi: 10.1016/j.psc.2015.05.008

Wenzel T, Mirzaei S, Nowak M (2016) Assessment of sequelae of torture for refugees in host countries. Lancet 387 (10020): 746. doi: 10.1016/S0140–6736 (16)00324-X

Wenzel T, Rushiti F, Aghani F, Diaconu G, Maxhuni B, Zitterl W (2009) Suicidal ideation, post-traumatic stress and suicide statistics in Kosovo. An analysis five years after the war. Suicidal ideation in Kosovo. Torture 19 (3): 238–247

Wenzel T, Völkl-, Kernstock S, Wittek TU., Baron D (2018) Identifying needs, vulnerabilities, and resources in refugee persons and groups In: Wenzel T, Droszdek B (Ed) An Uncertain Safety: Integrative Health Care for the 21st Century Refugees. Springer, Berlin

Woodhead M (2016) Australian doctor challenges government over child detention «torture». BMJ 352: i550. doi: 10.1136/bmj.i550

Zhao P, Liu B, Wang C, Acute Liver Failure Study T (2017) Hepatotoxicity evaluation of traditional Chinese medicines using a computational molecular model. Clin Toxicol (Phila) 55 (9): 996–1000. doi: 10.1080/15563650.2017.1333123

Schmerz im Kontext psychiatrischer Versorgung

Friedrich Riffer

© Springer-Verlag GmbH Deutschland, ein Teil von Springer Nature 2018
F. Riffer et al. (Hrsg.), *Das Fremde: Flucht – Trauma – Resilienz*
https://doi.org/10.1007/978-3-662-56619-0_10

10.1   Einleitung

Das Thema Schmerz im Kontext psychiatrischer Versorgung ist so vielfältig und weitläufig, dass im Rahmen dieses Beitrages eine Beschränkung auf einige ausgewählte Aspekte notwendig ist. Ich werde mich daher in erster Linie auf psychosomatische Aspekte von Schmerzen, und dies unter einem speziell psychiatrisch-fachärztlichen Blickwinkel, beziehen. Es soll deshalb nur andeutungsweise auf akute Schmerzen im klinischen Kontext eingegangen werden, da diese im Allgemeinen gut behandelbar sind. Nachhaltigere Problemfelder zeigen sich beim chronischen Schmerz. Ich werde deshalb ein zeitgemäßes psychiatrisches Schmerzverständnis bei chronischen Schmerzen und die daraus resultierenden klinischen Konsequenzen unter Berücksichtigung kultureller Aspekte darstellen. Abschließend werde ich auf psychodynamische Prozesse im Umgang mit Schmerzpatienten, die mir zentral für eine glückende Schmerztherapie erscheinen, eingehen.

10.2   Schmerz im gesellschaftlichen Kontext der westlichen Kultur

Wenn man sich mit Schmerz im psychiatrischen Kontext auseinandersetzt, ist ein Blick auf die gesellschaftliche und kulturelle Kontextuierung von Schmerz unerlässlich. Auf Letztgenanntes komme ich im Laufe des Kapitels noch eingehender zurück.

Die Moderne hat mit ihren enormen Fortschritten auch in der Medizin revolutionäre Veränderungen mit sich gebracht. In der Schmerzmedizin können wir von der Narkose bis hin zur Behandlung unterschiedlichster akuter und chronischer Schmerzen, beispielsweise der palliativen Schmerzbehandlung, auf eine Reihe von beeindruckenden Entwicklungsschritten blicken. Doch leider werden dadurch auch die menschlichen Allmachtsphantasien beflügelt. Nicht zuletzt vermitteln uns auch Anbieter medizinischer Leistungen wiederholt das Bild einer schmerzfreien Gesellschaft. Alles ist möglich. Schmerzfreiheit – von der Geburt (die Kaiserschnittraten steigen und steigen) über das hohe Alter bis hin zum Sterben – wird in einer zunehmend neoliberal ökonomisierten Medizin, im Wettbewerb um Patienten, angepriesen. Leichtfertig werden im Sinne marketingorientierter Geschäftsmodelle Versprechen abgegeben, die kaum einlösbar sind. Dies gilt es wahrzunehmen, da die damit erzeugten Erwartungshaltungen, insbesondere die implizite Vermittlung, dass jeder Schmerz organisch bedingt und beherrschbar sei, die Erwartungen und Ansprüche der Patienten und der behandelnden Personen, ob Ärzte oder Therapeuten, nachhaltig beeinflussen.

In der Praxis bleiben jedoch Problemfelder sichtbar. Es sind dies vor allem der chronische Schmerz sowie der Umgang mit Menschen, die an chronischen Schmerzen leiden. Denn spätestens bei Menschen, die an chronischen Schmerzen leiden, kommt der Psyche als relevantem Faktor im Hinblick auf die Genese, das Schmerzerleben und den Krankheitsverlauf eine entscheidende Rolle zu. Dort zeigen sich dann Bruchstellen zwischen den Hoffnungen und Wünschen der Patienten, den auf diese abgestimmten Marketingstrategien und der Realität. Vor allem behandelnde Ärzte, aber auch Psychotherapeuten sind nicht unwesentlich beteiligt an nicht glückenden Schmerztherapien, beispielsweise durch iatrogene Anteile an Chronifizierungsprozessen. Auf diese beiden Aspekte, den chronischen Schmerz und den Umgang mit den Betroffenen aus psychiatrischer Sicht, will ich näher eingehen. Grundlegend ist jedoch, und deshalb beginne ich damit – nach einem kurzen Blick auf den akuten Schmerz – das Verständnis über die Genese des chronischen Schmerzes.

10.3 Der akute Schmerz

Vor allem durch die Entwicklung hochwirksamer pharmakologischer Substanzen ist es in den letzten Jahrzehnten gelungen, akute Schmerzen in den überwiegenden Fällen wirksam zu behandeln. (Angemerkt sei, dass der Begriff akut (spitz, scharf) hier – wie von Patienten und Klinikern häufig – im Sinne der Schmerzintensität und nicht in seiner zeitlichen Bedeutung verwendet wird.) Bei der Anwendung medikamentöser Therapiestrategien verfügen wir über bewährte, abgestufte Therapieschemata (beispielsweise das der WHO), die breiten Eingang in die klinische Praxis gefunden haben.

■ **Reduktionistische Modellvorstellungen über die Genese von Schmerzen für die Praxis**

In der medizinischen Versorgung von Menschen mit akuten Schmerzen greifen wir in der Einschätzung klinischer Notwendigkeiten häufig auf ein reduktionistisches, handlungsleitendes Modell zur Genese des Schmerzes zurück. Es ist dies die auf Descartes zurückführende Einteilung in körperliche oder psychische Schmerzen. Dieses einfache Modell wird zunehmend – nicht zuletzt dank der Verbreitung psychosomatischer Krankheitsmodelle – um die somatopsychische bzw. psychosomatische Genese des Schmerzgeschehens erweitert.

Bei unmittelbaren Interventionsnotwendigkeiten, erwähnt seien beispielhaft Akutsituationen aus dem stationären Kontext, bewährt sich dieser reduktionistische Ansatz zur Genese des Schmerzes, um rasch sinnvolle therapeutische Maßnahmen treffen zu können. Ein intensiver – beim Betroffenen wohlbekannter – Kopfschmerz bei einem Patienten mit einer Angststörung erfordert zunächst sinnvollerweise die Gabe eines Schmerzmittels. In umgekehrter Weise ist bei auftretender Herzinfarktangst während einer Panikattacke primär eine psychotherapeutische Intervention angezeigt. In beiden Fällen liegt der Entscheidung eine klinische, zwangsläufig reduktionistische Annahme zur Genese des Schmerzes zu Grunde. Wobei es mir wichtig ist festzuhalten, dass die einfache Logik, postulierte körperliche Ursache des Schmerzes bedeutet medikamentöse Therapie bzw. psychische Ursache psychotherapeutische Intervention, nicht gemeint ist. Es ist dieses reduktionistische Modell lediglich ein Baustein in der Überlegung, welche therapeutische Intervention(en) sinnvoll ist/sind.

10.4 Zum Verständnis chronischer Schmerzen

10.4.1 Früher Stress und seine Folgen

Bereits im Mutterleib kann Stress der Mutter (psychischer Stress, Angst, Depression) zu andauernden Veränderungen an der HPA-Achse führen (Glover 2011; Entringer et al. 2009). Davis et al. (2005) zeigten, dass dies beim Kleinkind mit «inhibition behavior» und erhöhter Ängstlichkeit einhergehen kann. In einer Metaanalyse von 71 Studien konnten Afari et al. (2014) belegen, dass verschiedene Stressbelastungen in der frühen Kindheit ein erhöhtes Risiko für verschiedene Erkrankungen nach sich ziehen, für multilokulären Schmerz mit einer OR von 3,4, für das Colon irritable OR 2,2 und das Chronic Fatique Syndrom OR 4,1.

Sehr gute Untersuchungen gibt es zum Thema «Bindung und Schmerz». Zeigen Menschen mit unsicherem Bindungsverhalten eine deutlich erhöhte Inzidenz für somatoforme

Störungen, führt unsicheres Bindungsverhalten der primären Bezugspersonen zu einer Überaktivierung des Stresssystems (Spangler und Zimmermann 1995). Den Zusammenhang von Bindungsverhalten, Aktivierungsgrad von Oxytocin und dessen inhibitorischer Aktivität auf die HPA-Achse und damit die Stresstoleranz zeigten Heinrichs et al. (2008).

Bei erhöhtem Distress zeigten sich bei Waisenhauskindern im Erwachsenenalter erhöhte Ängstlichkeit und eine erhöhte Neigung zu Somatisierung. Dieser Befund passt zu den neuroanatomischen Befunden, die Tottenham, ebenfalls an Waisenkindern, erhob, nämlich einer zeitabhängigen Vergrößerung der Amygdala, welcher bekanntlich beim Angsterleben eine zentrale Rolle zukommt (Tottenham et al. 2010). Das Lernen am Modell, beispielsweise einer primären Bezugsperson, die an chronischen Schmerzen leidet, oder frühe Prägung im Hinblick auf Schmerzsensibilität (Hermann et al. 2006) bei Kindern mit Intensivpflegerfahrung sind weitere Beispiele für frühen Stress und seine Folgen.

Schließlich zeigen sich bei der Erforschung genetischer und epigenetischer Prozesse zunehmend eindeutige Befunde. Genpolymorphismen am FKPB5-Gen bedingen je nach Vorhandensein eines Risikoallels eine veränderte Affinität des Glucocorticoidrezeptors auf Cortisol und damit eine veränderte Stressantwort. Weaver et al. (2004) publizierten mehrere Arbeiten darüber, dass epigenetische Prozesse die Stressverarbeitung modulieren. Frühe Bindungserfahrungen führen über Methylierungs- bzw. Demethylierungsprozesse des Gens für die Clucocorticoidrezeptorexprimierung zu Veränderungen in der Stressverarbeitung. Diese können auch transgenerational weitergegeben werden. Yehuda et al. (2009) wiesen anhand der Ereignisse von Untersuchungen an Menschen, die durch die Ereignisse von 9/11 traumatisiert wurden, eine Risikoerhöhung für eine PTBS durch epigenetische Prozesse nach.

Der Zusammenhang zwischen Stress und Schmerz wurde ebenfalls in zahlreichen Arbeiten beschrieben. So kommt es beispielsweise unter Stress zu einer Hemmung der antinozizeptiven Bahnen in den Raphe-Kernen durch CRH. Ein interessanter Befund ist auch der Anstieg der Substanz P (im Liquor), die bei Schmerzen verstärkt freigesetzt wird, bereits bei chronischem Stress.

Zusammenfassend sei noch einmal festgehalten, dass früher Stress, häufig bereits im Mutterleib und der frühen Kindheit, zu Stressverarbeitungsstörungen führt. Genetische und epigenetische Prozesse spielen dabei auch eine Rolle. Der Zusammenhang von Stress und Schmerz ist vielfältig gesichert. Genauer wird darauf im Abschnitt über die klinischen Implikationen eingegangen. Einige Autoren schlagen sogar vor, beim Schmerz von einer Sonderform von Stress zu sprechen (Egle 2016).

10.4.2   Stressinduzierte Hyperalgesie

In den letzten Jahren findet der Begriff der stressinduzierten Hyperalgesie vermehrt Eingang in die Literatur. Er bringt uns jene Mechanismen nahe, die Chronifizierung von Schmerzen bahnen bzw. begünstigen. Es sind dies einerseits genetische Faktoren, epigenetische Prozesse, frühe Schmerzerfahrungen und aktueller Stress, auf der anderen Seite ein peripher und spinal stattfindendes somatosensorisches Priming, durch welches neue Synapsen und ein veränderter Neurotransmitterhaushalt geschaffen werden. Aus dem Zusammenwirken genannter Faktoren entsteht so eine zentrale Hyperalgesie, das heißt, dass die Betroffenen empfindlicher auf Schmerzreize sind und intensiver reagieren.

10.5   Chronischer Schmerz im klinischen Kontext

Klinisch zeigt sich dies vielleicht am eindrucksvollsten bei der somatoformen Schmerzstörung. Sie ist im ICD-10 unter F45.40 bzw. die chronische Schmerzstörung mit somatischen und psychischen Faktoren unter F45.41 finden. Unter F54 finden wir den «körperlich bedingten Schmerz». Also auch im ICD-10 finden wir noch die klassische Teilung in körperlichen und psychischen Schmerz. Im DSM-5 wird für die Schmerzsstörung keine eigene Kategorie mehr gebildet, sie ist als Spezifität unter der somatischen Belastungsstörung, und zwar unter der Bezeichnung «somatic symptom disorder (300.82) – with predominant pain», abgebildet. Hier ist erstmals bewusst auf eine «Teilung» in körperlich oder/und psychisch verzichtet. Es wird damit dem Anspruch entsprochen, den eigentlich Manuale erheben, jedoch bis jetzt nicht konsequent umsetzen, nämlich atheoretisch bezüglich der Krankheitsgenese zu sein.

Stoeter zeigte 2007, dass Patienten mit dieser Störung bei einem peripheren Schmerzreiz unter Leistungsstress eine höhere Aktivierung von Amygdala, Hippocampus und Gyrus cinguli zeigen, welche an der Stress- und Schmerzverarbeitung maßgeblich beteiligt sind. Bei Wiederholung der Testsituation kommt es nur bei der Kontrollgruppe zur Anpassung, das heißt, die erhöhte Schmerzempfindlichkeit und -reaktion bleibt in der Patientengruppe vorhanden.

10.5.1   Wege zur frühen Diagnose

In der Praxis ist die erste Anlaufstelle bei Schmerzen häufig der Allgemeinmediziner. Allerdings werden die Schmerzen durch die Allgemeinmediziner häufig vorschnell einer organischen Genese zugeschrieben. Roozendal et al. (2009) zeigten, dass – mittels Fragebögen erhoben – 30–40 % der Patienten eine Somatisierung aufweisen, diese von den Ärzten allerdings nur unzureichend erkannt wurde. Neun von zehn Ärzten kamen auf eine diagnostizierte Somatisierungsrate von unter 20 %, jeder zweite sogar nur auf unter 10 %. Hier schließe ich an meine Eingangsbemerkungen zum Schmerz im gesellschaftlichen Kontext an. Es wäre interessant, sich der Frage zu widmen, in wieweit die niedrige Diagnoserate Somatisierung, die theoretischen Annahmen der Ärzte zur Genese von Schmerzen und die gesellschaftlichen Kontextfaktoren, vor allem die zum Umgang mit Schmerzen, zusammenhängen! Vor allem für die Behandlung hat dies gravierende Auswirkungen. Die Patienten und Ärzte(!) «irren» oft jahrelang umher. Da fallen einem fast zwangsläufig Erwin Ringels über 30 Jahre alten Daten ein, wie lange psychosomatisch Kranke brauchen, nämlich ca. 7 Jahre, bis sie die richtige Diagnose bzw. Behandlung bekommen. Auch heute sind, trotz zunehmend wahrnehmbarer «psychosomatischer Haltungen» in der Bevölkerung und bei Ärzten, solche «Patientenkarrieren», wie der etwas zynisch anmutende Ausdruck heißt, keine Seltenheit. Wir haben wahrlich viel zu tun, ob in der ärztlichen Weiterbildung oder der Wissensvermittlung «nach außen», hin zu den Menschen!

10.5.2   Klinische Konsequenzen

Entscheidend sind die klinischen Konsequenzen, die daraus gezogen werden sollten. Egle et al. (2016) fordern, dass bei chronischen Schmerzen ein möglicher biographischer Distress immer abgeklärt werden muss. Sie schlagen vor, für die durch Distress ausgelösten

Mechanismen, die zu einem erhöhten Schmerzempfinden führen können, den von Grundlagenforschern (z. B. Imbe et al. 2006) eingeführten Begriff der stressinduzierten Hyperalgesie zu verwenden. Egle et al. beziehen sich in diesem Zusammenhang auch auf eine amerikanische Arbeitsgruppe um M. Teicher (Teicher et al. 2013) und schlagen vor, dass beim Vorliegen chronischer Schmerzen nach eingehender Abklärung auf biographischen, frühkindlichen Stress eine Kennzeichnung mit ELS+/- («early life stress») in der Krankengeschichte erfolgen sollte. Dies auch im Hinblick darauf, einer «Überversorgung» mit Opiaten entgegenzuwirken (Egle 2016). Dem ist zuzustimmen, denn die Umsetzung dieser Vorschläge bedeutet nicht nur, die Thematik ins Bewusstsein holen, sondern eine präzisere Diagnostik und damit möglicherweise eine raschere und effizientere Therapie. Auch im Hinblick auf die Therapie macht Egle konkrete Vorschläge. Er empfiehlt, aufgrund der beschriebenen frühen Traumatisierungen mit den entsprechenden Auswirkungen bis hin zur stressinduzierten Hyperalgesie psychodynamisch orientierten Therapien den Vorzug zu geben und diese mit einer fundierten Patientenedukation zu verbinden. Die dazugehörigen wirksamen Mechanismen einer Top-down-Regulation über PFC, Amygdala, PAG, welche anxiolytisch und schmerzreduzierend wirken, sind in mehreren Arbeiten beschrieben.

10.5.3 Die Berücksichtigung einer kulturellen Perspektive

In einer globalisierten Welt müssen kulturelle Aspekte psychischer Erkrankungen sowohl Teil der Ausbildung als auch des fachärztlichen Wissens sein, wollen wir den Anforderungen der Praxis qualitätsvoll begegnen. Gerade jetzt, wo Flucht und Migration eine bedeutende Rolle spielen, sind wir aufgerufen, die vielfältigen psychischen Folgen vieler Betroffenen als selbstverständlichen Teil unserer Arbeit zu sehen. Doch wer kennt sie nicht, die despektierlichen Begriffe mancher Kollegen, die in missbräuchlicher Verwendung des «Morbusbegriffes» in Verbindung mit meist geographischen Herkunftsbezeichnungen kulturelle Aspekte klinischer Krankheitsphänomene in abwertender Weise verwenden? Wie geht so jemand mit seinen Patienten um? Wie kann bei so ausgeprägten Empathiedefiziten Schmerzbehandlung gelingen?

Wir wissen, dass Migranten ein höheres Risiko für psychische Störungen haben (Assion 2004, 2005) und Flüchtlinge wiederum im Vergleich zu Migranten. Egle et al. (2016) weisen auch auf den Zusammenhang von lang anhaltenden Trennungssituationen und Ganzkörperschmerz hin. Auch der Zusammenhang zwischen einer posttraumatischen Belastungsstörung und chronischen Schmerzen ist hinlänglich beschrieben. Tobi Nathan beschreibt schon vor 30 Jahren (1986), dass die kulturell-symbolisch-psychische Umwelt der Spiegel der Seele des Einzelnen ist. Die fällt bei Migration, aber insbesondere bei Flucht weg, und damit erhöht sich natürlich das Risiko für psychische Erkrankungen. Eine interessante Arbeit legten Kirmayer und Young (1998) vor. Sie bestätigten einerseits die Annahme, dass körperliche Schmerzen im Zusammenhang mit Depression ubiquitär sind, und zeigten andererseits, dass eine vorliegende depressive Erkrankung bei Migranten seltener diagnostiziert wird.

Das heißt, nur wenn wir Schmerzen, insbesondere chronische, als komplexes biopsychosoziokulturelles Phänomen sehen, werden wir uns einem wirklichen Verständnis annähern und sich unsere Patienten wirklich verstanden fühlen.

10.6　PTBS und chronische Schmerzen

Der Zusammenhang von PTBS und chronischen Schmerzen ist in vielen Arbeiten, häufig an Kriegsveteranen, nachgewiesen worden. Die Komorbiditätsrate beträgt hier zwischen 60 und 80 %. Norman et al. (2007) zeigten, dass Schmerz unmittelbar nach einem traumatischen Ereignis ein eigenständiger Risikofaktor für eine PTBS ist. Ein Grund dafür dürfte eine negativere Bewertung der Traumaerinnerung sein.

Der Zusammenhang von PTBS und chronischen Schmerzen ist heute auch durch einige Modelle gut darstellbar. Beispiele dafür sind das Mutual Maintenance Model von Sharp und Harvey aus 2001, welches die wechselseitige Beeinflussung und Aufrechterhaltung der Symptome darstellt, oder das Perpetual Avoidance Model von Liedl und Knaevelsrud (2008). Es wird hier gezeigt, wie dysfunktionale Kognitionen Vermeidungsverhalten und auf der körperlichen Ebene eine Dysfunktion der HPA-Achse herbeiführen und aufrechterhalten. Für die klinische Praxis bedeutet dies, dass wir bei Patienten mit chronischen Schmerzsyndromen immer auch an eine mögliche Traumatisierung denken müssen und bei Patienten mit Traumatisierungen eine erhöhte Schmerzsensibilität oder auffällige Schmerzverarbeitungsmuster mit erhöhter Wahrscheinlichkeit vorliegen können.

10.7　Umgang mit Menschen mit chronischen Schmerzen

Wer von uns kennt sie nicht, die Ohnmacht, die wir in der Kommunikation und in der Behandlung mit chronischen Schmerzpatienten erleben. Schmerzpatienten berichten von einer Vielzahl an ärztlichen Reaktionen und Verhaltensweisen, die ein Abbild dieser Ohnmachtsgefühle sind. All diese Reaktionen haben auch Abwehrfunktion. Der Psychoanalytiker Alexander Mitscherlich sagte: «Um den Schmerz zu vertreiben, verbündet sich der Arzt mit seinen Attributen – Kälte, Distanz, Maß, Zahl und Funktion» (Mitscherlich 1995). Ich ergänze: «Dabei vergisst er oder verdrängt er, dass starke Schmerzen haben zunächst einfach sehr weh tut». Es ist das subjektive Erleben des Einzelnen, welches das Maß und die Zahl nachhaltig beeinflusst bzw. ihre Gesetze außer Kraft setzt. Das heißt nicht, dass Maß und Zahl sinnlos wären, sie können auch therapeutisch genützt werden, es bedeutet jedoch, dass sie keine objektiven Wahrheiten, von denen wir so gerne reden, vermitteln können.

Wenn wir versuchen zu verstehen, was bei Menschen mit chronischen Schmerzen an Gedanken und Gefühlen, aber auch daraus resultierenden Haltungen und Handlungen entstehen kann, wird es leichter, sie darin zu begleiten. Es wird bei vielen Patienten die bisherige Erfahrung brüchig. Die Erfahrung, dass Schmerzen in überschaubaren Zeiträumen abklingen. Sie erleben, dass gewohnte Bewältigungsstrategien nicht zum Erfolg führen. Es geht damit häufig das Vertrauen auf die Bewältigung der Situation verloren, es kommt zu starken Ängsten, dass diese Schmerzen «ewig» bleiben. Es kann dann häufig keine Distanzierung mehr zum Schmerz stattfinden und damit verbunden eine nur unzureichende Reflexion. Der Betroffene sieht sich einer bisher ungeahnten Verletzbarkeit gegenüber. Seine Hoffnungen setzt er vielleicht in «Koryphäen», seine Enttäuschungen intensivieren aggressive Gefühle.

In der Praxis bedeutet das häufige Behandlungsabbrüche, enttäuschte Patienten und Ärzte, die Flucht der Betroffenen in ungezügelte Medikamenteneinnahme, Abhängigkeiten oder auch Hinwendung zu anderen, bis hin zu esoterischen, Angeboten.

Zusammengefasst sehen wir drei große Herausforderungen in der Behandlung von Schmerzpatienten:

- Errichtung einer tragfähigen Beziehung,
- die Tatsache der Stabilisierungsgefährdung des ohnehin sehr belasteten und oft fragilen «Gleichgewichts» der Betroffenen durch Wegfall des Schmerzes,
- aggressive Gefühle in der Behandlung bei Betroffenen, aber auch den Behandelnden.

Am Beispiel eines häufigen Interaktionsmusters zwischen Arzt und Patient sei auf die Wichtigkeit der tragfähigen Beziehung hingewiesen. Der Patient, oft schon durch viele Vorbehandlungen enttäuscht, kommt mit hohen Erwartungen, oft Idealisierungen, zum «neuen Behandler». Ärzte haben oft sehr hohe (überhöhte) Ansprüche an sich selbst, und es besteht die Gefahr der Übernahme der Ansprüche des Patienten. Das kann auch zu nicht einlösbaren Versprechungen führen. Wenn die Symptome bleiben, führt das über Enttäuschung und Hilflosigkeit oft zu Entwertungen des Arztes seitens des Patienten. Auch der Arzt ist enttäuscht, seine Erwartungen sind ebenfalls nicht erfüllt. Er erlebt den Betroffenen als anstrengend, oft auch anspruchlich. Eine wiederholt gewählte Reaktion ist das Überweisen des Patienten an einen Kollegen. Bei genauerem Hinschauen entpuppt sich die fachlich indizierte Überweisung als ein «Behandlungsabbruch» seitens des Arztes. Das wiederum löst beim Betroffenen eine neuerliche Enttäuschung aus. Beim nächsten Arzt beginnen oft neuerlich diagnostische Prozesse und somit ein neuer Kreislauf. Es bleiben beide Teile enttäuscht zurück. Der Patient, der den Arzt entwertet, und der Arzt, der zum Schluss kommt, keine Patienten mit chronischen Schmerzen mehr zu behandeln.

Der Psychoanalytiker Jürg Willi (1990) hat sich dieser Helfer-Schützling-Kollusion, wie er es nennt, ausführlich gewidmet. Er beschreibt einen gleichartigen, unbewältigten Konflikt (Kollusion), der über verschiedene Rollen, die des Patienten bzw. des Arztes, ausgetragen wird. Dabei findet er als gemeinsamen Ausgangspunkt das «abgelehnte Kind», welches einen oral progressiven oder oral regressiven Charakter entwickelt. In ◼ Abb. 10.1 sind diese Kollusion und ihr Verlauf schematisch dargestellt.

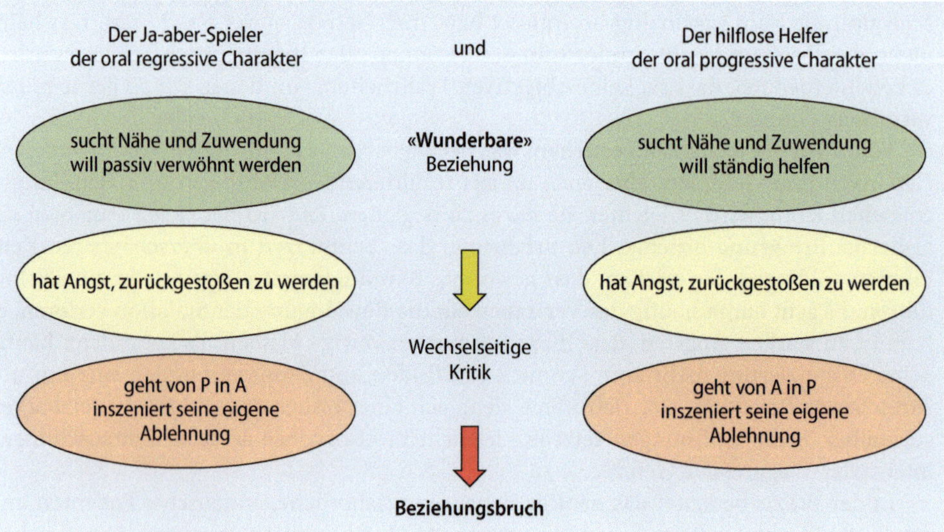

◼ **Abb. 10.1**   Helfer-Schützling-Kollusion nach Jürg Willi (1990). A = Aktivität, P = Passivität

10.8 Glückende Schmerztherapie

Es stellt sich die Frage: Was braucht es für eine glückende Schmerztherapie? Unbestritten ist natürlich das entsprechende Fachwissen. Leider werden – vor allem, aber nicht nur – von Kollegen somatischer Fächer darunter nur das «technische Wissen» und seine Anwendung verstanden. Die Beziehungsgestaltung bzw. ein Grundwissen über psychodynamische Prozesse werden oft sträflich vernachlässigt. Roth und Egle (2016) fordern eine psychodynamisch orientierte Schmerztherapie, da die KVT in der Behandlung von chronischen Schmerzpatienten nur eine 01,–0,2 höhere Effektstärke als «treatment as usual» aufweist. Eine psychodynamisch orientierte Therapie bezieht Verletzungen und daraus resultierende Bindungsstörungen mit ein. Als personenzentrierter Psychotherapeut stehe ich diesem Anliegen nahe und möchte nun beispielhaft einige wesentliche Elemente einer personenzentrierten Schmerztherapie vorstellen, um Ihnen einen praxisrelevanten Eindruck zu vermitteln.

Swilden (2002) unterscheidet in seinem prozessorientierten Vorgehen vier Phasen des therapeutischen Prozesses:
- Prämotivationsphase,
- Symptomphase,
- Problemphase,
- existenzielle Phase.

10.8.1 Prämotivationsphase

In dieser Phase treffen wir oft auf ausgeprägte Skepsis seitens der Betroffenen, oft haben sie nur verstanden, dass sie «nichts haben». Der Therapeut vermittelt dem Patienten das Gefühl, dass sein Schmerzerleben real ist, er «bildet sich nichts ein». Wichtig ist es, nicht zu «psychologisieren». Das Vermitteln von biopsychosoziokulturellen Zusammenhängen in Zusammenhang mit Schmerzen ist hilfreich, vor allem, dass die Patienten annehmen können, dass diese regelhaft vorhanden, also «normal» sind.

10.8.2 Symptomphase

In dieser Phase ist das Schmerzerleben oft lange *das* zentrale Thema. Es zeigt sich häufig, dass die Patienten eine verminderte Fähigkeit haben, Gefühle differenziert wahrzunehmen bzw. auszudrücken. Wir erleben hartnäckiges Abwehren und verbissenes Ausweichen, oder anders ausgedrückt: ein ausgeprägtes Vermeidungsverhalten gegenüber der Selbstreflexion. Die Patienten schwanken oft zwischen geringer Veränderungserwartung und der Hoffnung auf «Wunder». Der Therapeut muss viel Raum geben, ruhig und einfühlsam im Prozess bleiben, Gegenübertragungsgefühle wie Ungeduld, Ärger, Ohnmacht und andere gilt es wahrzunehmen, um nicht frühe Verletzungen zu reaktivieren.

10.8.3 Problemphase

In dieser Phase setzen sich die Klienten anfänglich noch überwiegend mit Anderen auseinander, bewerten deren Verhalten und bleiben sich selbst fern. Schritt für Schritt sollte es dann aber gelingen, dass die Betroffenen sich auf das eigene Erleben beziehen, eigene Gefühle genauer wahrnehmen, sie benennen können, sich in ihren Beziehungen deutlicher wahrnehmen. Frühe Beziehungserfahrungen und Bewertungsbedingungen spielen dabei eine große Rolle.

10.8.4   Existenzielle Phase

In dieser Phase kann dann der Schmerz in größeren Zusammenhängen gesehen werden, zu anderen Themen relativiert werden, er ist nicht – wie anfänglich – zentrales, ja manchmal sogar «Lebensthema». Es lassen sich wieder andere Interessen re-aktivieren, es entsteht Offenheit für Neues.

Wichtig ist mir dabei zu betonen, dass es nicht primär um das Erarbeiten kausaler Zusammenhänge geht; die kann es, muss es aber nicht geben, bzw. sie sind auch nicht immer zu identifizieren. Bei der Behandlung von Schmerzpatienten ist mit häufigen «Rückfällen» zu rechnen. Das heißt auf die Prozessorientierung bezogen: Die einzelnen Phasen überlappen sich, was wiederum zu großen Enttäuschungen beim Patienten und auch beim Behandler führen kann. Wir kennen die Sätze wie «Wenn ich nur meine Schmerzen nicht hätte». Sie können therapeutisch gut genutzt werden. Ja, was wäre dann? Es lassen sich Ideen sammeln, Bilder entwerfen, Hoffnungen entstehen... Ich denke, es ist dieses «Festkleben» am Symptom, das vielen – aus meiner Erfahrung vor allem ärztlichen – Kollegen, bei denen das Kausalitätsdenken stärker verankert ist, die Schmerzpatienten zu «schwierigen» Patienten werden lässt. Gerade deshalb ist hier als erster Schritt das Wissen um die Dynamiken, doch dann die gelebte Praxis, so wichtig.

10.9   Schlussbemerkung

Ich schließe mit dem Arzt und Kabarettisten Eckart von Hirschhausen:

Wenn ich als Kind hingefallen war, tröstete mich meine Mutter. Sie pustete und sagte: «Schau mal, Eckart, da fliegt das Aua durchs Fenster.» Und ich habe es fliegen sehen. Mein ganzes Medizinstudium habe ich darauf gewartet, dass mir einer erklärt, warum das Aua fliegen kann. Ich bin über alles froh, was es heute an Möglichkeiten gibt, von der Schmerztablette bis zur Palliativmedizin. Aber manchmal braucht es nur jemanden, der dich in den Arm nimmt und pustet! Und selbst wenn ich als Erwachsener nicht mehr an die Flugfähigkeit von Schmerz glaube, wäre es dem Kind gegenüber eine unterlassene Hilfeleistung, aus purer Klugscheißerei dann nicht zu pusten! (von Hirschhausen 2016)

Literatur

Afari N, Ahumada SM, Wright LJ, Mostoufi S, Goinari G, Guneo JG (2014) Psychological trauma and functional somatic syndroms: A systematic rewiew and metaanalysis. Psychosom Med 76: 2–11
Assion HJ (2004) Behandlungsprobleme bei psychisch kranken Migranten. In: Rössler, U (Hrsg) Psychiatrische Rehabilitation, Springer, Berlin Heidelberg, S 489–499
Assion HJ (Hrsg) (2005) Migration und seelische Gesundheit. Springer, Berlin
Davis DA, Luecken LJ, Zautra AJ (2005) Are reports of childhood abuse related to the chronic pain in adulthood? A metaanalytic rewiew of the literature. Clin J Pain 21: 398–405

Egle U T, Egloff N, von Känel R (2016) Stressinduzierte Hyperalgesie (SIH) als Folge von emotionaler Deprivation und psychischer Traumatisierung in der Kindheit. Der Schmerz 30(6): 526-536

Entringer S, Kumsta R, Hellhammer DH, Wadhwa PD, Wust S (2009) Prenatal exposure to maternal psychosocial stress and HPA axis regulation in young adults. Horm Behav 55: 292–98

Glover V (2011) Prenatal stress and the origins of psychopathology: an evolutionary perspective. J Child Psychol Psychiatry 52: 356–67

Heinrichs M, Heinrichs M, Domes G (2008) Neuropeptides and social behavior. Prog Brain Res 170: 337–350

Hermann C, Hohmeister J, Demirakca S, Zohsel K, Flor H (2006) Long term alteration of pain sensitivity in school-aged children with early pain experiences. Pain 125: 278–85

Hirschhausen E von (2016) Wunder wirken Wunder: Wie Medizin und Magie uns heilen. Rowohlt, Reinbek

Imbe H, Iwai-Liao Y, Senba E (2006) Stress- induced hyperalgesia: animal models and putative mechanisms. Front Biosci 11:2179–2192

Kirmayer LI, Young A (1998) Culture and somatization: clinical epidemiological, and ethnographic perspectieves. Psychosomatic Medicine 60: 420–430

Liedl A, Knaevelsrud C (2008) PTBS und chronische Schmerzen: Entstehung, Aufrechterhaltung und Zusammenhang. Schmerz 22:644–651

Mitscherlich A (1995) Krankheit als Konflikt: Studien zur psychosomatischen Medizin I. Suhrkamp, Berlin

Nathan T (1986) La folie des autres. Dunod, Paris

Norman SB, Stein M Dimsdale JE, Hoyt DB (2007) Pain in the aftermath of trauma is a risk factor for a posttraumatic stress disorder. Psychol Med 38(4): 533–542

Roozendaal B, McEwen BS, Chattarji S (2009) Stress, memory and amygdala. Nat. Neuroscience 10: 423–433

Roth G, Egle UT (2016) Neurobiologie von Schmerz und Stress. Die Bedeutung von emotionaler Vernachlässigung und psychischer Traumatisierung in der Kindheit. Themenheft Ärztliche Psychotherapie und psychosomatische Medizin 11(3): 120–129

Sharp TJ, Harvey AG (2001) Chronic pain and posttraumatic stress disorder: mutual maintenance? Clin Psychol Rev 21: 857–877

Spangler G, Zimmermann P (1995) Die Bindungstheorie. Grundlagen, Forschung und Anwendung. Klett-Cotta, Stuttgart

Stoeter P, Bauermann T, Nickel R, Corluka L, Gawehan J, Vucurevic G, Vossel G, Egle UT (2007) Cerebral activation in patients with somatoform pain disorder exposed to pain an stress: an fMRI study. Neuorimage 36: 418–30

Swildens H (2002) Prozeßorientierte Gesprächspsychotherapie. In: Keil W W, Stumm G (Hrsg) Die vielen Gesichter der Personzentrierten Psychotherapie. Springer, Wien, S 187–206

Teicher M H, Samson J A (2013) Childhood maltreatment and psychopathology: A case for ecophenotypic variants as clinically and neurobiologically distinct subtypes. American journal of psychiatry 170(10): 1114-1133

Tottenham N, Hare TA, Quinn BT, McCarry TW, Nurse M, Gilhooly T et al. (2010) Prolonged institutional rearing is associated with atypically large amygdala volume and difficulties in emotion regulation. Dev Sci 13: 46–61

Weaver IC, Cervoni N, Champagne F, Meaney MJ (2004) Epigenetic programming by maternal behavior. Nat Neuroscience 7: 847–54

Willi J (1990) Die Zweierbeziehung: Spannungsursachen – Störungsmuster – Klärungsprozesse – Lösungsmodelle. Analyse des unbewußten Zusammenspiels in Partnerwahl und Paarkonflikt: das Kollusionskonzept. Rowohlt, Reinbek

Yehuda R, Cai G, Colier JA, Sarapas C, Galea S, Ising M, Rein T et al. (2009) Gene expression patterns associated with posttraumatic stress disorder following exposure to the World trade center attacks. Biol psychiatry 66(7):708–11

Traumatherapie und Resilienz

Inhaltsverzeichnis

Interdisziplinäre Zusammenarbeit in der stationären Traumatherapie: Veranschaulichung an zwei Personenbeispielen

Regina Müller, Saskia Drennig, Andrea Schulten,
Maria Truffer Summhammer

© Springer-Verlag GmbH Deutschland, ein Teil von Springer Nature 2018
F. Riffer et al. (Hrsg.), *Das Fremde: Flucht – Trauma – Resilienz*
https://doi.org/10.1007/978-3-662-56619-0_11

11.1   Einleitung

> Wenn Spinnen vereint weben, können sie einen Löwen fesseln.
> (Aus Äthiopien)

Komplex traumatisierte Menschen leiden unter den psychischen, körperlichen, sozialen und gesellschaftlichen Folgen der Traumatisierungen. Sie benötigen somit Unterstützung und Behandlung auf verschiedenen Ebenen und durch verschiedene Professionen. Barwinski und Frank (2014) beschreiben das bewährte Modell der «Integrierten Psychiatrischen Versorgung» in der Schweiz auch als vorteilhaft im Kontext der stationären und ambulanten traumatherapeutischen Behandlung. Interdisziplinäre Zusammenarbeit wird als Voraussetzung für die Behandlung verstanden und sollte konzeptuell verankert sein.

Kern der interdisziplinären Zusammenarbeit im stationären Kontext ist die Koordination des Fachwissens aller Gesundheitsberufe. Durch diese Zusammenarbeit profitieren einerseits die Patienten von hoher Qualität und andererseits das öffentliche Gesundheitswesen von Effizienz. Verschiedene Personen mit verschiedenen Aufgaben und unterschiedlichem beruflichem Hintergrund arbeiten zusammen an einem gemeinsamen Ziel.

Der Begriff der Interdisziplinarität wird laut Klein (1990) erstmals Mitte der 1920er Jahre von Sozialwissenschaftlern in New York verwendet. Laut Ruflin (2011) ist interprofessionelle Kooperation «spontane oder institutionalisierte Interaktion von Mitgliedern von Professionen unterschiedlicher Art und zielt auf eine koordinierte systemische statt sektorielle Bearbeitung praktischer Probleme von … Patientinnen» hin.

Für Interdisziplinarität gibt es keine anerkannte Begriffsdefinition. Interdisziplinäres Arbeiten lässt sich als eine Integration mehrerer Disziplinen verstehen, die auf die Lösung eines gemeinsamen Problems abzielt. Interdisziplinarität beschreibt einerseits eine stärkere Form der Kooperation als multidisziplinäres Arbeiten, das lediglich ein Nebeneinander der verschiedenen Disziplinen darstellt, und steht andererseits der Transdisziplinarität gegenüber, welche eine noch stärkere Form der Kooperation beschreibt (s. AG Interdisziplinarität des Jungen Kollegs der Nordrhein-Westfälischen Akademie der Wissenschaften und Künste 2017).

Ärzte, Psychotherapeuten, Physiotherapeuten, Gesundheits- und Krankenpfleger, jeder Berufszweig entwickelt Konzepte für die Behandlung traumatisierter Menschen und ist von strukturellen Bedingungen abhängig. Im günstigsten Fall sind die Konzepte untereinander bekannt und kompatibel. Um einer ganzheitlichen Behandlung Rechnung zu tragen und gemeinsam an einem roten Behandlungsfaden ziehen zu können, benötigt es ein ätiologieorientiertes, störungsspezifisches, integratives sowie schulen- und berufsgruppenübergreifendes Angebot.

Interdisziplinäre Zusammenarbeit birgt zweifelsohne viele Chancen. Die Interdisziplinarität verbindet Fächer, die nahe beieinanderliegen, und kann im Sinne einer zielführenden Behandlung zu einer optimierten Nutzung von Fachwissen, Fähigkeiten und Fertigkeiten führen. Oswald (2008) betont, dass im Rahmen interdisziplinären Arbeitens die Einzeldisziplinen immer mehr aus ihrer eigenen Sichtweise herausgehen und die Gesamtsituation betrachten. So kann eine Feinabstimmung untereinander stattfinden und die Behandlungsresultate verbessern. Probleme, die sich nicht trennscharf den etablierten Disziplinen zuordnen lassen, können in einem gemeinsamen Prozess gelöst werden.

Laut Landold und Hensel (2002) wirken bei komplex traumatisierten Menschen alle beteiligten Fachwelten durch eine konstruktive und interdisziplinäre Zusammenarbeit integrationsfördernd und können ein vielfaches Heilungspotenzial entfalten. Werden

Traumabetroffene vom Hilfesystem interdisziplinär und adäquat unterstützt, kann ihre Überlebenskraft und -kreativität konstruktive Kräfte entfalten (Gahleitner 2016).

Ruflin (2011) beschreibt fünf Faktoren, die interdisziplinäre Zusammenarbeit erschweren: Kommunikations- und Sprachschwierigkeiten, disziplinenspezifische Theorien und Methoden, mangelndes gegenseitiges Verständnis der Disziplinen, gruppendynamische Probleme sowie das Bilden von Subkulturen. Für die Patienten bedeutet eine misslungene Kooperation der Berufsgruppen, dass sie sich immer wieder auf andere und neue Fachpersonen einstellen müssen, dass sie dieselben oder ähnliche Fragen immer wieder neu beantworten müssen. Interventionen können ohne Kontinuität und Koordination durchgeführt werden. Durch wechselnde Kontakte und mangelnden Austausch kann der Aufbau einer tragenden Vertrauensbasis erschwert sein.

Dass interdisziplinäre Zusammenarbeit im stationären Kontext Prozessarbeit ist, wie sie gelingen kann, welche Stolpersteine die Zusammenarbeit erschweren und welche strukturellen Bedingungen benötigt werden, beschreiben die Autorinnen am Beispiel zweier Patientinnen, die zur Behandlung im Kompetenzbereich für Stationäre Traumatherapie im Psychosomatischen Zentrum Waldviertel (PSZW) in Eggenburg/Niederösterreich aufgenommen wurden.

11.2 Stationäre Traumatherapie im PSZW Klinik Eggenburg

Der Kernauftrag des Kompetenzbereichs Stationäre Traumatherapie im Psychosomatischen Zentrum Waldviertel in Eggenburg/Niederösterreich ist die Behandlung von Menschen mit komplexen und dissoziativen Traumafolgestörungen. Im Mittelpunkt des therapeutischen Handelns stehen erwachsene Frauen und Männer, die einmal oder mehrmals, kurzfristig oder über einen längeren Zeitraum, in der Kindheit und/oder im Erwachsenenalter Opfer von Vernachlässigung, Bindungstraumatisierungen, sexualisierter und/oder physischer Gewalt, Schocktraumata, Kriegs- und Migrationserfahrungen geworden sind. Die Folgestörungen, unter welchen sie leiden, sind mannigfaltig, komplex, oftmals chronifiziert. Als Hauptdiagnosen liegen bei den Betroffenen posttraumatische Belastungsstörungen, komplexe posttraumatische Belastungsstörungen, dissoziative Störungen, Reaktionen auf schwere Belastungen, Persönlichkeitsstörungen oder anhaltende Persönlichkeitsänderung nach Extrembelastung vor (Dilling und Freyberger 2006; Fiedler 2013; Herman 2003; Sack 2004; World Health Organization 1992; Gast und Wabnitz 2014/2017). Zusatzerkrankungen sind Depressionen, Angststörungen, Essstörungen, Suchterkrankungen und Schmerzstörungen. Die intrapsychischen Strukturen und die subjektiven Erfahrungswelten der Patienten sind hoch komplex, ihr innerpsychischer und äußerer Handlungsspielraum meistens eingeschränkt.

Um den Betroffenen und der Komplexität ihrer Traumafolgestörungen gerecht zu werden, bedarf es eines fundierten und differenzierten störungsspezifischen Therapieangebotes. Das Behandlungskonzept der stationären Traumatherapie des PSZW orientiert sich in dem Sinne an den Richtlinien internationaler Fachgesellschaften wie z. B. der AWMF (Arbeitsgemeinschaft der Wissenschaftlichen Medizinischen Fachgesellschaften) oder der DeGPT (Deutschsprachige Gesellschaft für Psychotraumatologie) und basiert auf den Grundlagen der modernen Neurowissenschaften, der Stressforschung, der Bindungsforschung, der Psychotherapieforschung und der Psychotraumatologie. Sowohl auf der Ebene der Ätiologie wie der Diagnostik als auch der Behandlung der komplexen Traumafolgestörungen integriert das Behandlungsangebot moderne und evidenzbasierte trauma-

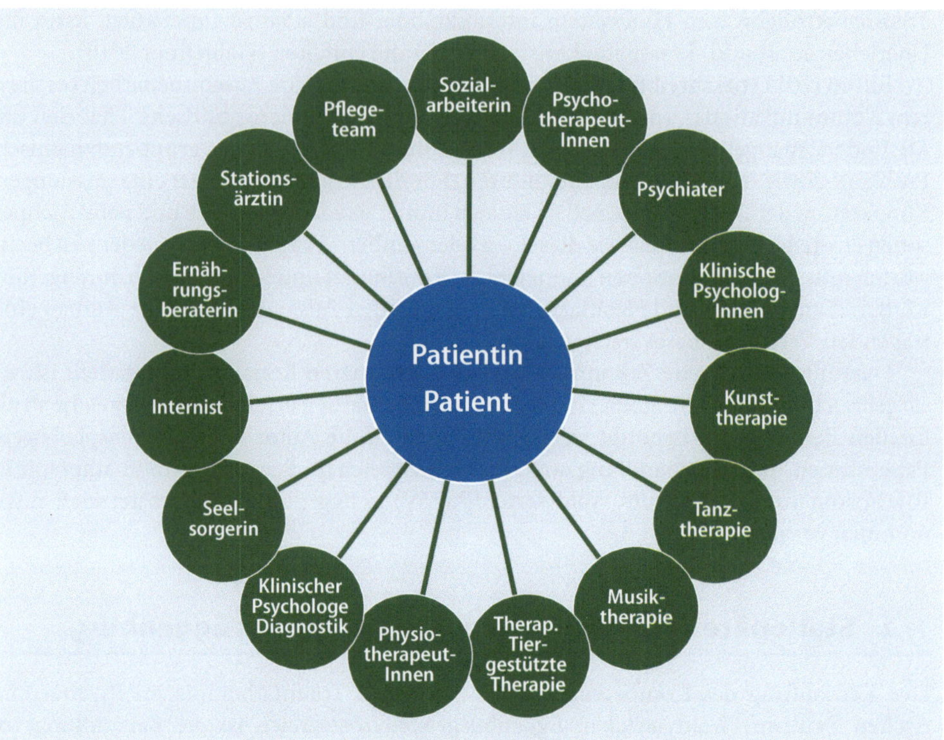

■ **Abb. 11.1**   Internes Behandlernetz

adaptierte Methoden (Bohus und Wolf-Arehult 2012; Boon et al. 2013; Boos 2014; Ehlers und Clark 2008; Emerson und Hopper 2011; Foa et al. 2014; Hofmann 2014; Huber 2006; Levine 2007, 2014; Linehan 2016; Peichl 2010, 2013; Phillips und Frederick 2007; Roediger 2009; Reddemann 2017; Sachsse 2004; Sack 2010; Schmitz 2004; Shapiro 2012; Smucker und Köster 2015; Van der Kolk 2015; Van der Hart et al. 2008; Watkins und Watkins 2003 u. a.).

Zusammengefasst kann das Behandlungsmodell als **methodenintegrativ, achtsamkeitsbasiert, ressourcen- und handlungsorientiert, phasenorientiert, individualisiert** und als **schonende Traumatherapie** (Sack 2010) bezeichnet werden (Truffer Summhammer et al. 2016a,b; Schulten und Truffer Summhammer 2017). Interdisziplinarität ist eine Grundvoraussetzung und wesentlicher Aspekt der Behandlung; realisiert wird die Behandlung durch ein multiprofessionelles Team (■ Abb. 11.1).

Einen Überblick über das therapeutische Angebot gibt das sogenannte Therapiehaus (■ Abb. 11.2). Aufbauend auf dem Fundament wissenschaftlicher, theoretischer und methodischer Grundlagen ist die Grundorientierung der Behandlung maßgeblich von den beiden Aspekten Sicherheit und Beziehung geprägt. Innerhalb einer möglichst stressfreien Atmosphäre sowie sicherheit- und strukturgebender Maßnahmen (z. B. Behandlungsverträge, spezielle Vereinbarungen, Hausordnung) wird Raum für heilsame, manchmal notwendige korrektive Beziehungserfahrung geschaffen.

Das konkrete Behandlungsangebot umfasst die vier Kernbereiche **traumaspezifische Psycho- und Spezialtherapien, somatische Behandlungen, Pflege und Alltag sowie**

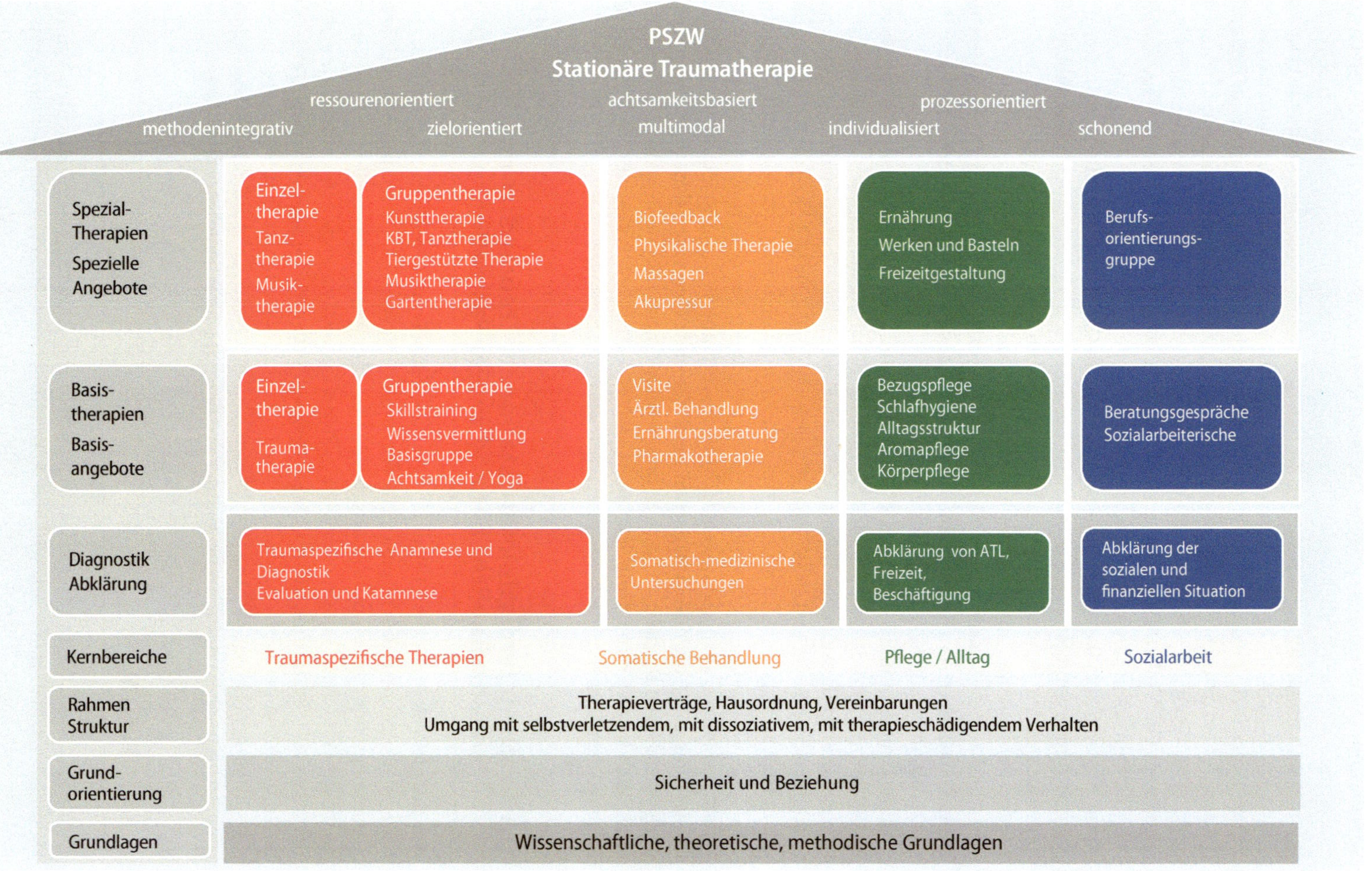

Abb. 11.2   Therapiehaus (vgl. Truffer Summhammer et al. 2016b, mit freundlicher Genehmigung)

Sozialarbeit. Die **traumaspezifische Therapie** findet im kombinierten Einzel- und Gruppensetting statt. Die verpflichtenden Basisgruppen beinhalten eine themenoffene Gruppe, Wissensvermittlung und Skillstraining. Zu den spezialtherapeutischen Gruppentherapien zählen Kunsttherapie, Konzentrative Bewegungstherapie, Achtsamkeit, traumasensitives Yoga, Tiergestützte Therapie, Musik- und Tanztherapie. Im Bereich **somatischer Behandlungen** werden ärztliche Visiten, medizinische Maßnahmen, Pharmakotherapie, Biofeedback, Neurofeedback, Physiotherapie, Ernährungsberatung und Bewegungsaktivitäten angeboten. Die Säule **Pflege/Alltag** beinhaltet Aktivitäten des täglichen Lebens, Ernährung, Schlafhygiene, Freizeitgestaltung, Umsetzung des Erlernten in den Alltag und Tagesstrukturierung. **Sozialarbeiterische Beratungs- und Gruppenangebote,** z. B. die Berufsorientierungsgruppe, ergänzen als wichtige Bestandteile der ganzheitlichen Betreuung den individualisierten Behandlungsplan. Sie unterstützen die Vernetzung mit dem sozialen Kontext der Patienten, mit externen Einrichtungen aus den Bereichen Gesundheit, Arbeit, Recht und Soziales. Basis der vier Säulen ist eine spezifische Diagnostik, Anamneseerhebung, Bedarfsabklärung und Behandlungsplanung. Evaluation und wissenschaftliche Begleitforschung ergänzen das Behandlungsangebot.

Eine Grundvoraussetzung für die Wirksamkeit des komplexen Behandlungsangebotes ist die optimal funktionierende interdisziplinäre Zusammenarbeit zwischen den Vertretern des multiprofessionellen Teams. Unterstützt wird diese Zusammenarbeit durch das handlungsleitende gemeinsame Behandlungskonzept, durch tägliche kurze Besprechungen zwischen Pflegeteam, Arzt und Psychotherapeut, durch zweimal wöchentlich stattfindende Besprechungen im erweiterten Team und durch die zusätzliche intranetgestützte Kommunikation. Fallvorstellungen, fachspezifische Supervision und Intervision sind weitere unabdingbare, die Zusammenarbeit unterstützende Elemente. Nicht zuletzt seien auch die gemeinsamen Betriebsausflüge, Sportaktivitäten, gemeinsame Psychohygiene-Aktivitäten, allen voran aber auch ein achtsames und respektvolles Miteinander erwähnt, die zur reibungslosen und ressourcenorientierten Teamarbeit beitragen.

11.3   Die interdisziplinäre stationäre Traumatherapie, veranschaulicht anhand zweier Patientinnen

Am Beispiel von Frau N. und Frau K. – die Abkürzungen stehen für zwei fiktive Namen – wird im Folgenden die Komplexität der multiprofessionellen und interdisziplinären Zusammenarbeit im Kompetenzbereich Stationäre Traumatherapie des Psychosomatischen Zentrums Waldviertel konkretisiert. Die beiden ausgewählten Personen – so weit anonymisiert, dass kein Bezug zu einer realen Lebensgeschichte möglich ist – stehen exemplarisch für komplex traumatisierte Menschen, welche im PSZW stationäre Traumatherapie in Anspruch nehmen. Dass es sich um zwei Frauen handelt, spiegelt die gendermäßige Aufteilung (durchschnittlich 8 Frauen und 2 Männer pro Gruppe) der Klientel im Klinikalltag.

11.3.1   Frau N.

37-jährig, unauffällig in ihrer äußeren Erscheinung, immer gepflegt gekleidet, von der Haltung her schlaff und müde wirkend, kommt mit einem Intervall von zwei Jahren zweimal zur stationären Behandlung in die Klinik. Im Vergleich zu anderen, von der Komplexität der Traumafolgestörung her «schillernden» Patientinnen wirkt Frau N. auf Anhieb wenig belastet. Sie ist im Klinikalltag anspruchslos, nimmt bei den Teambesprechungen einen verhältnismäßig kleinen Raum ein. Im Kontext einer klinikinternen «großen» Fallvorstellung sind gerade dieses Unspektakuläre und die Unscheinbarkeit die Kriterien für die Auswahl von Frau N. für eine ausführliche interdisziplinäre Besprechung.

Frau N.s **Biographie** ist gezeichnet von früher emotionaler Vernachlässigung und jahrelanger sexualisierter Gewalt durch einen Nachbarn. Trennung der Eltern, Mobbingerfahrungen in der Schule, eine Vergewaltigung in der Pubertät und eine kurzfristige Gewaltbeziehung im jungen Erwachsenenalter ergänzen die Kumulation traumatisierender Erfahrungen im Leben von Frau N. **Protektive Faktoren** in ihrer Entwicklung sind die frühe intensive Beziehung zu Tieren und die nahe und nährende Beziehung zur Großmutter. Zu Frau N.s **aktuellen Ressourcen** zählen die stabile Beziehung zum jetzigen Lebenspartner und ihre aktuelle Wohnsituation. Zu erwähnen sind auch ihre Kreativität und die Liebe zu Tieren. Im **Krankheitsverlauf** fällt auf, dass Frau N. trotz hoch belastender und traumatisierender Lebenserfahrungen bis ungefähr zum 30. Lebensjahr relativ stabil und beschwerdefrei bleibt. Sie beschreibt, bis dahin «irgendwie funktioniert» zu haben. Die erwähnte Gewaltbeziehung überfordert Frau N. schlussendlich. Innerhalb eines Jahres gerät sie zunehmend in eine Depression, die Symptome der posttraumatischen Belastungsstörung nehmen überhand, eine Angststörung entwickelt sich, Frau N. wird arbeitsunfähig. Von diesem Zeitpunkt an muss sie professionelle Hilfe in Anspruch nehmen. Die unaufhaltsame Aggravierung der Beschwerden und die damit einhergehende Einschränkung ihrer Handlungsfähigkeit lassen in den folgenden Jahren den Bedarf an psychosozialer und psychotherapeutischer Betreuung von Frau N. stetig wachsen. Das Zentrum für stationäre Traumatherapie wird zu einem weiteren Glied in ihrem **multiprofessionellen und multiinstitutionellen Betreuungs- und Behandlungsnetz,** bestehend aus Psychosozialem Dienst, Gewaltschutzzentrum, AMS (Arbeitsmarktservice Österreich), Hausärztin, Fachärzten, Prozessbegleiterin, Sozialarbeiterin, ambulanter Psychiaterin, ambulanter Psychotherapeutin und Ernährungsberaterin.

Bei ihrer ersten Aufnahme zur stationären Traumatherapie befindet sich die Patientin in einem psychisch instabilen Zustand. Das depressive Zustandsbild, Schwankungen zwischen Hypo- und Hyperarousalzuständen, extreme Müdigkeit, Intrusionen, manchmal Flashbacks, dissoziative Erstarrungszustände und selbstunsichere, selbstunwirksame Kognitionen gehen einher mit einer eingeschränkten mentalen und behavioralen Handlungsfähigkeit. Frau N. zieht sich zurück, pflegt keine sozialen Kontakte mehr, vermeidet phobisch jede herausfordernde Situation. Die **operationalisierte Diagnostik** ergibt zu diesem Zeitpunkt den Befund einer «Posttraumatischen Belastungsstörung» (F43.1) mit dissoziativer Symptomatik, einer «Rezidivierenden depressiven Störung, gegenwärtig mittelgradige Episode, mit Somatischem Syndrom» (F33.11) und einer «Ängstlich vermeidenden Persönlichkeitsstörung» (F61.6).

Ausgehend von einem Ätiologieverständnis, dass schwere psychische und physische Traumatisierung immer ein komplexes psychophysiologisches, strukturell kognitives, beziehungs- und verhaltensbezogenes Geschehen ist, werden Frau N.s **Traumafolgen** im Modell von Truffer Summhammer[1] (◼ Abb. 11.3) zusammengefasst.

Gemäß dem **Phasenmodell der Traumatherapie** (Janet 1889; Herman 2003; Frommberger und Keller 2007; Reddemann 2017) steht als **initiales therapeutisches Ziel** die

---

1 Truffer Summhammer M (2015) Stationäre Traumatherapie im Waldviertel – Klinik Eggenburg. Vortrag beim Tageskongress Traumatherapie (10. Juni 2015), Psychosomatisches Zentrum Waldviertel Klinik Eggenburg, unveröffentlicht

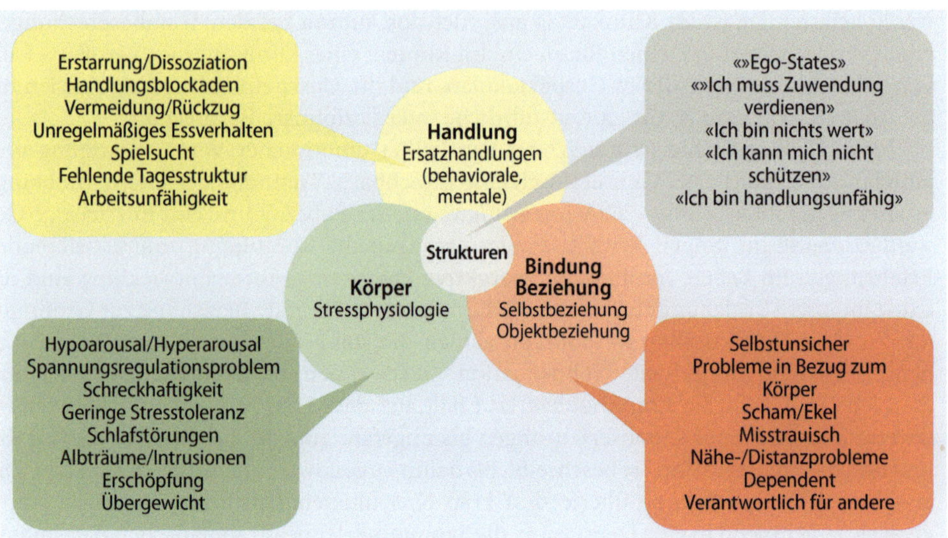

Abb. 11.3   Traumafolgen Frau N. (Mit freundlicher Genehmigung © Maria Truffer Summhammer, alle Rechte vorbehalten)

Stabilisierung von Frau N. im Vordergrund. Konkret sind bei ihr damit Symptomverringerung und Symptomkontrolle, Ressourcenaktivierung, Dissoziationsmanagement, die Verringerung des «inneren Chaos» – so nennt sie manchmal ihr Erleben –, die Erweiterung der Handlungsfähigkeit und die Etablierung einer Tagesstruktur gemeint.

Der Alltag in der Klinik bedeutet für Frau N. zuerst eine große Herausforderung, ja beinahe Überforderung. Durch den Kontakt mit den verschiedenen Personen des multiprofessionellen Behandlungsteams und mit ihrer Peergruppe, die aus zehn Personen, auch Männern, besteht, ist ihr Alltagsbeziehungsnetz mit einem Schlag um ein Vielfaches erweitert. Ihr Stresssystem ist hoch aktiviert; ihre Reaktion darauf sind zunehmender Rückzug und vorübergehend verstärkt dissoziatives Verhalten. Dementsprechend richten sich – in Anlehnung an das erwähnte Ätiologiemodell (Abb. 11.3) – die **Interventionen** bei Frau N. in der initialen Behandlungsphase vorrangig auf die Bereiche **«Bindung/Beziehung»** sowie **«Körper/Stressphysiologie»**.

In diesem Artikel die Multiprofessionalität und Interdisziplinarität in der stationären Traumatherapie thematisierend, lässt sich beim **Behandlungsverlauf** hervorheben, dass für die Patientin in dieser Phase ihres Therapieprozesses das Pflegeteam, die Stationsärztin und die Psychotherapeutin eine bedeutsame Rolle spielen. Das Pflegeteam unterstützt sie im Wesentlichen beim «Ankommen» und «sich Zurechtfinden» in der Klinik, beim Rhythmisieren und Strukturieren von Alltagsvollzügen. Das Aufnahmegespräch führend, für die körperlichen Untersuchungen und ärztlichen Visiten zuständig, wird auch die Stationsärztin zu einer wichtigen und verlässlichen Begleitperson für die Patientin. Bei der Psychotherapeutin liegt die Aufgabe, im Dialog mit Frau N. und im Sinne eines prozessualen Vorgehens einen individualisierten Behandlungsplan zu erarbeiten und mit dem Gesamtteam zu kommunizieren. Aufgrund ihrer inneren und äußeren Bedingungen kristallisiert sich für den spezifischen psychotherapeutischen Prozess die Notwendigkeit heraus, das Hauptgewicht der Interventionen zuerst auf die Stärkung des Gefühls von Sicherheit, den Aufbau von Vertrauen, die Stressregulierung und die Stärkung der Ressourcen von Frau

N. zu setzen. Ein erstes Benennen ihrer traumatisierenden Erfahrungen in Form von «Dem Erlebten eine Überschrift geben» entlastet Frau N. etwas; zu einer vertiefenden Bearbeitung der Erinnerungen kommt es zu diesem Zeitpunkt noch nicht. Von den spezialtherapeutischen Angeboten hat für Frau N. beim ersten Aufenthalt in der Klinik die Tiergestützte Therapie eine wichtige Bedeutung. Der Kontakt mit dem Pferd bewirkt eine heilsame Aktivierung ihrer Ressourcen; über die nonverbale Kommunikation mit dem Pferd kann sie Vertrauen aufbauen, Beziehungsdynamiken erleben, im wertfreien, geschützten Rahmen reflektieren und verändern.

Im Laufe der **ersten stationären Behandlung** zeichnet sich eine deutliche Verbesserung des Befindens von Frau N. ab im Sinne, dass sich sowohl die PTBS- wie auch die depressive Symptomatik verringern, vor allem aber auch, dass sich ihre Kompetenz im Umgang mit der Symptomatik verstärkt und sie mehr Kontrolle über ihr Erleben und Reagieren gewinnt.

Die gestärkte Selbstwirksamkeit und der gesteigerte Antrieb reichen nach der Entlassung aus der Klinik nicht aus, wieder einer regelmäßigen Beschäftigung außer Haus nachzugehen. Allerdings gelingt es Frau N. jetzt immer besser, eigene Bedürfnisse wahrzunehmen, zu vertreten und sich gegenüber «anstrengenden» Familienangehörigen abzugrenzen. Einen bedeutsamen Schritt setzt sie ein halbes Jahr später, indem sie mit Unterstützung ihrer ambulanten Psychotherapeutin und des Gewaltschutzzentrums Anzeige gegen den Mann erstattet, der sie vergewaltigt hat. Dieser Schritt destabilisiert Frau N. vorübergehend, aktiviert schlussendlich jedoch auch auf heilsame Weise ihre Wut und stärkt ihre Selbstwirksamkeit.

Als Frau N. zwei Jahre nach der ersten stationären Therapie erneut in der Klinik aufgenommen wird, hat sich von ihrer äußeren Situation noch wenig, von ihrem Befinden her jedoch einiges zum Positiven verändert. Die depressive Symptomatik ist weniger ausgeprägt; von der posttraumatischen Belastungsstörung her dominieren weiterhin Albträume und Intrusionen, für die Patientin jetzt aber deutlich kontrollierbarer geworden.

Die beiden Bereiche **«Bindung/Beziehung»** und **«Körper/Stressphysiologie»** (s. ◧ Abb. 11.3) spielen auch während der zweiten stationären Traumatherapie zuerst eine wichtige Rolle. Unterstützt von den Vertreterinnen verschiedener Berufsgruppen – vor allem vom Pflegeteam, der Stationsärztin und der Psychotherapeutin – wird mit Frau N. erneut dahingehend gearbeitet, dass sie die Aktivierung ihres Stresssystems rechtzeitig erkennt und dass sie statt «in die Dissoziation zu gehen» sich orientieren und beruhigen lernt. Hilfreich in diesem Prozess ist für Frau N. Biofeedback – ein Behandlungsangebot, das ihr hilft, die Zusammenhänge zwischen Kognitionen, Gefühlen, Verhalten und körperlichen Reaktionen bewusster zu machen. Aufgrund ihrer inzwischen deutlich verbesserten Stressregulationsfähigkeit und ihres gestärkten Vertrauens in sich und in nicht bedrohliche Andere nehmen diesmal in der Therapie von Frau N. die beiden Bereiche **«Handlung»** und **«Strukturen»** (s. ◧ Abb. 11.3) mehr Raum ein. Die «Handlung» betreffend, werden jetzt die Konzentrative Bewegungstherapie und die Kunsttherapie von zentraler Bedeutung im Therapieprozess. Über die Wahrnehmung des Körpers im Raum und im Kontakt mit Objekten macht Frau N. wichtige neue Erfahrungen; sie lernt ihre Grenzen besser kennen, ihren «sicheren Ort» einzunehmen, erlebt sich selbst als «Königin» im eigenen Raum. Auf nonverbale Weise kann die Patientin in der Kunsttherapie einen Symbolisierungsprozess erfahren, in dem sie sowohl Ressourcen stärken wie auch ihrem emotionalen Erleben Ausdruck geben kann. Die Prozesse, die in den erlebens- und ausdrucksorientierten Behandlungen in Bewegung kommen, werden mit Frau N. im Rahmen der Einzelpsychotherapie so weit wie hilfreich verbalisiert und reflektiert. In der Einzeltherapie geschieht jetzt auch mehr Bewusstseins- und Veränderungsarbeit auf der Ebene der dem Handeln und Erleben zugrundeliegenden Strukturen, womit handlungsleitende Kognitionen, Glaubenssätze oder Schemata (Roediger 2009) verstanden werden können. Ein wichtiger Veränderungsschritt bewirkt schlussendlich die Anwendung von EMDR (Shapiro 2012; Hofmann 2014), wobei mit Frau N. im Sinne des «umgekehrten Standardprotokolls» (Vgl. Hofmann 2014, S. 105–123) gearbeitet wird. Die Patientin erfährt dadurch Erleichterung und als wesentliche Veränderung die Modifizierung einer ihrer Grundkognitionen. Aus dem «Ich bin handlungsunfähig!» wird ein «Ich *kann* handeln!», was für sie bedeutet: «Ich kann mich wehren», «Ich kann mich abgrenzen», «Ich kann Einfluss nehmen auf meine Emotionen» und «Ich kann im Alltag etwas bewirken». Zu diesem Zeitpunkt bekommt die Sozialarbeiterin eine wichtige Bedeutung. Die Etablierung einer Tagesstruktur für die poststationäre Zeit und eine Beratung hinsichtlich zukünftiger Beschäftigung, evtl. einer beruflichen Umschulung, sind zentrale Themen der sozialarbeiterischen Begleitung.

Die Kombination von ambulanter und stationärer Therapie – im Rahmen der stationären Behandlung auch die Verbindung von Stabilisierungs- und Konfrontationsphasen – bewirken bei Frau N. über den Zeitraum von drei Jahren eine deutliche Verbesserung ihres Befindens. Aufgrund ihrer psychischen Stabilität und bei dem gegebenen dichten ambulanten Behandlungsnetz wird **am Ende der zweiten stationären Therapie** die Fortsetzung der Traumatherapie im ambulanten Setting empfohlen. Eine Vernetzung zwischen der Klinik und der extramuralen Versorgung geschieht während der ersten stationären Behandlung durch ein Telefonat zwischen der Psychotherapeutin in der Klinik und der ambulanten Psychotherapeutin, während der Intervallbehandlung zwischen der klinikinternen und der externen Sozialarbeiterin.

Zu einer **Verdeutlichung der klinikinternen interdisziplinären Zusammenarbeit** in der Begleitung von Frau N. kommt es am Ende ihrer zweiten stationären Therapie – leider erst dann – im Rahmen einer «Fallvorstellung», in welcher die Patientin im Gesamtteam besprochen und ihr Therapieverlauf zusammengefasst und rückblickend kritisch reflektiert wird. Positiv fällt dabei auf, dass in ihrem Fall die multiprofessionellen Synergieeffekte genützt wurden und dass die unterschiedlichen Behandlungsangebote, den einzelnen Therapiephasen entsprechend, gut aufeinander abgestimmt waren. Dass es rund um Frau N. keine wesentlichen Konflikte und kaum Konkurrenzverhalten im Team gegeben hat, wird rückblickend zu einem wesentlichen Teil der Persönlichkeitsstruktur von Frau N., aber auch der gelungenen Kommunikation zwischen den Professionen zugeschrieben. Im negativen Sinne fällt bei der Fallvorstellung die verhältnismäßig geringe Anzahl an körperlichen und Bewegungsaktivitäten auf, die Frau N. in Anspruch genommen hat. Frau N. selbst in einer schwierigen Beziehung zu ihrem eigenen Körper stehend und Bewegung eher vermeidend, hat rund um sich eine Art kollektives Vermeidungsverhalten aufgebaut. Im Kollektiv sind die verpassten physikalischen Behandlungseinheiten, die nicht genützte Tanztherapie und die fehlende Ernährungsberatung von Frau N. bis zum Zeitpunkt der «Fallvorstellung» unbemerkt geblieben.

11.3.2   Frau K.

Die Geschichte von Frau K. erscheint in diesem Zusammenhang relevant, weil diese junge Frau einerseits mit ihren ausgeprägten Schwierigkeiten, also der Bandbreite ihrer Psychopathologie, andererseits aber auch mit ihren zahlreichen Ressourcen und ihrer herzlichen Persönlichkeit im gesamten Team viel Aktivität, viel «Anteilnahme» auszulösen scheint.

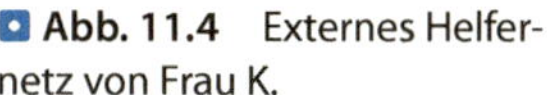

Abb. 11.4 Externes Helfernetz von Frau K.

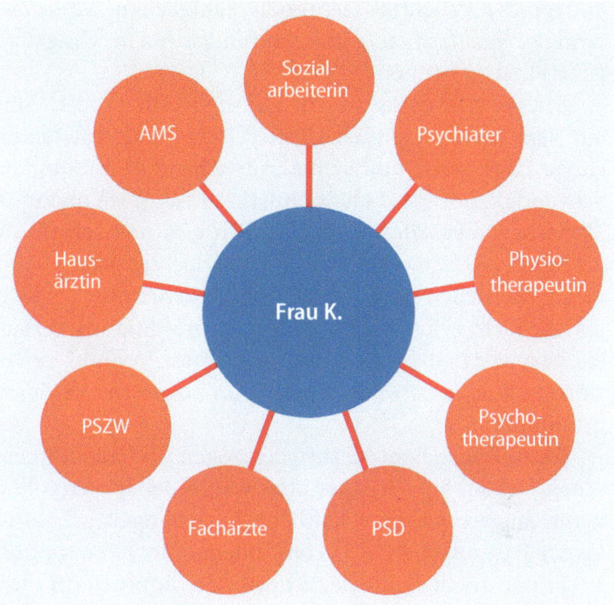

Dies zeigt sich in der Quantität an «zusätzlichen Therapieangeboten», aber auch in der Intensität der Auseinandersetzung durch unterschiedliche Mitglieder des Behandlungsteams.

Frau K. ist eine 34-jährige «Traumapatientin», die förmlich unentwegt quälenden Wiedererinnerungen ausgesetzt ist bzw. kaum Ausnahmen ihrer extremen inneren Anspannung erlebt, was auch von außen beobachtbar ist. Sie kommt auf **Empfehlung einer Reha-Einrichtung** mit dem Ziel einer (erstmaligen) stationären Traumapsychotherapie in unsere Klinik. Zu diesem Zeitpunkt befindet sie sich seit etwa zwei Jahren in ambulanter Traumatherapie, während derer sich ihr Zustand sehr langsam und in kleinen Schritten verbessert.

Für Frau K. ist die ambulante psychotherapeutische Behandlung ein wichtiger Bestandteil ihres **externen Helfernetzes** (Abb. 11.4). Sie ist zudem beim Psychosozialen Dienst (PSD) gut eingebettet, hat regelmäßige Kontakte zur Sozialarbeiterin und zur Fachärztin für Psychiatrie. Aufgrund ihrer persistierenden Rückenschmerzen nimmt sie immer wieder physiotherapeutische Behandlungen in Anspruch. Gute Kontakte zu ihrer Hausärztin sowie zu anderen Fachärzten und zu ihrer Betreuerin beim AMS (Arbeitsmarktservice) runden das professionelle Netz im Lebensalltag der Patientin ab.

Die **Lebensgeschichte** von Frau K. ist geprägt von körperlicher, psychischer und sexueller Gewalt vor dem Hintergrund emotionaler Vernachlässigung innerhalb der Familie, aber auch traumatisierenden Erfahrungen im Jugend- und frühen Erwachsenenalter durch außerfamiliäre Personen. Wechselnde, allesamt gewalttätige Partner der Mutter brachten Umzüge und Beziehungsabbrüche mit sich, wie etwa den Verlust der geliebten Tante, bei der Frau K. ihre ersten sechs Lebensjahre verbrachte. Ihren leiblichen Vater habe die Patientin nie kennengelernt. Die wiederholten Wohnortwechsel während der Schulzeit hätten stabilere Freundschaften nicht möglich gemacht. Während ihrer Ausbildungszeit zur Elektrikerin sei es über fünf Jahre zu sexuellen Übergriffen durch ihren Vorgesetzten gekommen, einige Jahre später zu einer Vergewaltigung durch mehrere fremde Personen.

An **Ressourcen** und protektiven Faktoren sind die ersten Lebensjahre bei der Tante, einige tragfähige Freundschaften, ihre Liebe zu Tieren und Natur, die vielseitigen Begabungen der Patientin (technische Fähigkeiten, Motorradfahren, sportliche Erfolge während der Schulzeit etc.), ihre feinfühlige Art im Umgang mit anderen Menschen und ihre Kreativität zu nennen.

Mit ihrem Auszug von zu Hause im Alter von 18 Jahren sei es Frau K. gelungen, sich aus dem invalidierenden Umfeld ihrer Herkunftsfamilie zurückzuziehen, wodurch sie einige Jahre stabil und symptomfrei habe leben können. Wenngleich sie immer wieder Schwierigkeiten gehabt habe, mit ihren Gefühlen umzugehen, und im Kontakt mit anderen Menschen distanziert und ängstlich gewesen sei, sei sie insgesamt recht «gut zurechtgekommen». Immer häufiger werdende Situationen von Angst und Panik in Räumen mit vielen Menschen (z. B. öffentliche Verkehrsmittel) könnten rückblickend erste Hinweise auf die nicht selten wechselnde Komorbidität im Verlauf eines traumatischen Prozesses (Kessler et al. 1996) gewesen sein. Zum Vollbild einer posttraumatischen Belastungsstörung sei es vor etwa zwei Jahren im Zuge einer Retraumatisierung an ihrem Arbeitsplatz gekommen.

Aktuell lebe Frau K. zurückgezogen und allein in einer kleinen Wohnung im städtischen Gebiet. Sie berichtet über wenige, aber wertvolle Freundschaften. Bisher habe sie kaum längere partnerschaftliche Beziehungen gehabt und befinde sich auch aktuell in keiner Partnerschaft. Zur Herkunftsfamilie habe sie nur sporadisch Kontakt. Sie sei seit 1,5 Jahren nicht mehr dazu imstande, ihren Beruf auszuüben. Wenn sie zu wichtigen Terminen müsse, schaffe sie das nur unter größter innerer Not und mit Hilfe von Medikamenten bzw. müsse begleitet werden. Sobald sie von vielen Menschen in engen Räumen umgeben sei, würde es zu Panikattacken kommen. Sie sorge kaum für sich, ernähre sich von Süßigkeiten und Fertignahrung aus Dosen, wodurch sie auch längere Phasen des Zuhauseseins überbrücke.

Frau K. kommt in einem sehr belasteten Zustand zur **Aufnahme an unsere Klinik**. Im Kontakt verängstigt, unsicher, aber freundlich, fällt sie u. a. durch einen wirren, angstvollen Blick mit weit aufgerissenen Augen sowie Bemühungen, sich unsichtbar zu machen (sich in irgendwelche Ecken drücken, sich an der Wand entlang schleichen), auf. Ihre hohe Anspannung tritt in Form eines beinahe unentwegten Zitterns ihres Körpers in Erscheinung. Sie hat Schwierigkeiten, sich zu konzentrieren; einige Phasen ihrer Lebensgeschichte sind für sie nicht erinnerbar. Zu den **Hauptsymptomen** zählen Schmerzen, eine erhöhte Schreckhaftigkeit, eine ständige Übererregung, Flashbacks, Schlafstörungen und Albträume. Sie beschreibt eine bleierne Müdigkeit und Antriebslosigkeit, sei innerlich aber voller Angst, Panik und Unruhe. Erfahrungen von Depersonalisation und Derealisation in der Vergangenheit werden berichtet, zu dissoziativen Zuständen würde es nach wie vor kommen. Frau K. zeichnet sich durch eine stark negative Sicht auf sich selbst (insbesondere ihren Körper) und auf die Zukunft aus, sieht kaum Perspektiven für sich. Schamgefühl und Ekel vor dem eigenen Körper würden mit selbstverletzendem Verhalten und Selbstmordgedanken einhergehen – Symptome, die zum Aufnahmezeitpunkt wenig ausgeprägt sind, jedoch im Zuge des therapeutischen Prozesses zeitweise wieder auftreten sollten.

Die **klinisch-operationalisierte Diagnostik** zu Behandlungsbeginn bestätigt die vermutete «Komplexe Posttraumatische Belastungsstörung» (F 43.1); zusätzlich werden eine «Rezidivierende Depressive Störung» (F 33.11) sowie eine «Nicht näher bezeichnete Essstörung» (F 50.9) diagnostiziert.

Im Sinne des Phasenmodells der Traumatherapie (Janet 1889; Herman 2003; Frommberger und Keller 2007; Reddemann 2017) wird bei Frau K. vor allem an Stabilisierung (u. a. Symptomkontrolle, Alltagsfunktionalität, Ressourcenförderung) gearbeitet. Von Seiten des multiprofessionellen Teams liegt ein erster Baustein dieser Stabilisierungsmaßnahmen darin, der Patientin das «**Ankommen**» **in der Klinik** zu erleichtern, was durch Vertrauensaufbau und Informationsvermittlung bzgl. Therapieprogramm und Abläufen im Haus zu erreichen versucht wird. Transparenz und Struktur, verlässliche Vereinbarungen und Klarheit über zuständige «Bezugspersonen» sind dabei von großer Bedeutung.

Das «Ankommen» fällt der Patientin schwer, da sie neben ihrem inneren hochaktiven Alarmsystem lange kein Gefühl von (äußerer) Sicherheit entwickeln kann. Im Zuge der Aufnahmegespräche mit **Stationsärztin** und Bezugspflegekraft wird versucht, ihrem Kontroll- und Sicherheitsbedürfnis entgegenzukommen. Frau K. hat große Schwierigkeiten ihr Zimmer betreffend und muss in Absprache mit dem Behandlungsteam einige Veränderungen vornehmen, um überhaupt hier bleiben zu können. In der ersten Behandlungswoche stößt die Patientin im Umgang mit den räumlich-baulichen bzw. strukturellen Gegebenheiten (Essen im großen Speisesaal, Lautstärke auf den Gängen etc.) und dem Gruppentherapiekontext an ihre Grenzen. So spielt besonders zu Beginn die **Bezugspflegekraft** für Frau K. eine wichtige Rolle; bei ihr kann sie immer wieder das Gespräch suchen und Unterstützung darin erhalten, sich an die Strukturen in der Klinik sowie an die umgebenden Menschen und die herausfordernden Gruppentherapieprozesse zu gewöhnen. Die psychosomatisch bzw. psychiatrisch geschulten Pflegekräfte sind auch deshalb von großer Bedeutung für Frau K. (und viele andere Patientinnen), weil sie rund um die Uhr anwesend und «erreichbar» sind, was besonders in den Nächten essenziell ist, wenn einschießende Wiedererinnerungen sie quälen und sie schlaflos, hoch angespannt und in Angst in ihrem Zimmer verweilt. Dennoch gelingt es nur langsam, das Angebot der Pflege anzunehmen, und Frau K. zieht sich auch in solchen Situationen höchster persönlicher Not anfangs noch sehr zurück, meldet sich selten am Stationsstützpunkt und ist insgesamt kaum dazu imstande, Hilfe zu holen, wenn sie diese benötigt. Die Erfahrung von Bedürftigkeit und innerem Leid aktiviert bei ihr ein Schema von Unzulänglichkeit bzw. Wertlosigkeit, verbunden mit massiven Schamgefühlen.

In der zweimal wöchentlich stattfindenden **Einzelpsychotherapie** wird versucht, einen Rahmen zu schaffen, wo sich die Patientin zunehmend anvertrauen und öffnen kann. Entsprechend dem Modell von Truffer Summhammer (2015) steht die Arbeit an Bindung und Beziehung im Vordergrund. Zu ihren **Zielen** befragt, gibt die Patientin an, dass es für sie nicht nur wichtig sei, ihr Vertrauen in Menschen wiedererlangen zu können, sondern auch Hilfe im Umgang mit ihrer inneren Hochspannung zu erhalten. Sie möchte einen besseren Zugang zu ihrem Körper erlangen, sich selbst wieder etwas zutrauen und ihren Handlungsspielraum auch im Sinne von «Lebensraum» erweitern können, wobei ihr langfristiger Wunsch ist, wieder arbeiten zu können. Hindernisse auf diesem Weg sind ihre zahlreichen Symptome, die sie in ihrem gegenwärtigen Alltag massiv beeinträchtigen, weshalb in den Einzeltherapiestunden vorwiegend an Symptomkontrolle, Dissoziationsmanagement, Skills und Emotionsregulation gearbeitet wird.

In den ersten Wochen ist die Patientin fast unentwegt mit ihrer inneren Anspannung beschäftigt, was möglicherweise mit ausschlaggebend dafür ist, dass Interventionen von Seiten **verschiedener Berufsgruppen** im Team darauf abzielen, einen günstigeren Umgang mit der Spannung zu erreichen. Besonders das Essen im großen Speisesaal sowie die Gruppentherapien (KT, MT, TT) fordern Frau K. massiv, und sie scheint durch verschiedenste Auslöser getriggert zu werden. Im Laufe des Aufenthalts wird eine Arbeit auf der «inneren Bühne» möglich, Frau K. setzt sich mit verschiedenen Persönlichkeitsanteilen auseinander und versucht, dem bisherigen Gefühl, «wie zerfallen zu sein», «keine gesamte Identität» zu besitzen, etwas Neues entgegenzusetzen. Sie lernt mit Hilfe der Einzeltherapeutin, aber auch der Pflegekräfte und der anderen (Kreativ-)Therapeutinnen all das, was sie auf emotionaler (aber auch kognitiver und körperlicher) Ebene erlebt, genau wahrzunehmen, zu benennen und einzuordnen, um es in einen größeren sinnvollen Zusammenhang zu bringen («all das bin ich», «das macht wohl meine Identität aus»). Dabei spielt Psychoedukation eine wesentliche Rolle, und die Patientin zeigt sich dankbar für Informationen, die ihren subjektiven Eindruck, völlig «verrückt» und «abnormal» zu sein, zumindest kurzfristig relativieren bzw. entkräften. Auch die Auseinandersetzung mit einem sehr destruktiven Anteil im Sinne eines «Täterintrojekts» (Peichl 2010) ist dabei bedeutsam.

Durch einen Konflikt zweier Mitpatientinnen beim gemeinsamen abendlichen Spielen auf der Station kommt es bei Frau K. zu einer **«krisenhaften Zuspitzung»**, sie fühlt sich stundenlang wie «benebelt», schutzlos, weint viel und braucht immer wieder Bedarfsmedikamente. Da sie sich tagelang fast unentwegt an der Grenze zur (Dauer-)Dissoziation befindet, wird mit ihr an Reorientierung und Stabilisierung im Hier und Jetzt gearbeitet; verschiedene Notfallskills kommen zur Anwendung, Krisenintervention steht im Vordergrund. Personen unterschiedlicher Fachrichtungen unterstützen sie in dieser sehr schwierigen Phase, wobei vor allem die Stationsärztin, die Einzeltherapeutin und das Pflegepersonal immer wieder als «Akut-Anlaufstellen» fungieren. In dieser Phase leidet Frau K. unter stark selbstabwertenden Gedanken, Gefühle brechen auf, sie erlebt einen hohen inneren Druck, äußert «Angst zu explodieren». Langsam können innere Helferwesen aufgebaut werden. Das Installieren eines Tresors gelingt nur ansatzweise, zumindest kann Frau K. die innere Vorstellung einer «safe activity» (Huber 2006) konstruieren.

Etwa zu diesem Zeitpunkt kann die Patientin in die **tiergestützte Therapie** einsteigen, was ihr in der Kleingruppe anfangs beinahe unmöglich erscheint, und sie bittet um Arbeit im Einzelsetting, die organisatorisch nicht (sofort) möglich ist. Es gelingt ihr dann aber doch, sich einzulassen, und sie kann erste Erfolgserlebnisse mit dem Pferd sowie im sozialen Kontext mit der Gruppe machen. Die Erfahrung, vom Tier bedingungslos angenommen zu werden, eine Begegnung und ein Miteinander zuzulassen, scheint die Patientin sehr zu berühren, und es beginnt ein wertvoller therapeutischer Prozess.

Parallel dazu arbeitet Frau K. mit der **Sozialarbeiterin** an der Sicherung ihrer finanziellen Möglichkeiten und an Perspektiven für ihre berufliche Zukunft. Sie wird der Berufsorientierungsgruppe zugewiesen, wo sie sich mit ihren Kompetenzen und Fähigkeiten beschäftigt, zunehmend Ängste thematisieren und in der Gruppe diskutieren kann.

In der **Ernährungsberatung** lernt sie, sich selbst im Alltag besser zu versorgen, gesündere Lebensmittel zu sich zu nehmen und kleine Speisen selbst zuzubereiten. Hier wird erst später in der Fallsupervision klar, dass auch Pflegepersonen die Patientin mit dem Aushändigen einfacher Rezepte bei diesem Ziel unterstützten, worüber sie sich sehr dankbar zeigte.

Frau K. arbeitet im Zuge des **Gruppen-Biofeedbacktrainings** gezielt am Umgang mit ihrer hohen inneren Spannung, lernt langsam, sich selbst zu beruhigen, und erlangt mehr Wissen über die Zusammenhänge psychischer und körperlicher Prozesse.

In der **Einzel-Musiktherapie** kommt die Patientin wieder in Kontakt mit ihrer lange zurückliegenden Freude am Musizieren, kann für Momente ihren Gefühlen freien Lauf lassen und ihre innere Spannung reduzieren.

Auch die **physiotherapeutischen Behandlungen**, zu Beginn aufgrund des körperlichen Kontakts massiv herausfordernd, kann Frau K. zunehmend tolerieren, ohne zu dekompensieren. Dabei gelingt es ihr langsam, kleine Nuancen wahrzunehmen zwischen dem, was für sie akzeptabel bis angenehm ist, und dem, was absolut unmöglich ist.

Auch in der **Tanztherapie** kommt die Patientin immer wieder in Kontakt mit ihrem (von ihr selbst massiv abgelehnten) Körper, was zeitweise sehr schwierig für sie ist; sie erlebt aber auch Momente des «Losgelöstseins», der Freude an Bewegung zur Musik und gibt an, für kurze Augenblicke die Menschen um sich herum und ihre damit verbundene Angst ausblenden zu können.

Auf ihren Therapieprozess zurückblickend zeigt sich insgesamt, dass das gemeinsam mit der Patientin und den beteiligten Berufsgruppen vereinbarte Ziel der Stabilisierung durch Interventionen von Seiten verschiedener Personen aus dem Behandlungsteam angestrebt und im Zuge von 12 Wochen stationärer Therapie zum Teil auch erfolgreich realisiert wurde. Trotz der zweimal wöchentlich stattfindenden Teambesprechungen und der einmal monatlich anberaumten Teamsupervision war es aufgrund struktureller Grenzen (unterschiedliche Arbeitszeiten, begrenzte Anzahl gemeinsamer Supervisionsstunden etc.) **nicht durchgängig** möglich, sich gegenseitig in den jeweiligen therapeutischen Prozess einzubinden. Erst eine länger geplante Fallsupervision machte deutlich, dass offenbar von verschiedenen Seiten viele kleine, aber bedeutsame Bausteine zusammengetragen wurden, die in der Folge ein größeres Ganzes ergaben. Dieses größere Ganze spiegelte sich unseren Beobachtungen nach in einer sichtbaren Stabilisierung bzw. Entlastung der Patientin wider. So konnte im Zuge des konstruktiven Austauschs im «Großteam» erstmals wirklich transparent gemacht werden, wie oft, auf welche Art und Weise, wie intensiv und mit welchen Mitteln mit Frau K. gearbeitet wurde und dass somit eine Menge an verschiedensten Interventionen Wirkung zeigte, wobei nicht klar war, welche Auswirkungen woher rührten.

Neben dem geplanten und koordinierten Engagement des Behandlungsteams ist im Kontext «stationäre Psychotherapie» aber natürlich davon auszugehen, dass auch einige andere wichtige Variablen (in unterschiedlichem Ausmaß) ihre Wirkung entfalten, wie beispielsweise Gruppenkohäsion, nachahmendes Lernen, Hoffnung-Einflößen, existenzielle Faktoren etc. (Yalom 2003).

11.4 Herausforderungen, Risiken und Chancen der interdisziplinären Zusammenarbeit

Eingangs wurde die Wichtigkeit der interdisziplinären Zusammenarbeit für die Behandlung von komplex traumatisierten Menschen erwähnt. Dies bedeutet, dass betroffene Menschen ihr Heilungspotenzial, die Überlebenskraft und ihre Kreativität besser entfalten können. Neben den fördernden Aspekten gibt es jedoch auch die in der Einleitung nach Ruflin (2011) beschriebenen erschwerenden Faktoren in der multiprofessionellen Arbeit. Unsere Erfahrungen in der berufsübergreifenden Zusammenarbeit im klinischen Setting lassen sich wie folgt zusammenfassen:

In der interdisziplinären Behandlung von Patienten gibt es Vorteile und Chancen sowie Herausforderungen oder sogar Risiken, sowohl für Patienten als auch für Teammitglieder. Von Vorteil für einen Behandlungserfolg ist es, wenn der gemeinsame Fokus beim Prozess des Patienten liegt. Wenn sich Teilaspekte der Struktur des Patienten im Team widerspiegeln, ergibt dies ein Gesamtbild des zu behandelnden Menschen, was wiederum für den Therapieprozess hilfreich ist. Nehmen nun einzelne Teammitglieder einen Patienten sehr gegensätzlich wahr, weist dies möglicherweise auf einen inneren Konflikt des Patienten oder auch auf Persönlichkeitsanteile/Ego States/dissoziierte Identitäten hin und bietet einen hilfreichen Anhaltspunkt für die weitere Behandlung. Auch spezielle Verhaltensweisen und Kontaktaufnahmen seitens des Patienten, die im Team sehr unterschiedlich bewertet werden, sind vielleicht Ausdruck der Struktur des zu behandelnden Menschen und lassen sich in der Behandlung fördernd einsetzen. Berufsübergreifender Austausch von Informationen wirkt sich unterstützend auf einzelne Interventionen aus. Die Vielseitigkeit der Zugänge, einerseits wegen der unterschiedlichen Aufgaben, andererseits durch verschiedene Persönlichkeits- und Arbeitsstile, kann zu gewünschten Synergieeffekten führen. Um all dies effizient zu gestalten, scheint eine gemeinsame Reflexion des Behandlungsprozesses nützlich. Sollte eine persönliche Aversion seitens eines Patienten gegenüber einem Teammitglied bestehen, kann der Rest des Teams entlastend und unterstützend wirken.

Hilfreich für das multiprofessionelle Team ist ein respektvoller, wertschätzender und offener Umgang miteinander, der Vertrauen schafft und die Arbeit in einem atmosphärisch «dichten» Behandlungsprozess erleichtert. Diese Grundhaltung führt zu einer konstruktiven Konfliktkultur, die wiederum den Alltagsstress verringern kann. Gibt es zusätzlich informellen Austausch, auch über Persönliches, fördert dies gegenseitiges Verständnis und dient der Psychohygiene. Unterstützend dafür zeigen sich Begegnungsräume außerhalb des Klinikalltages. Die oben schon erwähnte Vielseitigkeit von unterschiedlichen Sichtweisen im Team, bedingt durch unterschiedliche Berufsgruppen und durch verschiedene individuelle Persönlichkeitsmerkmale der einzelnen Personen, wirkt u. a. auch als Schutzfaktor vor sekundärer Traumatisierung. Wesentlich erscheint die gegenseitige Unterstützung, auch bei der Psychohygiene.

Unterschiedliche Behandlungskonzepte und Kompetenzen der einzelnen Berufsgruppen stellen eine Herausforderung dar. Auch spezifisches voneinander abweichendes Spezialwissen der einzelnen Berufszweige im Kontext des zu behandelnden Störungsbildes wirkt sich möglicherweise erschwerend aus. Dadurch wird Konkurrenz unter den Berufsgruppen, aber auch zwischen einzelnen Teammitgliedern Vorschub geleistet, was schlimmstenfalls Abwertung und Misstrauen nach sich zieht. Wird das Ausdrucksverhalten von Patienten unterschiedlich wahrgenommen und bewertet, begünstigt dies das Entstehen von Konflikten oder gar Spaltung im Team. So sehr unterschiedliche Persönlichkeitsmerkmale und Temperamente im Team hilfreich sind, so herausfordernd kann es auch sein, sich auf diese Vielfalt einzustellen. Die Motivation oder der Druck, helfen zu wollen, auch zu müssen, fördert eine mögliche Überlastung einzelner Teammitglieder.

Das unterschiedliche oder auch ähnliche Behandlungsangebot der verschiedenen Professionen bietet die Möglichkeit von Überforderung der Patienten. Dieses Zuviel entsteht durch die Motivation und den inneren Druck von Patienten, alle Angebote zu nutzen. Ein Zuviel kann aber auch dann entstehen, wenn vom multiprofessionellen Behandlungsteam möglichst viele vorhandene Ressourcen und Angebote für den Patienten genutzt werden wollen. Vor allem für hochkomplexe Patienten besteht ein Risiko, dass zu viele äußere «Bühnen» eröffnet werden. Durch wenig bis keinen Austausch unter den Professionen des Behandlungsteams entstehen Lücken, die ein vorhandenes Vermeidungsverhalten seitens des Patienten fördern und dadurch ein mögliches Entwicklungspotenzial einschränken. Kommt es zu Konkurrenz zwischen den Berufsgruppen, schafft dies Graubereiche, in denen die Patienten vielleicht über-, aber auch unterversorgt sind. Daraus entsteht eine mögliche Über- oder Unterforderung seitens der Patienten. Unsicherheit bei den zu behandelnden Menschen entwickelt sich durch mangelnde oder fehlende Weitervermittlung von Wissen, Informationen und therapeutischen Maßnahmen. Auch Konkurrenz, Machtkämpfe und unterschiedliche Ziele im interdisziplinären Team sind hinderlich für ein Gefühl von Sicherheit bei den Patienten. Durch unterschiedliche Behandlungskonzepte der einzelnen Professionen, die sich im ungünstigsten Fall widersprechen, entstehen parallele therapeutische Prozesse, die zu Ambivalenz, Spaltungsprozessen oder Zweifel am gemeinsamen Behandlungskonzept bei den Patienten führen können. Für das multiprofessionelle Team bestehen laut Huber (2006) die Risiken in der Entwertung durch Kollegen und Leitung. Es besteht die Gefahr der emotionalen Erschöpfung, des Ausgebranntseins und der sekundären Traumatisierung.

Durch das interdisziplinäre Arbeiten werden viele Teile des Menschseins und damit auch des Störungsbildes von komplexen Traumafolgestörungen angesprochen. Veränderung geschieht durch das Zusammenführen einzelner «Puzzleteile», die im Laufe des Prozesses zu einem Gesamtgefüge werden.

Für eine gelingende Zusammenarbeit braucht es folgende Grundvoraussetzungen:

- gemeinsamer Fokus auf den Prozess des Patienten,
- Raum und Zeit für Austausch und Kommunikation,
- gemeinsame Sprache und Ziele,
- Transparenz,
- Klarheit,
- gegenseitige Wertschätzung und Respekt,
- gegenseitiges Vertrauen,
- Eigenreflexion,
- offene wertschätzende Reflexion der Prozesse im berufsübergreifenden Team,
- grundsätzliches Wissen über unterschiedliche Rollen, Konzepte und Kompetenzen,
- gute Kommunikation über Interventionen im Graubereich von überschneidenden Kompetenzen,
- lösungsorientierte, wertschätzende Konfliktkultur,
- gemeinsame Supervisionen.

Wie aus den beiden Fallbeispielen ersichtlich wird, funktioniert gute interdisziplinäre Zusammenarbeit, wenn alle Bereiche am Prozess des Patienten arbeiten, sich gegenseitig vertrauen und ein gewisses Maß an Austausch stattfindet. Bei der Reflexion des Fallprozesses in einer Fallsupervision hat sich verdeutlicht, wie viele einzelne Bausteine von jeder Berufsgruppe ohne genaue Absprache zum Therapieprozess beigetragen wurden. Im Klinikalltag ist wenig Zeit und Raum, um sich in den Berufsgruppen und interdisziplinär sehr vertieft mit dem Therapieprozess eines einzelnen Patienten auseinanderzusetzen. So ist das Vermeidungsverhalten der Frau N. bezüglich Bewegung erst am Ende des Aufenthaltes aufgefallen. Dieses gemeinsame «Mitschwingen» mit ihr könnte daraus resultieren, dass Frau N. sich während des gesamten Aufenthalts relativ selbständig und bedürfnislos präsentiert hatte. Zudem ist es strukturell aus ressourcentechnischen Gründen nicht mehr möglich, mit allen Spezialtherapeutinnen und -therapeuten gleichzeitig im Austausch zu stehen.

Damit zeigen sich auch Grenzen der interdisziplinären Zusammenarbeit. Diese Begrenzungen finden sich unter anderem in zeitlichen, personellen, räumlichen und finanziellen Ressourcen und strukturellen Begebenheiten des Gesundheitswesens.

11.5 Zusammenfassung und Implikationen

Vor dem Hintergrund einführender theoretischer Überlegungen zur Bedeutung der Interdisziplinarität in multiprofessionellen Teams verdeutlicht die Konzeptvorstellung der Traumatherapie im Psychosomatischen Zentrum Waldviertel die Vielfalt eines störungsspezifischen stationären Behandlungsangebotes. Die beiden Patientinnenbeispiele veranschaulichen sowohl die Komplexität von Traumafolgestörungen als auch die Diversität von individualisierten Therapien. Diese verschiedenen Aspekte und ihre Wechselwirkung in

Betracht ziehend, sind die zusammenfassenden Überlegungen ein Versuch, Chancen, Risiken und Herausforderungen der Interdisziplinarität in der stationären Traumatherapie herauszukristallisieren.

Mit der Beschreibung des Therapieprozesses von Frau N. und Frau K. sind zwei Beispiele einer erfolgreichen Behandlung gewählt. Die beiden Patientinnen stehen stellvertretend für Traumabetroffene, bei denen sich durch die Therapie ein Ausweg aus einem meist seit Jahren oder Jahrzehnten bestehenden Labyrinth von seelischem Leiden, von Beschwerden und eingeschränkter Handlungsfähigkeit anbahnt.

Interdisziplinäres Arbeiten macht per se das Wesen der Klinikarbeit aus. Die gute Zusammenarbeit im Team ist für die meisten Kollegen einer der wichtigsten und stabilisierendsten Faktoren im Arbeitsleben (Glanz 2012). Die strukturellen Voraussetzungen erlauben in den seltensten Fällen eine optimale Zusammenarbeit. Meist resultieren als Folge der personellen und zeitlichen Begrenzungen maximal befriedigende, aber keine optimalen Behandlungsbedingungen.

Gutes interdisziplinäres Arbeiten lebt vom Austausch und der Bereitschaft zur Veränderung. Die Zusammenarbeit des multiprofessionellen Teams im Kompetenzbereich für Traumafolgestörungen gestaltet sich als kontinuierlicher Prozess. Dieser wird durch Fallbesprechungen, regelmäßige Reflexion der Zusammenarbeit und vertiefte Auseinandersetzung mit berufsgruppenübergreifenden Themen – aktuell auch unterstützt durch die Arbeit an diesem Artikel – in vielerlei Hinsicht gefördert. So konnten in Folge der Fallbesprechungen regelmäßige Gespräche zwischen Einzeltherapeutin und Pflegebezugsperson, eventuell sogar gemeinsam mit der Patientin als neues Element im Behandlungsplan verankert werden. Wünschenswert wäre, in einem nächsten Schritt die möglicherweise unterschiedlichen konzeptionellen Entwürfe einzelner Professionen im Umgang mit ähnlichen Themen (z. B. Selbstwert, sozialer Rückzug, Bindungsbedürfnis etc.) im Rahmen einer Konzeptbesprechung so anzupassen, dass die Methoden einander gegenseitig sinnvoll ergänzen und Redundanzen oder Überforderungssituationen reduziert werden.

Erleichternd konnte im Rahmen der Fallbesprechungen festgestellt werden, dass offensichtlich auch ohne explizites und regelmäßiges Besprechen aller Ziele und Maßnahmen das gemeinsame Konzept so gut verankert ist, dass intuitiv und in den Behandlungsplänen aller beteiligten Kollegen ein durchgehender roter Faden im Sinne einer professionellen Behandlung für die schwer traumatisierten Patienten weiterverfolgt werden kann.

Die Reflexion der Behandlungsprozesse lässt bei beiden Patientinnen die Schlussfolgerung zu, dass die Effektivität ihrer Therapie von der Qualität der interdisziplinären Zusammenarbeit abhängig war. Ob das gemeinsame Arbeiten am selben Auftrag ein konstruktives, aufeinander abgestimmtes und zielorientiertes Miteinander, ein aneinander uninteressiertes und unkoordiniertes Nebeneinander oder gar ein konkurrierendes Gegeneinander ist, hat auch in der Traumatherapie wesentliche Auswirkung darauf, «ob der Löwe eingefangen und oder sogar gezähmt werden kann» (vgl. Zitat aus Äthiopien).

Literatur

*Arbeitsgemeinschaft der Wissenschaftlichen Medizinischen Fachgesellschaften e.*V. (2017) S3 – Leitlinie Posttraumatische Belastungsstörung ICD-10: F43.1. http://www.awmf.org/uploads/tx_szleitlinien/051–010l_S3_Posttraumatische_Belastungsstoerung_2012-abgelaufen.pdf

Arbeitsgemeinschaft für Interdisziplinarität des Jungen Kollegs der Nordrhein-Westfälischen Akademie der Wissenschaften und Künste (2017) Anforderungen, Chancen und Risiken der Interdisziplinarität aus Sicht des wissenschaftlichen Nachwuchses: Statement der AG Interdisziplinarität des Jungen Kollegs.

http://www.awk.nrw.de/pressemedien/detailansicht-presse/2016–02–02-anforderungen-chancen-und-risiken-der-interdisziplinaritaet-aus-sicht-des-wissenschaftlichen-nachwuchses-statement-der-ag-interdisziplinaritaet-des-jungen-kollegs.html?tx_ttnews %5BbackPid %5D=51undcHash= 1c1122d33a69a87032219525aaaedd77

Barwinski R, Frank B (2014): Stationäre Traumatherapie – Interdisziplinäre Zusammenarbeit als Voraussetzung und Konzept der Behandlung. Trauma 12(1): 6–16

Bohus M, Wolf-Arehult M (2012) Interaktives Skillstraining für Boderline-Patienten: Das Therapeutenmanual. Schattauer, Stuttgart

Boon S, Steele K, Van der Hart O (2013) Traumabedingte Dissoziation bewältigen. Ein Skills-Training für Klienten und ihre Therapeuten. Junfermann, Padernborn

Boos A (2014) Kognitive Verhaltenstherapie nach chronischer Traumatisierung. Hogrefe, Göttingen

Dilling H, Freyberger HJ (Hrsg) (2006) Taschenführer zur ICD-10-Klassifikation psychischer Störungen, 3. Aufl. Huber, Bern

Ehlers A, Cark DM (2008) Post-traumatic stress disorder; The development of effective psychological treatments. Nordic Journal of Psychiatry 62 (Suppl 47): 11–18

Emerson D, Hopper E (2011) Trauma-Yoga. Heilung durch sorgsame Körperarbeit. G.P. Probst, Lichtenau/ Westfalen

Falkai P, Wittchen HU (Hrsg) (2015) Diagnostisches und statistisches Manual psychischer Störungen. DSM-5® Hogrefe, Göttingen

Fiedler P (2013) Dissoziative Störungen, 2. überarbeitete Aufl. Hogrefe, Göttingen

Foa B, Hembre E, Rothbaum, B (2014) Handbuch der prolongierten Exposition. G.P. Probst, Lichtenau/ Westf.

Frommberger U, Keller R (Hg) 2007: Empfehlungen von Qualitätsstandards für stationäre Traumatherapie – Indikation, Methoden und Evaluation stationärer Traumatherapie in Rehabilitation, Akutpsychosomatik und Psychiatrie. Pabst Science Publishers, Lengerich

Gahleitner S (2016): Traumatherapie, Traumaberatung und Traumapädagogik. Psychotherapie Forum. 21(4): 142–148

Gast U, Wabnitz P (2014/2017) Dissoziative Störungen erkennen und behandeln. In: Erlmann M (Hrsg) Lindauer Beiträge zur Psychotherapie und Psychosomatik, 2. Aufl. Kohlhammer, Stuttgart

Glanz F (2012): Salutogene Aspekte der Berufsarbeit – Teamwork und Arbeitszufriedenheit in Gesundheitsberufen. Master Thesis zur Erlangung des akademischen Grades Master of Public Health, Universität Wien.

Herman JL (2003) Die Narben der Gewalt. Traumatische Erfahrungen verstehen und überwinden. Junfermann, Paderborn

Hofmann A (2014) EMDR. Praxishandbuch zur Behandlung traumatisierter Menschen, 5. Vollst. überarb. u. erw. Aufl. Thieme, Stuttgart

Huber M (2006) Wege der Traumabehandlung. Trauma und Traumabehandlung, Bd. 2. Junfermann, Paderborn

Janet P (1889) L'automatisme psychologique. Paris, Félix Alcan

Kessler RC, Nelson CB et al. (1996) Comorbidity of DSM-III-R -major depression disorder in the general population: results from the US National Comorbidity Survey. Brit J Psychiatry 168(Suppl.): 17–30

Klein JT (1990) Interdisciplinarity. History, Theory and Practice. University Press, Detroit

Landolt M, Hensel T (Hrsg) (2012) Traumatherapie bei Kindern und Jugendlichen. Hogrefe, Göttingen

Levine P (2007) Vom Trauma befreien. Wie Sie seelische und körperliche Blockaden lösen. Kösel, München

Levine P (2014) Sprache ohne Worte. Wie unser Körper Trauma verarbeitet und uns in die innere Balance zurückführt. Kösel, München

Linehan M (2016) Handbuch der Dialektisch-Behavioralen Therapie (DBT), Bd 1 u. Bd 2. CIP-Medien, München

Peichl J (2010) Innere Kinder, Täter, Helfer Co. Ego-State-Therapie des traumatisierten Selbst. Klett-Cotta, Stuttgart

Peichl J (2013) Die inneren Trauma-Landschaften. Borderline – Ego-State – Täter-Introjekt. Schattauer, Stuttgart

Phillips M, Frederick C (2007) Handbuch der Hypnotherapie bei posttraumatischen und dissoziativen Störungen. Carl Auer, Heidelberg

Oswald M (2008) Die interdisziplinäre Zusammenarbeit von Sprachtherapeuten und Ärzten – Inaugural-Dissertation zur Erlangung des Doktorgrades der Philosophie an der Ludwig-Maximilians-Universität München

Reddemann L (2017) Psychodynamisch Imaginative Traumatherapie: PITT® - Das Manual. Ein resilienz-orientierter Ansatz in der Psychotraumatologie (Leben lernen). Klett Cotta, Stuttgart

Roediger E (2009) Was ist Schematherapie? Eine Einführung in Grundlagen, Modell und Anwendung. Junfermann, Paderborn

Ruflin R (2011) Was ist interprofessionelle Zusammenarbeit? Vortrag am 12.05.2011 in Bern. www.social design.ch

Sachsse U (Hrsg) (2004) Traumazentrierte Psychotherapie. Schattauer, Stuttgart

Sack M (2004) Diagnostische und klinische Aspekte der komplexen posttraumatischen Belastungsstörung. Der Nervenarzt 75(5): 451–459

Sack M (2010) Schonende Traumatherapie. Ressourcenorientierte Behandlung von Traumafolgestörungen. Schattauer, Stuttgart

Schmitz U (2004) Konzentrative Bewegungstherapie (KBT) zur Traumabewältigung. Ein handlungsorientierter Ansatz. Vandenhoek Ruprecht, Göttingen

Shapiro F (2012) EMDR - Grundlagen und Praxis: Handbuch zur Behandlung traumatisierter Menschen. Überarbeitete Auflage. Junfermann, Paderborn

Smucker M, Köster R (2015) Praxishandbuch IRRT. Klett-Cotta, Stuttgart

Schulten A, Summhammer MT (2017) Traumatisierung findet im Körper statt – Traumaheilung auch! In: Riffer F, Kaiser E, Sprung M, Streibl L (Hrsg) Die Vielgestaltigkeit der Psychosomatik. Springer, Berlin Heidelberg, S 199–211

Truffer Summhammer M, Schulten A, Sprung M, Kaiser E, Riffer F (2016a) Psychosomatisches Zentrum Waldviertel. Trauma – Zeitschrift für Psychotraumatologie und ihre Anwendungen 14(2): 97–100

Truffer Summhammer M, Schulten A, Sprung M, Kaiser E, Riffer F (2016b) Spectrum Psychiatrie 4: 14–17

Van der Hart O Nijenhuis E, Steele K (2008) Das verfolgte Selbst. Strukturelle Dissoziation und die Behandlung chronischer Traumatisierung. Junfermann, Paderborn

Van der Kolk B (2015) Verkörperter Schrecken: Traumaspuren in Gehirn, Geist und Körper und wie man sie heilen kann. Probst, Lichtenau/Westfalen

Watkins JG, Watkins H (2003) Ego-States-Theorie und -Therapie. Carl Auer, Heidelberg

World Health Organization (1992) The ICD-10 classification of mental and behavioral disorders: clinical descriptions and diagnostic guidelines. World Health Organization, Geneva

Yalom ID (2003) Theorie und Praxis der Gruppenpsychotherapie. 4. Auflage. Klett-Cotta, Stuttgart

Zwischen Integration und Differenz: Kunsttherapie bei traumatisierten Menschen mit Fluchterfahrung

Elizabeth McGlynn

© Springer-Verlag GmbH Deutschland, ein Teil von Springer Nature 2018
F. Riffer et al. (Hrsg.), *Das Fremde: Flucht – Trauma – Resilienz*
https://doi.org/10.1007/978-3-662-56619-0_12

» Take all, leave all, my soul walks with me, form of forms.
(James Joyce, Ulysses)

Jeder Mensch hat ein Arsenal von Bildern, eine persönliche Ikonografie, die seine Realität prägt und begleitet. Was vermag Kunst als Medium, welches «Fremdes» integriert und befähigt ist, mit Ambivalenzen kreativ zu arbeiten, in einem therapeutischen Prozess zu bewirken?

Es soll in diesem Beitrag untersucht werden, wie in einem künstlerischen Prozess, der als Wahrnehmungsinstrument empfunden wird, Vertrautes und Fremdes eine kreative Dialektik bilden und im Gruppenprozess zu neuen kommunikativen und schlussendlich auch sprachlichen Kompetenzen führt. Es soll darüber nachgedacht werden, wie in einem kunsttherapeutischen Setting auf einer Station für posttraumatische Belastungsstörungen Menschen mit Flucht- und Migrationserfahrung die Psychodynamik von Selbst- und Welterfahrung neu erleben und Formen von Selbstrepräsentanz und Empowerment entwickeln können.

◘ Abb. 12.1 visualisiert die künstlerische Umsetzung zwischen Integration (◘ Abb. 12.1a) und Differenz (◘ Abb. 12.1b).

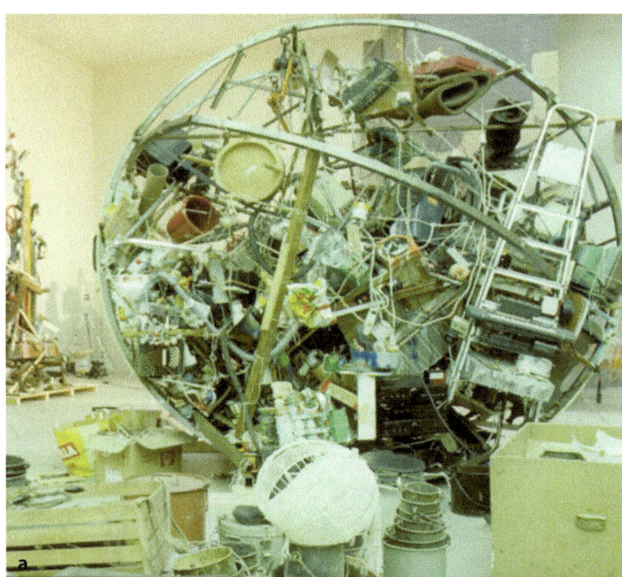

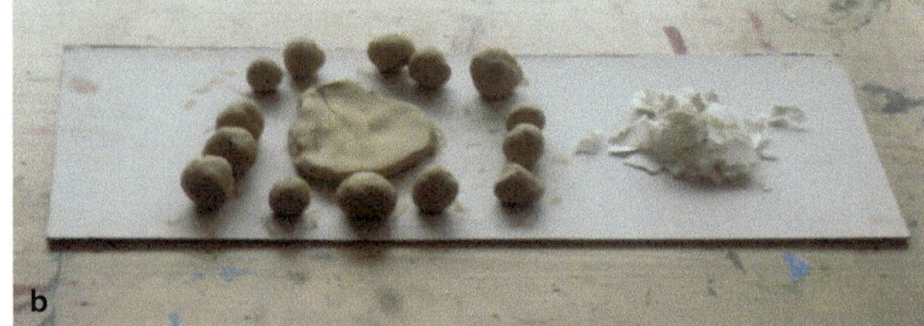

◘ **Abb. 12.1a,b**   Dieter Roth: Installation (Detail) Sezession Wien, 1998 (Foto © Heinz Grosskopf, mit freundlicher Genehmigung) (**a**), Herr V., Kunsttherapiegruppe PSZW Eggenburg 2006 (**b**)

12.1 Psychodynamische Kunsttherapie

Ich möchte an dieser Stelle zuerst ein paar Gedanken über die künstlerische Erfahrung als Ressource und Herausforderung für die Arbeit der Kunst- und Gestaltungstherapeuten ausführen und darüber, was geschieht, wenn ästhetische und innerpsychische Probleme im therapeutischen Raum aufeinandertreffen. Gedanken über jenes im kunsttherapeutischen Raum erschaffene Objekt, auf das sich sowohl Klienten als auch Therapeuten, ob in Einzel- oder Gruppenarbeit, beziehen, orientieren und nachdenken. Zugleich möchte ich an dieser Stelle den Begriff «ästhetisches Objekt» einführen.

Ich möchte reflektieren, wie eine künstlerische Erfahrung zu einem Motor und Transformator eines psychodynamischen Prozesses wird und darüber, wo sich die beiden Techniken der Kunst und der Psychotherapie tatsächlich ergänzen und für Menschen mit Traumaerfahrung von besonderer Bedeutung sein können.

Ich werde mich im Folgenden auf Arbeiten aus meiner eigenen klinischen Arbeit der letzten elf Jahre am Psychosomatischen Zentrum Waldviertel im Nordosten Österreichs beziehen und möchte allen Patienten und Patientinnen für die Erlaubnis, diese Bilder hier zeigen zu dürfen, herzlichen Dank aussprechen.

Kunst ist ein Ort der Begegnung von inneren und äußeren Welten (s. Grafik ◘ Abb. 12.2). Das ästhetische Objekt[1] in diesem Beziehungsfeld gibt immer die Perspektive des Schaffenden wie des Schauenden preis. Kunsttherapie bewegt sich in der Dialektik zwischen Wirkungsästhetik und Schaffensästhetik und bezieht daraus ihre kreative Dynamik. In einer therapeutischen Beziehung ergibt sich die Möglichkeit, dass beide, sowohl Patienten wie Therapeuten, auf das Werk schauen (s. Grafik ◘ Abb. 12.3). In diesem komplexen Beziehungsgeflecht kann eine zu direkte Konfrontation mit einem schwierigen Themenbereich vermieden werden. In einem Objekt kann das unverdaubare Material von beiden Seiten angesprochen oder einfach nur wahrgenommen werden. Diese Objektivierung ist

◘ **Abb. 12.2** Grafik Trigon Kunst – Selbsterfahrung – Welterfahrung

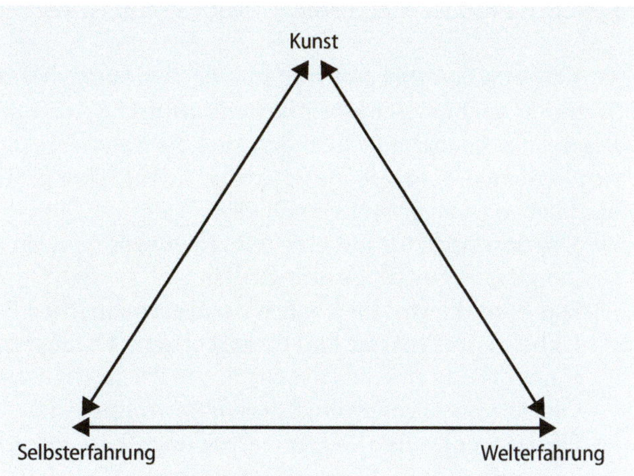

---

1 Ästhetik per se bestimmt also nicht, ob etwas «schön» oder «hässlich», «positiv» oder «negativ» sei. In Folge wird der Begriff «Ästhetisches Objekt» hier eingeführt mit der Absicht, die Werke der Patienten nicht als «Kunst» bezeichnen zu müssen, die künstlerische Erfahrung aber trotzdem die Dynamik des kreativen Prozesses bildet.

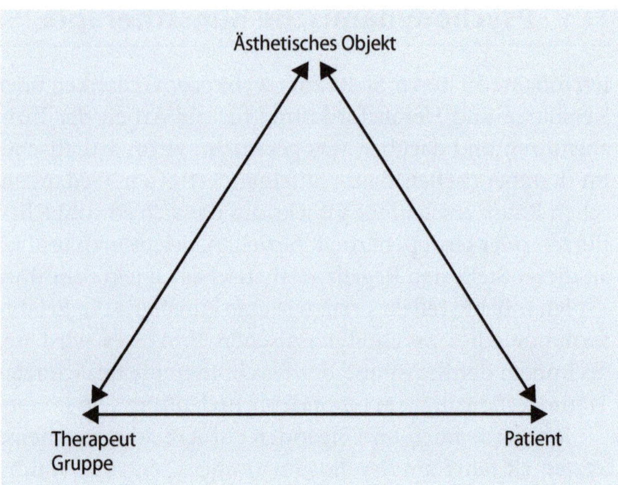

Abb. 12.3 Grafik Trigon Kunst – Patient – Therapeut

für die Arbeit mit Traumapatienten von größter Bedeutung und bietet in einem klar definierten Setting ein wichtiges Potenzial an Stabilität.

12.2 Potenziale ästhetischer Erfahrung in einem psychodynamischen Setting

Ich möchte nun die psychodynamische Situation, in die diese Potenziale ästhetischer Erfahrung integriert werden, näher beleuchten. Wenn wir uns in der Kunsttherapie auf die Dynamik von Schaffens- und Wirkungsästhetik beziehen, dann können die unterschiedlichen Möglichkeiten ästhetischer Erfahrung wirksam und in der dynamischen Balance zwischen Produkt- und Prozessarbeit verstanden werden.

■ **Voraussetzungen psychodynamischer Kunsttherapie**

Wodurch zeichnet sich eine psychodynamische Arbeitsweise in der kunsttherapeutischen Praxis aus? An dieser Stelle sollen kurz die Rahmenbedingungen dieses Systems beschrieben werden, in dem sich die Potenziale ästhetischer Erfahrung für den Klienten am besten erschließen (s. auch McGlynn 2008):

- Eine Infrastruktur mit klaren Rahmenbedingungen und Regeln ist für eine nichtdirektive Arbeitsweise erforderlich.
- Das Produkt wird im Kontext der therapeutischen Beziehung hergestellt.
- Unbewusste Prozesse und therapeutische Themen finden in einer ästhetischen Ausformulierung einen ersten Ort in der Fläche des Papiers, einem Tonklumpen, einem Objekt trouvé, einer ritualisierten Bewegung usw.
- Übertragungs- und Gegenübertragungsphänomene werden auf das therapeutische Trigon Patient – Therapeut – Ästhetisches Objekt ausgeweitet.
- Die Gewährleistung eines stabilen und kontinuierlich verlässlichen Settings ermöglicht einen «transitorischen Raum» (Winnicott 1977), wo der Patient die Fähigkeit zur Selbstregulation entwickeln kann.

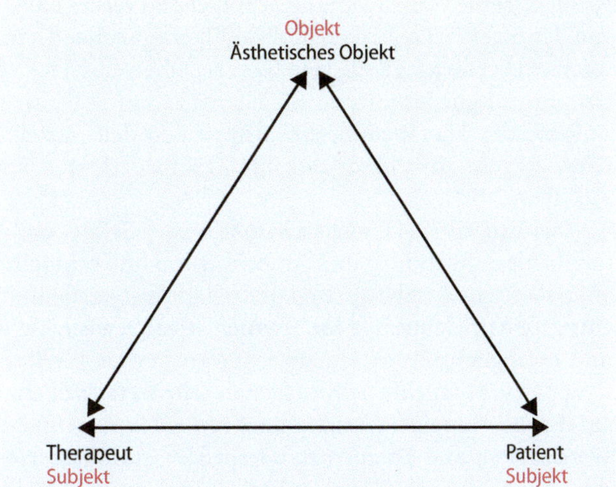

▫ Abb. 12.4 Grafik Trigon Kunst – Patient/Subjekt – Gruppe/Subjekt

- Die Dynamik des Objektes kann sich in der therapeutischen Beziehung verändern.[2]
- Der Umgang mit Widerständen mit bildnerischen Mitteln wird zu einer kreativen, gestalterischen Herausforderung.
- Phänomenologische Prozesse werden in der (gruppen-) therapeutischen Beziehungsdynamik erlebt.
- Das ästhetische Objekt eines Einzelnen kann unbewusstes Material als «Matrix» in der Gruppe thematisieren.[3]
- Objektbeziehungen können mit Hilfe gestalterischer Prozesse neu erlebt und bearbeitet werden.
- Im transitorischen Raum der therapeutischen Gruppe werden interaktive Prozesse auf der Grundlage ästhetischer Gestaltung geschützt und gefördert.
- Die Objekte bleiben während eines stationären Aufenthaltes innerhalb dieses Raumes und werden weder nach ästhetischen Kriterien gewertet noch ausgestellt.

12.3　Potenziale ästhetischer Erfahrung in einer psychodynamischen kunsttherapeutischen Gruppe

Kunst arbeitet mit den unterschiedlichsten Ressourcen. Mit deren Integration in den klinischen Kontext können therapeutische Themen in ihrer jeweiligen (störungsspezifischen) Problematik und Zielsetzung subtil angesprochen und bearbeitet werden. Sensibilisierungsprozesse im Wahrnehmen und Gestalten eines ästhetischen Objektes können unmittelbar auf Denken und Fühlen auf der Erlebnisebene heilsam einwirken. Im Gruppenprozess müssen das nicht unbedingt die eigenen Gestaltungen sein (s. Grafik ▫ Abb. 12.4). Die Projektionen auf ein fremdes Objekt sind für die Gruppenmitglieder oft einfacher zu handhaben, und oft ist es für den Hersteller der Objekte auch einfacher, wenn jemand anderer

---

2　Diese Dynamik wird von der britischen Psychotherapeutin Joy Schaverien als «life in the picture – life of the picture» angesprochen (Schaverien 1992).
3　Der Begriff «Matrix» wurde in S. Foulkes' Konzept der Gruppenanalyse eingeführt (Foulkes 1983).

versucht, seine Wahrnehmung in Sprache zu verfassen: Wahrnehmend und nicht wertend, von den eigenen Gedanken und Gefühlen sprechend, ein «Stopp» ausdrücken zu können, wenn ein Feedback die eigenen Grenzen überschreitet – und auch ein «Stopp» von anderen Gruppenmitgliedern, wenn ein Thema zu heftig für sie ist. Und natürlich ist es auch die Aufgabe der Therapeutin, die Gruppe und den Einzelnen vor Übergriffen zu schützen. Diese Regeln sind besonders für Traumapatienten von größter Wichtigkeit (s. auch McGlynn 2002).

Das ästhetische Objekt als Symbiose von Selbst- und Welterfahrung spiegelt auch kulturelle Identifikationen und Ambivalenzen und ermöglicht eine differenzierte Diskussion über Werte und unbewusste kulturelle Selbstverständlichkeiten. Diese Perspektive kann eine große Erleichterung für Traumapatienten aus nicht vertrauten Kulturkreisen bringen und ermöglicht ihnen ein tieferes Verständnis für ihre persönliche Situation und der Gruppe die Möglichkeit, ihre eigenen Selbstverständlichkeiten zu merken und im Hinblick auf die individuellen Gestaltungen von «Fremden» in einem offenen Prozess die eigenen Wertigkeiten und Themen zu überprüfen. Auf diese Weise bilden Integration und Differenz der Werke im Gruppenprozess eine spannende Dynamik, die einen Freiraum erschließt und neue Formen von Konfliktkultur ermöglicht.

12.4 Potenziale ästhetischer Erfahrungen in der therapeutischen Begleitung

Kunsttherapeutische Prozesse in einer traumaspezifischen Gruppe korrespondieren erstaunlich gut mit dem Drei-Phasen-Modell (Stabilisierung – Konfrontation – Neuintegration) der traumaspezifischen Psychotherapie von P. Flieder (2006)[4] für eine stationäre Therapie von Patienten mit Traumafolgestörungen.

Psychodynamische Kunsttherapie berücksichtigt das Konzept individuell notwendiger Abweichungen, die sich nicht unbedingt in gleichrangigen Bedeutungsfeldern entwickeln. Nachfolgend möchte ich meine Beobachtungen über die Dynamik einer kunsttherapeutischen Arbeit vorstellen (s. auch McGlynn 2008) und deren spezifische Potenziale in der Arbeit mit Menschen mit Fluchterfahrung herausarbeiten.

12.4.1 Stabilisierung

Kunsttherapie ist an erster Stelle ein ressourcenaktivierendes Verfahren mit vielfältigen Wirkungsfeldern: Ressourcenaktivierung, Verbesserung von Spannungs- und Affektregulation, Kontrolle dissoziativen Verhaltens, Erkennen und Integrieren dissoziativer Persönlichkeitsanteile sowie Ich-, Selbstwert- und Selbstwirksamkeitsstärkung. Die Psychiaterin und Psychotherapeutin Louise Reddemann betont in ihren zahlreichen Schriften und Seminaren Stabilisation als den zentralen Aspekt in der Traumatherapie (z. B. Reddemann 2017). Im bildnerischen Prozess geschieht dies auf vielfältigste Weise:

Sinnliche Gewissheit

Sinnliche Gewissheit vermittelt körperliche und psychische Stabilität im Hier und Jetzt. In der kreativen, sensorischen Arbeit mit Material und am Objekt entwickelt sich innere

---

4   wie diskutiert in Truffer et al. (2016).

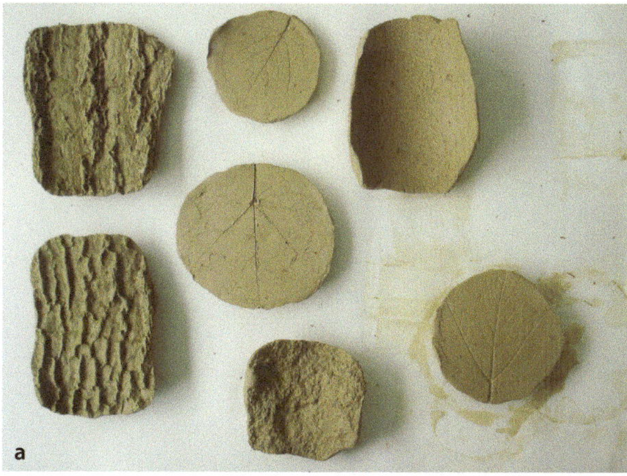
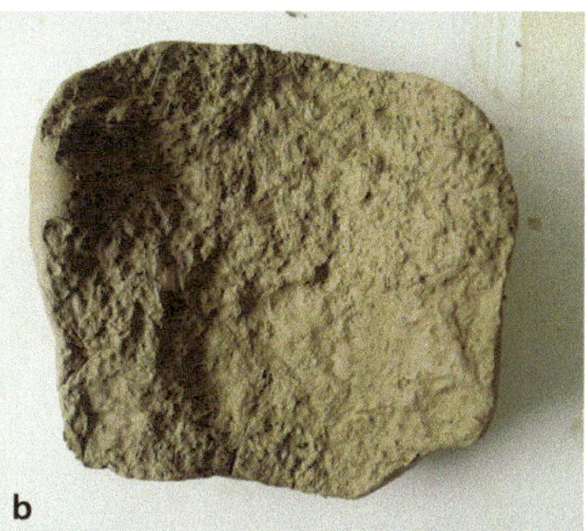

Abb. 12.5a,b   Herr A.: Tonabdrücke von Bäumen im Park (**a**), Detail (**b**)

Stärke und die Neugierde weiterzumachen, um zu sehen, wie sich die Gestaltung weiterentwickelt. Die Erfahrung, etwas «anpacken» zu können, kann mit der Zeit auch als Ressource bezüglich des eigenen Lebens und dessen Herausforderungen wahrgenommen werden, vor allem in der Spiegelung und Interaktion in der kunsttherapeutischen Gruppe. Wenn ein Werk entsteht, manifestiert dies den Gestaltungswillen des Patienten und den Mut, weitermachen zu wollen. Im Kunsttherapie-Atelier zeigt sich dieser Gestaltungswille vielfältig, sei die Wertschätzung des eigenen Tuns auch noch so gering. Menschen, die sich als Handelnde erleben, entfernen sich von einer inneren Lähmung und fühlen sich stärker und lebendiger. Cathy Malchiodi hat diesen gestalterischen Prozess in der Kunsttherapie mit Traumapatientinnen «calm through creativity» genannt und als Ausgangspunkt für jeden weiteren Therapieprozess definiert (Malchiodi 2012).

Wie die Abdrücke von den Bäumen im Park (Abb. 12.5a,b) zeigen, können die Verwendung von Ton und der Kontakt zur Natur hier besonders wirksam sein. So hat denn ein Patient, Herr A., sich während der Gruppe in den Park begeben. Ihm war es zu eng in der Gruppe geworden, und er nahm einen Klumpen Ton in seine Hand als Medium der sensorischen Stabilisation und Erdung, was ihn zu beruhigen schien. Im Park suchte er sich dann Orte, an denen er sich gut und sicher fühlte, bemerkend, dass das immer in der Nähe von starken, stabilen Bäumen war. Als er wieder in den Atelierraum kam, trug er auf einem Brett mehrere Tonobjekte, Abdrücke, die er mit seiner Hand von diversen Rinden und Blättern dieser Bäume gemacht hatte, als seien sie kostbare Trophäen. Auf dem Tisch platziert, fanden diese Objekte in der Schlussrunde bei den anderen Gruppenmitgliedern eine sehr positive Resonanz, und er wurde für ihre besondere Ausstrahlung gelobt. Durch seine Gestaltung und Aktion hat Herr A. einen Weg in die Gruppe gefunden, wo er sich auf seine Ressourcen beziehen konnte (Liebe zur Natur und schöne Kindheitserinnerungen im Wald) und wo gleichzeitig durch die sinnliche Gewissheit der Objekte ein Gefühl vom «Hier und Jetzt», Zugehörigkeit und Zuversicht entstand, in dieser Gruppe als einem sicheren Ort Vertrauen fassen zu können.

Gute Erlebnisse

Frau E., eine Bosnierin, die während des Krieges geflohen war und seit 20 Jahren in Österreich lebt, kam es sehr merkwürdig vor, dass sie in der Kunsttherapie machen könne, was

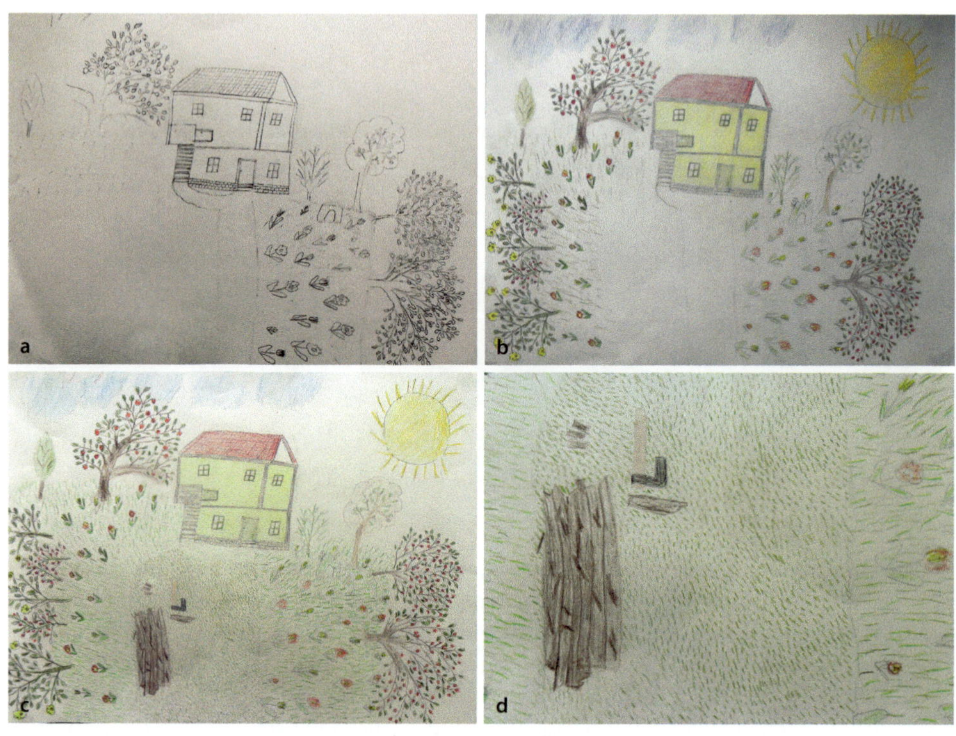

◘ Abb. 12.6a–d   Frau E.: Haus mit Garten, verschiedene Stadien (**a–c**), Detail (**d**)

sie wolle, und keine Aufgabe zu erfüllen habe. Nachdem sie sich eine Farbstiftschachtel und ein kleines Blatt Papier ausgesucht hatte (das war ihr von der Schule her vertraut), saß sie lange am Tisch und wusste nicht, was sie nun tun solle; bis jetzt hatte sie noch niemand aufgefordert, ihre Gedanken und Gefühle auszudrücken. Als sie dann verstand, dass dies auch gute Gedanken und Gefühle sein können, begann sie mit dem Bleistift, zarte und vorsichtige Linien auf das Blatt zu zeichnen, die sich in eine Gestaltung von einem Haus mit Garten entwickelten. Frau E., ihre Zeichnung als nicht gelungen bewertend, konnte dennoch durch eine Assoziation eines anderen Gruppenmitgliedes bestätigen, dass es sich um ihr Haus/Zuhause in Bosnien handelt, aus dem sie mit ihrer Familie geflohen war.

In den nächsten Stunden nahm die Zeichnung immer lebendigere und farbige Züge an, bis sie schlussendlich regelrecht aufblühte (◘ Abb. 12.6a–c). In der Gruppe wurden Details gesichtet, die in ihrer Unscheinbarkeit sich als wesentlich herausstellten: Die Axt, die zuletzt neben dem abgehackten Baum lag (◘ Abb. 12.6d), war nicht nur ein Werkzeug der Zerstörung, sondern ermöglichte den Bau einer gemütlichen Bank im Garten. Frau E. hatte sich in der Arbeit an der Zeichnung allmählich nicht nur retrospektiv an einen guten Ort erinnert, sie hatte, mit der Axt und der Aufbauperspektive, auch einen Ort des Handelns und eines möglichen Neubeginns erschaffen. Ebenso konnte sie die Aussagekraft ihres Werkes in den Reaktionen der anderen Patienten bemerken und sich freuen, dass ihr das gelungen war.

Struktur

Die kontinuierliche Arbeit an einem Bild über mehrere Sitzungen wirkt beruhigend. Im langsamen Rhythmus der Zeit ergeben scheinbar banale Anfänge (hier: kleine Quadrate)

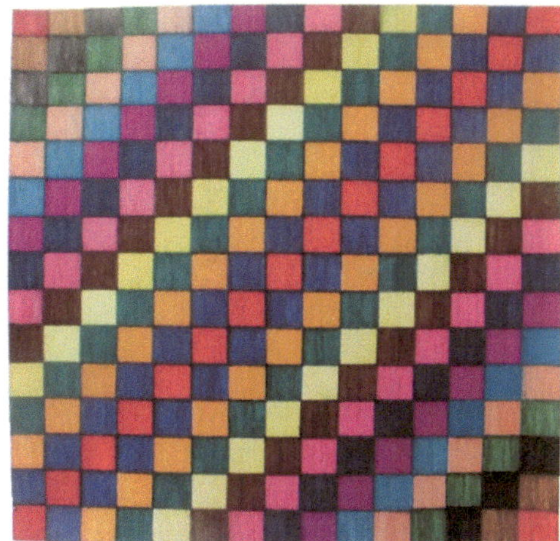

■ Abb. 12.7 Frau J.: Quadrat im Quadrat

ein komplexes, spannendes Gebilde (■ Abb. 12.7), welches mit Zufriedenheit und sogar Stolz von der Patientin im Gruppenfeedback gespiegelt wird. Frau J. konnte im Verlauf ihres Arbeitens spürbar entspannen und den Moment der Selbstbezogenheit in der Gegenwart anderer genießen. Der britische Psychiater und Analytiker Anthony Storr hat in seinem Buch *Solitude* das Alleinseinkönnen, ohne sich einsam zu fühlen, als Grundlage und Potenzial einer jeden kreativen Arbeit beschrieben (Storr 1988).

Affektregulation

Strukturiertes und kontinuierliches Arbeiten am Bild kann zu einer Verbesserung der Systemkontrolle führen. Dieser Rhythmus kann zu einer heftigen Dynamik führen, die ursprünglich so nicht vorgesehen war. Meist ist der Patient durch seine Vorarbeit instinktiv bereit für einen solchen Schritt, wenn er diesen psychisch sowie physisch als befreiend erlebt, beispielsweise als Spannungsabbau. So hat Frau M. in ihrer ersten Arbeit (■ Abb. 12.8a) über ihre schwingenden, farbigen Bewegungen ein schwarzes Netz von Dornen/Stacheldraht gezogen, was sie einerseits aufgeregt, andererseits aber auch erleichtert hat. Das Thema von eingesperrter Freiheit/Kreativität wurde von anderen Gruppenmitgliedern in ihrem Bild angesprochen, was Frau M. sehr erstaunte und erleichterte, weil sie spürte, dass ihre schwierigen Gefühle, die sie das Bild übermalen ließen, eine Kommunikation bewirkten, die sehr gut die Balance zwischen Affektregulation und Aufdeckung hielt. In ihrer folgenden Arbeit (■ Abb. 12.8b) verfolgte sie intuitiv die Bewegungen in ihrem letzten Bild, welche sich in der folgenden Zeichnung in ein schriftartiges Gebilde verwandelten. Da Frau A. aus einem arabischen Kulturkreis stammte, schien uns der Übergang zwischen Zeichen und Sprache im Bild sehr klein, was sie bestätigte, aber man könne diese Schrift nicht wirklich lesen, auch nicht auf Arabisch. Die allmähliche Annäherung an Bild und Sprache öffnete für Frau A. in einem stabilen, nicht-konfrontativem Setting einen sicheren Zugang zu ihren traumatischen Ereignissen, die in ihrer psychotherapeutischen Einzelbehandlung gut angesprochen werden konnte.

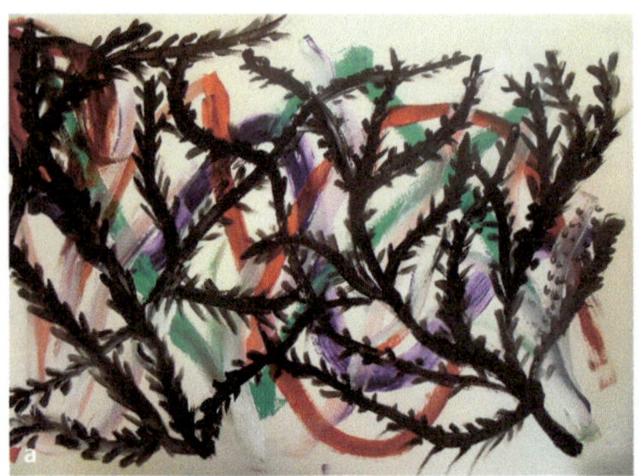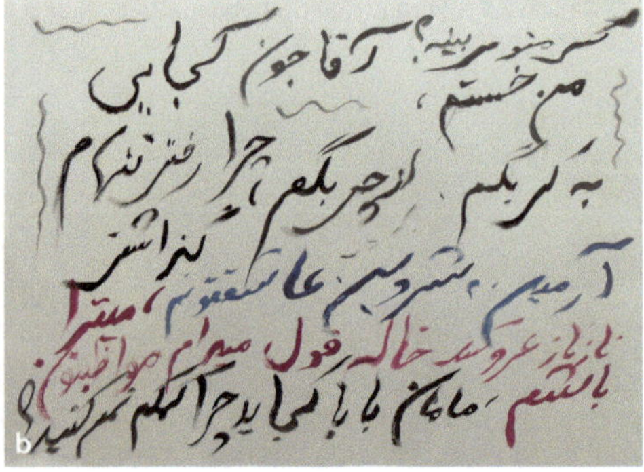

◘ Abb. 12.8a,b   Frau M.: Affektregulation

12.4.2   **Konfrontation/Differenz**

Der Kontakt und Umgang mit dem Material vermittelt eine sinnliche Gewissheit und Verwobenheit im Hier und Jetzt. Die Etablierung einer «good enough»-Stabilisierung ist die Grundlage für weitere Schritte. Das Herstellen eines ästhetischen Objektes (Bild, Ton, Foto, Installation etc.) erzeugt immer ein Gegenüber. Man könnte dies als das Erreichen einer kreativen Differenz beschreiben, aus der heraus eine sichere Konfrontation mit von Trauma geprägten inneren Objekten erfolgen kann.

Den Umgang mit dem Material Ton erlebe ich in der Arbeit mit Menschen mit Fluchterfahrung und Trauma als sehr komplex, intensiv und auf sehr unterschiedliche Weise wirksam. Das Zugreifen, das rhythmische Kneten und die unangestrengte Wandelbarkeit des Tones können bei den Patienten einen beruhigende Wirkung haben: Ton ist Erde, einfach das, was wir in unseren Händen haben, auf dem wir stehen, was wir unter unseren Füssen spüren können, wo auch immer wir uns befinden mögen. Ton ist jedoch auch eine Substanz, die bei den Patienten oft starke Gefühle von Verlust von Heimat (Erde), den Boden unter den Füssen verloren zu haben oder sogar «in oder unter der Erde» sein auslösen kann. Kriegserlebnisse könnten getriggert werden, wo der Ton in getrocknetem Zustand als projiziertes Instrument der Gewalt (Felsbrocken, Stein) wahrgenommen wird. Die Existenz eines konkreten Objektes korrespondiert mit dem, was die britische Psychoanalytikerin Fay Foster als die Angst vor Dreidimensionalität in kunsttherapeutischen Prozessen im psychiatrischen Milieu beschreibt (Foster 1996). Sie sieht die Arbeit mit Ton als primärem und «primitivem» Material als potenzielles «Triggerobjekt» (Gewaltphantasien) und als Material, welches in seiner Verbindung mit Haut zu Phantasien von Aufbrechen – «cracking up» (Foster 1996, S. 23) – oder Auflösung und Chaos führen kann und somit mit größter Vorsicht zu behandeln ist.

So hat denn Herr W. das uns bekannte Objekt von Herrn A. (◘ Abb. 12.9a) zum Anlass genommen, selbst ein Stück Ton in die Hand zu nehmen und es mit heftigen Bewegungen mit dem Tonmesser zu malträtieren (◘ Abb. 12.9b). Seine Gesten wurden immer aggressiver, bis er das Stück in die Hand nahm, dessen Größe abtastete, über die Rillen strich und auf den Tisch platzierte. Herr W., ein Folteropfer und sozial sehr unsicher, hatte sich mit dieser Aktion nicht nur als Handelnder, sondern auch als Täter er- und ausgelebt. Die beiden Männer, Herr W. und Herr A., konnten aufgrund ihrer simultanen Gestaltungsprozesse die Themen Aggression, Sensibilität und Männerbild ansprechen, was vorsichtig von der gesamten Gruppe (mit vielen weiblichen Teilnehmerinnen) aufgenommen wurde.

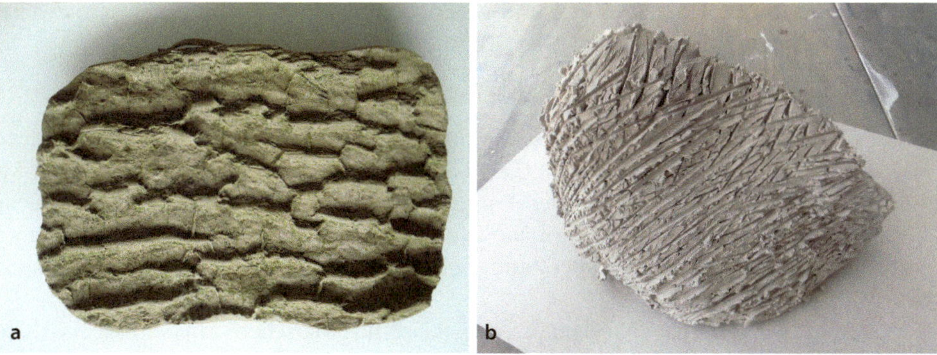

Abb. 12.9a,b   Herr A.: Kontakt mit Ton (**a**), Herr W.: Konfrontation mit Ton (**b**)

12.4.3   Integration: zwei Fallbeispiele

Frau D.

Ich möchte an dieser Stelle anhand der Arbeit mit Frau D. erläutern, wie sich die oben beschriebene Dynamik zwischen Integration und Differenz innerhalb einer kunsttherapeutischen Gruppe für Traumapatienten entwickelt hat und wie sie sich durch den Einbezug kultureller Fragen auch als Wertekonflikt verstehen lässt. Die Patientin gewann auf diese Weise ein neues Verständnis für ihre Lebensgeschichte und hat in der Kommunikation von ihren Bildern im Gruppenprozess neue Perspektiven und Formen von Selbstrepräsentanz entwickelt.

■ **Biographisches**

Frau D. stammt aus einer afghanischen Familie und ist eine junge Frau von 24 Jahren. Der Krieg in Afghanistan hat ihre Kindheit und Jugend geprägt, und ihre Sozialisation als Mädchen erlebte Frau D. als sehr restriktiv. Es wäre ihr großer Wunsch gewesen, eine Schulbildung zur erlangen und später einmal zu studieren. Diese Absichten wurden vom Vater vehement blockiert, und häufig hat er sein Missfallen der aufgeweckten Tochter gegenüber auch mit Gewalt ausgelebt. Frau D. hat als Mädchen sehr unter der Abwertung durch ihren Vater und ihrem älteren Bruder gelitten. Bei einem Aufenthalt in Pakistan sei sie als einziges Familienmitglied während des Krieges vom Vater bewusst in Afghanistan bei Bekannten zurückgelassen worden. Es gelang der Mutter nach einigen Monaten, wieder zu Frau D. zurückzukommen und unter dramatischen Umständen mit allen Kindern auf dem beschwerlichen Landweg nach Österreich zu fliehen. Der Vater blieb in Afghanistan und gründete eine Zweitfamilie. Frau D. hat ihren Vater seitdem nicht mehr gesehen. Nach einer anfänglichen Zeit in Traiskirchen und nach positivem Asylbeschluss lebt die Familie nun seit zehn Jahren in Wien, wo die Mutter als Reinigungskraft arbeitet und die Geschwister entweder in die Schule gehen oder studieren. In der Familie hat der älteste Bruder die Rolle des Familienoberhauptes übernommen und übt weiterhin eine strenge Kontrolle über Frau D.'s Leben aus. Diese lernte sehr schnell, Deutsch zu sprechen und für die Familie Behördengänge zu erledigen. Bei aller Integrationsfähigkeit ging es Frau D. körperlich und psychisch sehr schlecht, und sie unterzog sich wegen ihrer starken körperlichen Beschwerden mehreren Krankenhausaufenthalten. Schließlich wurde eine posttraumatische Belastungsstörung diagnostiziert und sie wurde stationär in das PSZW Eggenburg aufgenommen. Trotz ihrer Beschwerden und großer Erschöpfung hat sie vor ihrem zweiten stationären Aufenthalt die Matura geschafft und plant zu studieren.

■ Verlauf

In der Gruppe verhielt sich Frau D. sehr unauffällig und unsicher, was von ihr erwartet wurde. Die Möglichkeit, Gefühle mit gestalterischen Mitteln spontan auszudrücken, war ihr fast unheimlich – wie bei so vielen Frauen hatte sich bis jetzt niemand für ihre Sichtweise auf ihr Leben interessiert. Allmählich entspannte sie sich in der hauptsächlich aus Frauen bestehenden Gruppe und gestand sich zu, ohne Leistungsdruck Dinge auszuprobieren.

Vor allem gefiel ihr das Gatschen (österreichisch für: Matschen) mit der Farbe, welches sie mit einem zunehmend heftigen emotionalen Engagement ausführte. Den Prozess beendete sie, heftig atmend, mit einer rhythmischen Bewegung, welche eine Einfassung des «Gatsches» bewirkte. (■ Abb. 12.10a) Mir schien es, als komme Frau D. durch das Malen an eine starke Wut und an sehr chaotische Gefühle, die sie aber gerade noch im Rahmen des Bildes halten konnte. In der Gruppe wurde die Arbeit in ihrer Emotionalität angesprochen und Fantasien wie Gitter, eingeschlossenes Fenster, Wut und Chaos tauchten auf. Frau D. sagte kaum etwas, aber in ihren Augen war zu sehen, wie sie sich über das Feedback der Gruppe freute und wie ihr Bild etwas von sich erzählen könne, obwohl es doch nur «Gatsch» war. Mir schien, als ob ein großer Druck von ihr abfiel und sie realisierte, dass sie hier einen Freiraum ohne Erwartungen vorfand, einfach so sein konnte, wie sie sich fühlte.

In der nächsten Stunde begann sie mit einer ruhigen, monochromen Fläche zu arbeiten, die sie dann mit einer Art Netz überlagerte (■ Abb. 12.10b). Die Verknüpfungen begann sie mit kräftiger gelber Farbe zu markieren, rhythmisch und sicher. Es war nicht verwunderlich, dass in der Gruppe Elemente von Netzen, Netzwerk, Verbindungen angesprochen wurden. Dies und das gewebeartige Gebilde erinnerten mich an eine flächige Struktur, wie ein Teppich, ohne Zentralperspektive und Tiefe. Diese Bildauffassung, ein Arbeiten in der Fläche mit ornamentalen Markierungen, schien mir mit der Herstellung eines Teppichs verwandt, was ich Frau D. auch meldete. Diese zeigte sich hoch erfreut und begann in der Gruppe zu erzählen, wie wichtig in ihrer Heimat die Teppichkunst sei und wie die diversen Muster diversen Stämmen zugeordnet seien. Ich denke mir, dass auf der langen Flucht eine teppichähnliche Bodenfläche von großer Bedeutung wäre. Wie sie die «Zugehörigkeit» der Muster zu einer bestimmten Gruppe beschrieb, schien mir, als spreche sie von ihrer eigenen Verbindung zur Familie.

Eine Woche später malte Frau D. selbstsicher und mit dickem Pinsel ein Bild, welches sich im Gegensatz zum «Teppichbild» durch eine starke Zentrierung charakterisierte (■ Abb. 12.10c) Diese Mittigkeit bekam im Laufe der Gestaltung vor allem auch durch die Malerin selbst und ihre Haltung eine starke Präsenz, besonders als diese zum Schluss das innere Zentrum mit schwarzen Strichen versah. In ihrer nächsten Arbeit (■ Abb. 12.10d) schaffte sie zwei spiralförmige Zentren im Bild, die sich wie zwei Systeme (Planeten? Schnecken?) begegneten, beide klar abgegrenzt, aber in ihrer inneren Bewegung offen.

Diese Dualität spiegelte sich in der folgenden Woche auf ganz konkrete Weise: durch ein junges Paar, ganz offensichtlich westlich gekleidet und mit coolen Logos, so wie es junge Menschen hier häufig tun. Die junge Frau, in der Erscheinung ähnlich wie Frau D., trägt ein «Peace»-Kettchen und die Haare offen, der junge Mann ein Adidas-T-Shirt und eine trendige Frisur. Beide schauen erwartungsvoll und zuversichtlich aus dem Bild heraus (■ Abb. 12.10e).

Leider sahen die Zukunftsperspektiven für Frau D. nicht so hoffnungsvoll aus, wie sie sich das gewünscht hätte. Die Gegenwart oder Abwesenheit ihres ältesten Bruders im Haushalt hatte eine unmittelbare Auswirkung auf ihren Gesundheitszustand, und Frau D. war auch während ihres stationären Aufenthaltes permanent damit beschäftigt, die diversen Gebote und Verbote ihrer kontrastierenden Wertesysteme zu balancieren. Während der folgenden Gruppen konnte sie das Verschachteln und Verbinden von verschiedenen Elementen zu einem ganzen Gewebe als einen ihr sehr vertrauten Prozess – und zum ersten Mal auch unmittelbar als einen *kulturellen* Konflikt – erkennen. Das Thema fand in der Gruppe ein wichtiges Resonanzfeld, in dem sich mehrere Patientinnen über ihre einengenden Rollen in der Familie und im sozialen Umfeld äußerten. Frau D.'s patchworkartige Gestaltungen dieser Wochen spiegelten und symbolisierten diese komplexen und widersprüchlichen Konstellationen und gaben dem Thema eine Form und eine Sprache.

Frau D.'s letzte Arbeit war ein Faltobjekt, welches sich je nach Situation und Platzierung ganz öffnen, aber auch ganz zusammenklappen ließ (Abb. 12.10f–h). Die kreisartige Form erinnerte an ihre früheren zentrierenden Bilder, und als das Papier ganz bemalt war, faltete sie das Papier sorgfältig zusammen und begann, mit der Schere ein Muster zu gestalten und die farbige Seite nach innen zu kehren und das Objekt zusammengefaltet auf dem Tisch zu platzieren.

Frau D.'s Harmoniebedürfnis und Solidarität mit der Mutter und der Familie nach außen stehen für Frau D. im Konflikt mit ihrem offensichtlichen Wunsch nach Bildung und Emanzipation. Dieser Kulturkonflikt ist eine wesentliche Komponente der inneren Blockade ihres therapeutischen Verlaufes. In ihrer ästhetischen Gestaltung gelang es ihr, solche Konflikte symbolisch darzustellen, und ihre letzte Gestaltung, das Faltobjekt, spiegelt diese Spannung zwischen Selbst- und Welterfahrung. Das Faltobjekt ist gleichzeitig sowohl in Afghanistan wie in Österreich ein beliebtes Kinderspiel, welches sich auf unterschiedlichste Art öffnen und schließen lässt, je nach Ort und Situation. Ihr Inneres kann verschlossen und gesichert, sich der Situation entsprechend mehr oder weniger öffnen sowie sich strategisch im Raum positionieren. In der Kunsttherapiegruppe geschah dies auf spielerische Art und ermöglichte es der Gruppe, Dynamik und Struktur dieses Objektes anzusprechen. Es schien mir, als hätte Frau D. mit diesem Faltobjekt für sich eine mögliche Form von Selbstrepräsentanz gefunden, wo sie situationsbezogen und facettenreich agieren, sich entfalten, aber auch zurückziehen und verschließen konnte.

Frau D. hat im Lauf ihres stationären Aufenthaltes gelernt, in den Kunsttherapiegruppen ihre Blockaden auch als kulturell bedingt zu verstehen. Sie hat über einen langen gestalterischen Prozess realisiert, wie ihr der Zugang zu ihren Ressourcen und zu einem positiven Selbstgefühl auch in Europa verwehrt blieben. Ihr Interesse am Neuen stand in einem starken Kontrast zu ihren inneren Verboten und Ängsten zwischen der wachen jungen Frau, welche die Möglichkeiten, die ihr im Westen offenstehen, nutzen möchte und gleichzeitig als gute Tochter mit den Werten ihrer Familie solidarisch sein möchte.

Frau D.'s kunsttherapeutischer Prozess synchronisiert sich auf erstaunliche Weise mit dem allgemeinen Therapieverlauf. Wie im Schlussbericht beschrieben, sind für Frau D. Strategien von Abgrenzung und Nähe bezüglich der eigenen Familie wichtig. Ihre Verbundenheit zur Familie einerseits mit Wünschen nach Ruhe und Rückzug zu vereinbaren war ein wesentliches Therapieziel, was sich in der Kunsttherapiegruppe in Form von Selbstbezug und der Kontextualisierung ihrer Werke in den allgemeinen Gruppenprozess spiegelte und ihre Suche nach einer kulturellen Identität zwischen Integration und Differenz manifestierte.

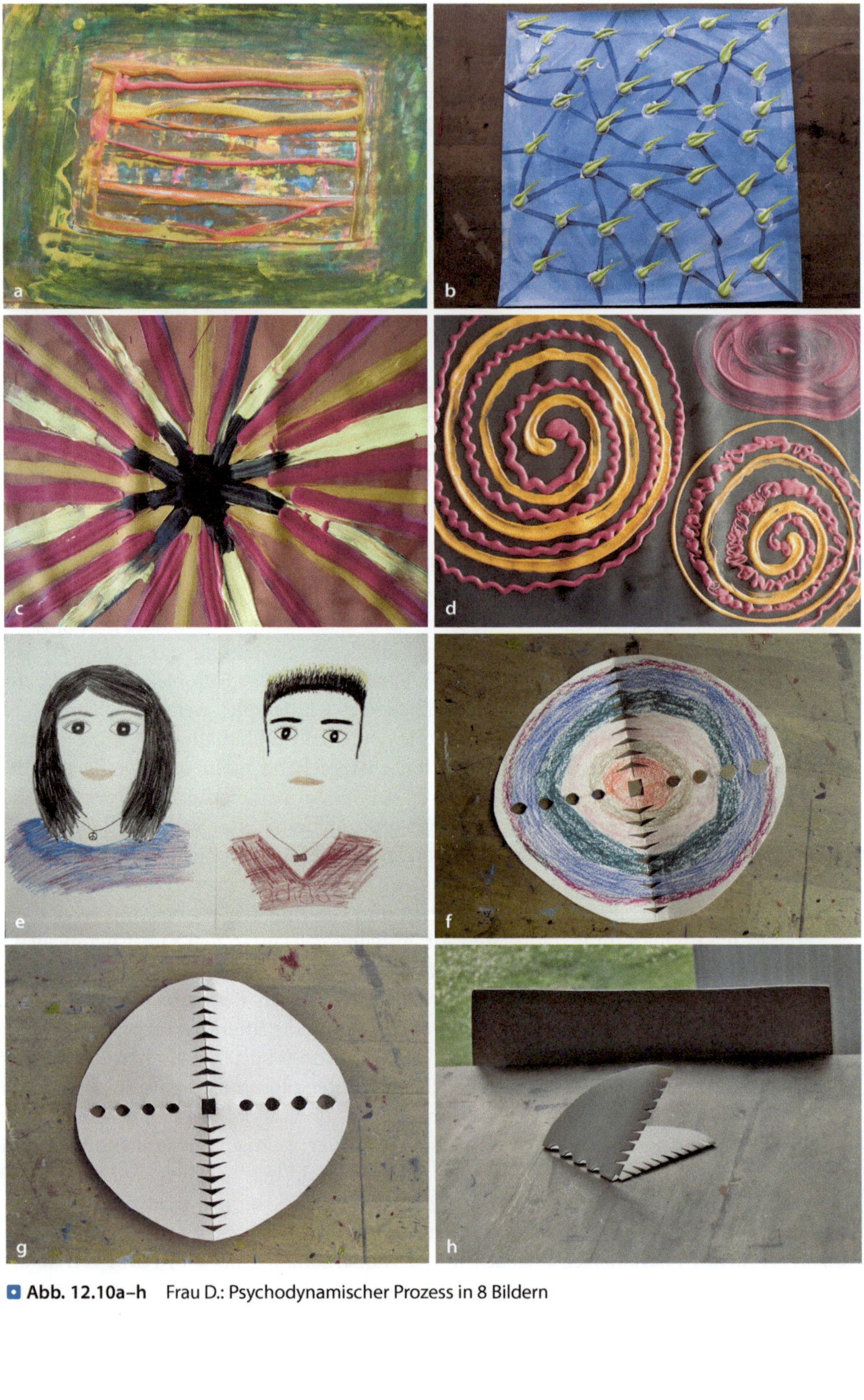

Abb. 12.10a–h   Frau D.: Psychodynamischer Prozess in 8 Bildern

Herr G.

Herr G. ist Kurde und ist vor einigen Jahren von der Türkei nach Österreich gekommen, wo er Asyl erhielt. Im Kriegsgebiet zwischen Türken und Kurden aufgewachsen, erlebte er viel Gewalt und war Zeuge von mehreren traumatisierenden Ereignissen. Die prägenden Gefühle von Angst, Hilflosigkeit und Verzweiflung wurden durch eine schwierige Vaterbeziehung verstärkt, die zu einem sehr defensiven Verhaltensmuster und zu einem allgemeinen Versagensgefühl führte. Dies zeigte sich in zahlreichen somatischen Beschwerden, welche diagnostisch in Form einer komplexen posttraumatischen Belastungsstörung behandelt wurden.

In der Kunsttherapiegruppe präsentierte sich Herr G. als ein sehr unsicherer, schüchterner Mann, der sich kaum zutraute, mit den kreativen Medien etwas anfangen zu können. Es dauerte lange, bis er sich von einem innerlich aufgelegten Leistungsdruck etwas lösen konnte und zu einem Brocken Speckstein griff, Größe und Konsistenz sorgfältig in seiner Hand abwiegend. Als er mit den verschiedenen Werkzeugen anfing, den Stein zu bearbeiten, wurde es immer lauter im Raum, und er kam durch die recht anstrengende körperliche Arbeit ins Schwitzen. Da er seit ein paar Wochen in der Gruppe war, schien mir, dass die Patienten das laute Sägen und Meißeln dieses sonst so stillen Patienten viel besser tolerieren konnten, als man das im Allgemeinen von PTBS-Patienten erwarten würde.

Was nach der ersten Stunde blieb, war ein in der Mitte angesägter Brocken (Abb. 12.11a). Herr G. erzählte mir, er habe ganz in der Nähe eines Steinbruches gelebt, wo Speckstein abgebaut wurde, was seine Affinität zu diesem Material erklärte. Die konfrontative Situation mit dem Stein als ein «Gegenüber», an welchem er, stärker als mit Ton, anecken und sich reiben musste, zwang Herrn G., sich als Handelnder zu begreifen und auch in Kontakt zu kommen, mit starken, auch aggressiven Gefühlen. Es war faszinierend zu beobachten, wie sich plastische Formen entwickelten, die sich allmählich zu einer klar definierten Form eines Adlers entwickelten (Abb. 12.11c). Dieses stolze und souveräne (Wappen)-Tier versah Herrn G. mit einem Stolz und einer Würde, die sich auch in seiner immer sichereren Handhabung des Specksteines spiegelte. Als dieser in seiner abgeschlossenen Form auf dem Tisch platziert war, konnten die Gruppenmitglieder die Würde Herrn G.'s erleben, wie der stolze Adler unter den anderen Werken der Gruppe seinen selbstverständlichen Platz einnahm.

In den letzten Sitzungen gestaltete er, wieder mit Speckstein, in langer, sorgfältiger Arbeit ein fein geschliffenes Herz (Abb. 12.11d), das im Verlauf des Arbeitsprozesses auseinanderbrach. Die Gruppe hielt buchstäblich den Atem an, als dies geschah. Herr G. reagierte gelassen, fatalistisch, als ob ihm dies als ganz normal vorkomme. Als ich ihm vorschlug, die beiden Stücke wieder zusammenzukitten, war er sehr erstaunt, vor allem, als dies ohne große Mühe gelang und das Herz, mit einer feinen Linie versehen, wieder zusammenkam. Die Freude in der Gruppe über das Gelingen rührte ihn zutiefst, und er konnte dies auch ausdrücken, spürend, dass das Thema eines gebrochenen Herzen, das gut verheilt, bei anderen Gruppenmitgliedern starke Gefühle auslöste. Es schien mir, dass das Objekt in der Gruppe zu etwas Kostbarem geworden war und die vertrauensvolle Atmosphäre Herrn G. vollkommen aus seiner Defensive befreite.

Seine letzte Gestaltung war ein kunstvoll auf ein Blatt gemalter Text, der in kurdischer Sprache poetisch und kunstvoll die heilende Kraft von Liebe, Zuneigung und Vertrauen beschrieb und, wie er betonte, einerseits an seine Familie und Freunde, andererseits auch wie ein Abschied an die Gruppe gerichtet war.[5]

---

5   Da der Inhalt des Textes sehr persönlich gehalten und gut lesbar ist, wird er an dieser Stelle nicht abgebildet.

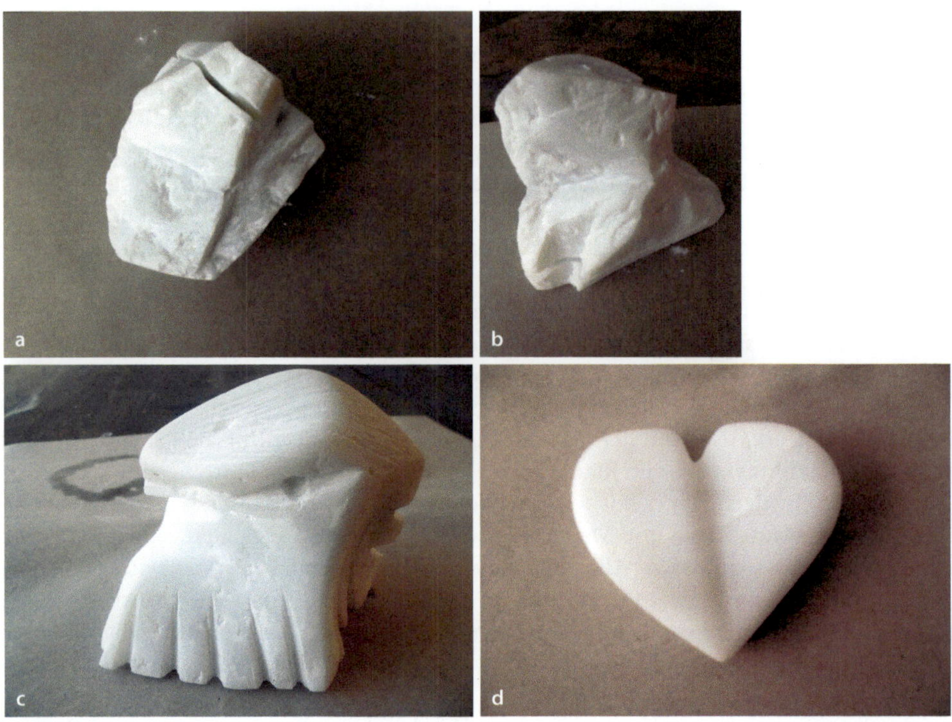

● **Abb. 12.11a–d** Herr G.: roher Stein (Speckstein) (**a**), Formbildung (**b**), Symbolbildung (Adler): Empowerment (**c**), Herz (**d**)

12.4.4 Reframing

In beiden Fällen haben Frau D. und Herr G. nicht nur authentische Formen der Selbstrepräsentation und Emotion geschaffen, es war ihnen auch möglich, diese in der Gruppe neu zu positionieren und als dynamischen Prozess neu zu mobilisieren. Diese Dynamik zwischen dem Leben in den Bildern («life *in* the picture») und dem Leben der Bilder selbst und wie sie sich immer wieder in einer Gruppe neu exponieren und Themen sichtbar machen oder in einer sicheren Mappe im Kunsttherapieatelier aufbewahrt werden («life *of* the picture»), spricht die britische Kunst- und Psychotherapeutin Joy Shaverien als psychodynamisches Modell kunsttherapeutischer Arbeit an (Shaverien 1993).

Frau D. und Herr G. sind am Ende ihres Aufenthaltes an einen Punkt gekommen, wo sie sich ermächtigt fühlten, nicht nur irgendwie mit ihrem Trauma zurechtzukommen, sondern auch Zukunftsperspektiven zu entwickeln, trotz aller realistischen Sorgen und Ängste bezüglich der erheblichen Schwierigkeiten, die «draußen» auf sie warteten.

In der Kunsttherapie haben sie einen Weg gefunden, sich als kreative, handelnde Menschen zu erleben, die ihre traumatischen Erfahrungen in Relation zu dem im hier und jetzt Erlebten sehen und auch reflektieren können. Die Erlebnisse von Flucht und Trauma werden sicherlich immer gegenwärtig sein; vielleicht können jedoch durch die Erfahrung von Kreativität die vielen anderen Aspekte eines Lebens besser ihr Gewicht halten.

Kulturelle Konflikte beginnen nicht erst in der Auseinandersetzung mit Menschen aus anderen Kulturkreisen oder anderen Wertvorstellungen. Frau D. beispielsweise begann allmählich, ihre Handlungslähmung auch in einer innerpersönlichen kulturellen Dimension zu verstehen: Ihre Identität als junge, unverheiratete afghanische Frau, die sich schon in ihrer Heimat mit den Totems und Tabus ihrer Gesellschaft auseinandersetzte, stand auch in Österreich, wo sie im System ihrer Familie mit den alten Regeln weiterhin zurechtkommen musste, immer wieder in Frage. Der Konflikt mit dem Bruder war zum großen Teil interkulturell, und in diesem neuen Rahmen konnte die junge Frau, welche die Möglichkeit einer persönlichen Lebensgestaltung ins Auge fassen wollte, ihre Beziehungen reflektieren und neue Handlungsstrategien entwickeln.

Stuart Hall, einer der Begründer der wissenschaftlichen Disziplin der Cultural Studies, hat in seiner Arbeit zahlreiche wichtige Aspekte kultureller Identität herausgearbeitet und neue Selbstverständlichkeiten eines interkulturellen Dialogs entwickelt, die für die Arbeit im klinischen Bereich und in Gruppen von besonderer Bedeutung sind (Hall 2016). So beschreibt er, dass die Frage nach den herkömmlichen Wurzeln eines Menschen nicht die Wichtigste sei, vielmehr sei es die Frage nach seiner Route, was ihn ausmacht, was hinter ihm liegt, von der Summe aller seiner Differenzen. Er beschreibt, wie diese Routen uns zwar halten, aber nicht an einem Ort festhalten und in der Summe Sinn machen, sinngebend sein können:

» Instead of asking what are people's roots, we ought to think about what are their routes, the different points by which they have come to be now; they are, in a sense, the sum of those differences. That, I think, is a different way of speaking than talking about multiple personalities or multiple identities as if they don't have any relation to one another or that they are purely intentional. These routes hold us in places, but what they don't do is hold us in the same place. We need to try to make sense of the connections with where we think we were then as compared to where we are now. That is what biography or the unfolding sense of the self or the stories we tell ourselves or the autobiographies we write are meant to do, to convince ourselves that these are not a series of leaps in the dark that we took, but they did have some logic, though it's not the logic of time or cause or sequence. But there is a logic of connected meaning. (Hall 1999)

12.4.5 Resilienz: die Brücke von Mostar

Herr B., der während des Krieges aus Bosnien nach Österreich kam, hat sich in der Gruppe über mehrere Wochen zeichnend und malend seinen Ort und seine Geschichte zurückerobert. Auf dem Bild (◘ Abb. 12.12) ist die berühmte Brücke von Mostar, welche den hauptsächlich kroatischen mit dem mehrheitlich bosnischen Stadtteil verbindet, noch nicht zerstört. Er beschreibt, wie in seiner Jugend die Kinder von beiden Seiten des Flusses sich auf der Brücke trafen und als Mutprobe in die Neretva sprangen. Mostar wurde für Herrn B. zu einem Symbol der Toleranz und eines gelungenen menschlichen Zusammenlebens.

Herr B. hat mir sein Bild überlassen, er brauche es nicht mehr, habe es in seinem Herzen wieder gefunden. Der Prozess des Loslassens wird in der Kunsttherapie oftmals symbolisch durch das Zurücklassen eines Werkes erleichtert und trägt häufig eine rituelle Komponente. Mit seinem Geschenk an die Gruppe vermittelte Herr B. der Gruppe, aber auch sich selbst ein Gefühl von Freiheit. Er hat symbolisch die Brücke überquert und kann sich auf den Weg in Richtung Zukunft machen.

Die von Stuart Hall beschriebene Perspektive, dass kulturelle Identität sich nicht über ein «back to the roots», sondern über ein «coming to term with one's routes» definiere, zeigt

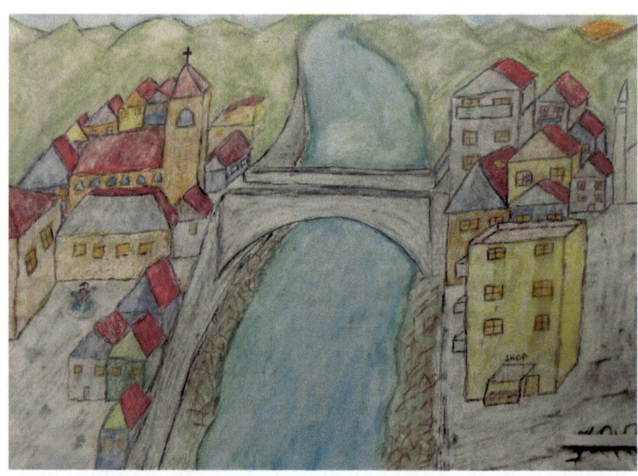

◻ Abb. 12.12   Herr B.: Brücke von Mostar

sich nicht nur in Herrn B.'s Überquerung der Brücke von Mostar, sondern auch in den Beispielen von Frau D. und Herrn G. Mir scheint, dass im gestalterischen Prozess für Trauma-patienten nicht nur per se ein Potenzial liegt, sich als Handelnde zu erleben, sondern bei einem prozessorientierten Ansatz auch ein starkes Instrument zur Selbstermächtigung (Empowerment) zur Verfügung steht.

Die vielfältigen Möglichkeiten von Ermächtigung, die sich im kunsttherapeutischen Prozess entfalten, sind beispielsweise eine durchgestaltete Trauerarbeit und die Fähigkeit, alte Bilder loszulassen, um neue Bilder finden zu können. So erzeugt der Blick zurück nicht nur Trauer und Wut, sondern ermöglicht auch Neuorientierung und Mobilisierung. Wissen, wer man ist, was man zurücklässt, aber auch, welche Ressourcen man in ein neues Leben mitnimmt. Stolz auf die eigene Kultur mit dem Bewusstsein, an einem fremden Ort auch etwas Wertvolles anbieten zu können. Selbstakzeptanz, entwickelt aus einem verarbeiteten Schamgefühl, sich als jemanden erlebend, der ausgestattet ist mit Fähigkeiten und auch den Mut hat, diese einzusetzen. Vor allem stärkt der kreative Prozess die Freude an Flexibilität, und es entsteht eine wachsende Neugierde, die größer wird als die Angst, sich auf ein neues Terrain zu wagen.

12.5   Eine Schlussbemerkung

Ich habe versucht zu beschreiben, wie kunsttherapeutische Potenziale die Fähigkeit, über das Bestehende hinauszuwachsen, unterstützen können. Es ist um Vieles schwieriger zu beschreiben oder zu erklären, warum Kunst als poetisches Moment weitaus mehr als die Integration dieser Potenziale beinhaltet. Poesie bereichert unser Leben und kann es transformieren. Keine Erfahrung ist ihr fremd, keine Gefühle oder Gedanken müssen ausgeschlossen werden, die Summe aller Teile verwandelt sich in etwas Größeres, Inspirierendes, Tröstendes. Der künstlerische Prozess trägt immer Aspekte von Resilienz, Würde und Lebensbejahung in sich. Die Möglichkeiten von Transformation und Inspiration, die, wenn einmal erlebt, einem Menschen kaum genommen werden können, so erniedrigend die Umstände auch sein mögen.

Diesen zarten Schmetterling «Seele» nennt James Joyce «Form aller Formen», die immer mit ihm geht; alles andere kann genommen und behalten werden: ein wunderbares Bild für Resilienz.

Anmerkungen

Die Fotografien in den Abbildungen wurden alle von der Autorin gemacht, mit Ausnahme der Fotografie des Kunstwerks von Dieter Roth; diese wurde von Heinz Grosskopf angefertigt und mit seiner Zustimmung hier verwendet. Alle Abbildungen werden mit freundlicher Erlaubnis der Patienten und Patientinnen, die diese Kunstwerke erzeugt haben, gezeigt.

Literatur

Foster F (1997) Fear of three-dimensionality: Clay as experimental bodies. In: Killick K, Schaverien J (Eds) Art, Psychotherapy and Psychosis. Routledge, London, pp 52–71

Foulkes SH (1983) Introduction to Group Analytic Psychotherapy. Maresfield Library Karnac Classics, London

Hall S (1999) Excerpts from a faculty seminar sponsored by the Program in the Comparative Study of Social Transformations. The Journal of the International Institute 7(1). https://quod.lib.umich.edu/j/jii/4750979.0007.107?view=text;rgn=main

Hall S (2016) Ideologie, Identität, Repräsentation. Argumente Verlag Classics TB, Hamburg

Joyce J (1969) Ulysses. Penguin Modern Classics, London

Malchiodi C (2012) Trauma-Informed Expressive Art Therapy. Psychology Today Mar 06. www.psychology-today.com/blog/arts-and-health/201203/trauma-informed-expressive-arts-therapy

McGlynn E (1998) Le Potenzialità della «stanza di arte terapia». Quaderni Italiana di Psichiatria (Italian Journal of Psychiatry) Suppl. 9, Periodico dell' Azienda ospedaliere di Melegnano: 22–26

McGlynn E (2002) Kunst hat einen transitorischen Körper. In: Fuchs T, Jadi I, Brand-Claussen B, Mundt C (Hrsg) Wahn Welt Bild: Die Sammlung Prinzhorn. Beiträge zur Museumseröffnung. Springer, Heidelberg, S 315–334

McGlynn E (2008) Kunst und Therapie – Potenziale ästhetischer Erfahrung. In: Elling U, Baer U, Kraft CB, Weber S, Lob-Hüdepohl A (Hrsg) Konvergenzen Divergenzen Transformation: Das Merken und Wirken im kunsttherapeutischen-gestaltungstherapeutischen Prozess. Institut für Weiterbildung im Deutscher Arbeitskreis Gestaltungstherapie/Klinische Kunsttherapie, Berlin, S 68–92

McGlynn E (2015) Joseph Beuys: «Auch wenn einer gar nichts kann, kann er etwas». Verbindlichkeiten eines erweiterten Kunstbegriffes in therapeutischen Prozessen. In: Majer H, Niederreiter L, Staroszynski T (Hrsg) Kunstbasierte Zugänge zur Kunsttherapie: Potenziale der Bildenden Kunst für die kunsttherapeutische Theorie und Praxis. kopaed, München, S 103–117

McGlynn E, Putz-Plecko B (2000) Erste Orte: Künstlerische Prozesse im therapeutischen Milieu. Kunst &Therapie 29 (Bilder – Räume – Wirklichkeiten Theorien zur Kunsttherapie): 63–69

Ogden T H (1992) The Matrix of The Mind. Object Relations and the Psychoanalytic Dialogue. Maresfield Library Karnac, London

Reddemann L (2017) Psychodynamisch Imaginative Traumatherapie (PITT). Klett Cotta, Stuttgart

Roy R (1999) Culturally Sensitive Therapy. In: Campell J, Liebmann M, Brooks F, Jones J, Ward E (Eds) Art Therapy, Race and Culture. Kingsley, London, pp 117–132

Shaverien J (1992) The Revealing Image – Analytical Art Psychotherapy in Theory and Practise. Routledge, London

Storr A (1988) Solitude. Harper Collins, London

Truffer Summhammer M, Schulten A, Sprung M, Kaiser E, Riffer F (2016) Stationäre Therapie von Patienten mit Traumafolgestörungen. Spectrum Psychiatrie 4: 14–17

Weston S (1999) Issues of Empowerment in a Multi-Cultural Art Therapy Group. In: Campell J, Liebmann M, Brooks F, Jones J, Ward E (Eds) Art Therapy, Race and Culture. Kingsley, London, pp 177–191)

Williams, A (1994) «Resolving Conflict in a Multicultural Environment.» MCS Conciliation Quarterly. Summer 1994: 2–6

Winnicott D W (1973) Vom Spiel zur Kreativität. Klett-Cotta, Stuttgart

Transdiagnostische Behandlungsansätze

Manuel Sprung, Friedrich Riffer, Lore Streibl, Elmar Kaiser

© Springer-Verlag GmbH Deutschland, ein Teil von Springer Nature 2018
F. Riffer et al. (Hrsg.), *Das Fremde: Flucht – Trauma – Resilienz*
https://doi.org/10.1007/978-3-662-56619-0_13

13.1   Unified Transdiagnostic Protocol

Im Zentrum des Unified Transdiagnostic Protocol von David Barlow (Barlow et al. 2010) steht die Annahme von emotionalen Störungen, die durch eine Tendenz, Emotionen häufiger, intensiver und leidvoller zu erleben, charakterisiert sind. Zu den emotionalen Störungen zählen depressive Störungen, die Generalisierte Angststörung, Panikstörung (mit oder ohne Agoraphobie), Zwangsstörungen sowie soziale Phobien (Barlow et al. 2004). Diese Störungen können demnach anhand der folgenden drei miteinander verknüpften transdiagnostischen emotionalen Faktoren beschrieben werden: positive Affektivität, negative Affektivität und autonome Erregung (Barlow et al. 2004). Bei Patienten mit allen erwähnten emotionalen Störungen besteht demnach ein hohes Ausmaß an negativer Affektivität. Bei Patienten mit depressiven Störungen oder sozialen Phobien ist außerdem ein geringes Ausmaß an positiver Affektivität vorhanden. Bei Patienten mit Panikstörung ist zusätzlich zu einem hohen Ausmaß an negativer Affektivität die autonome Erregung erhöht.

Es wird angenommen, dass emotionale Störungen aus einem Zusammenwirken folgender Faktoren entstehen (Boisseau et al. 2010):

- Generelle psychologische Vulnerabilität aufgrund unvorhersehbarer oder unkontrollierbarer früher Lebensereignisse.
- Biologische Vulnerabilität aufgrund einer Prädisposition, vorwiegend negative Affekte zu erleben, und/oder einem ausgeprägten Neurotizismus und einer Verhaltenshemmung.
- Beim Vorliegen entsprechender psychologischer und biologischer Vulnerabilitäten kann Stress infolge aktueller Lebensereignisse zu einer «False-alarm»-Reaktion im Zusammenhang mit intrusiven Gedanken, Bildern, Impulsen und somatischen Empfindungen führen.
- Eine derartige «False-alarm»-Reaktion wird so zu einem gelernten Alarm und führt zu einer spezifischen psychologischen Vulnerabilität, wodurch schlechte Gedanken als gefährlich und unkontrollierbar und/oder körperliche Empfindungen als gefährlich erlebt werden.
- Aufgrund eines gelernten «false alarm» und einer spezifischen psychologischen Vulnerabilität kommt es zu einer ängstlichen Besorgnis («anxious apprehension») und zur Fokussierung auf wiederkehrende Gedanken und somatische Empfindungen.
- Infolge dessen werden Versuche unternommen, emotionale Erfahrungen zu vermeiden, zu kontrollieren oder zu unterdrücken, etwa durch Rituale, Agoraphobie, Sorgenverhalten («worry behaviour»).
- Ängstliche Besorgnis und entsprechende Vermeidungs-, Kontroll- oder Unterdrückungsversuche resultieren letztlich in emotionale Störungen.

Aufbauend auf diesem Modell emotionaler Störungen haben David Barlow und Kollegen das Unified Transdiagnostic Protocol zur Behandlung von emotionalen Störungen entwickelt (Barlow et al. 2010). Dieses hat folgende Behandlungsziele: Die Patienten lernen, emotionale Erfahrungen besser zu verstehen, zu identifizieren, was sie selbst tun, wodurch die emotionalen Erfahrungen für sie schlimmer werden, und was sie tun können, um sich besser zu fühlen. Das Behandlungsprogramm umfasst folgende Behandlungsmodule:

- Modul 1: Psychoedukation und Behandlungsrational («psychoeducation and treatment rationale»)
- Modul 2: Motivationssteigerung («motivational enhancement»)
- Modul 3: Emotionales Bewusstsein («emotional awareness»)

- Modul 4: Kognitive Bewertung und Neubewertung («cognitive appraisal and reappraisal»)
- Modul 5: Emotional geleitetem Verhalten und emotionaler Vermeidung entgegenwirken («countering emotion-driven behaviour and emotional avoidance»)
- Modul 6: Interozeptive und situationale Konfrontation («interoceptive and situational exposures»)
- Modul 7: Abschluss und Rückfallprävention («conclusion and relapse prevention)

Die Module 3–7 stellen die Kernmodule des Unified Transdiagnostic Protocol dar. Die Ergebnisse von zwei offenen klinischen Studien («open clinical trials») (Ellard et al. 2010) und einer randomisierten kontrollierten Studie (Farchione et al. 2012) bestätigen die Wirksamkeit des Unified Transdiagnostic Protocol hinsichtlich Verbesserungen des Schweregrads der Symptome, des Ausmaßes an positiver und negativer Affektivität sowie der Funktionsfähigkeit.

13.2 Emotionsfokussierte Ansätze

Es werden auch einige allgemein emotionsfokussierte Behandlungsansätze bei der Behandlung von Patienten mit Trauma und Schmerz transdiagnostisch eingesetzt.

13.2.1 Emotionsfokussierte kognitive Verhaltenstherapie

Basierend auf den allgemeinen Ansätzen der emotionsfokussierten kognitiven Verhaltenstherapie wurde ein Behandlungsprogramm («Unified Protocol») für Patienten mit psychosomatischen Erkrankungen entwickelt (Mazaheri et al. 2014). Die Inhalte der 12 Gruppensitzungen in diesem Programm umfassen folgende vier Hauptkomponenten:

- Training psychologischer Konzepte (Sitzungen 1–3)
  Behandlungsziele dieser Komponente sind: Emotionen zu identifizieren und zu benennen (emotionales Selbst-Bewusstsein), die Konsequenzen von Emotionen und insbesondere traumatischen Emotionen zu erkennen sowie Hindernisse für positive Emotionen zu bewältigen.
- Kognitive Neubewertung (Sitzungen 4–7)
  Ziele in dieser Komponente sind: die Bewertung und Interpretation von äußerlichen Ereignissen (kognitive Fehler) und die Veränderbarkeit von Interpretationen zu erkennen sowie die entsprechende kognitive Vulnerabilität zu verringern.
- Vermeidung emotionaler Hemmung (Sitzungen 8–9)
  Ziele in dieser Komponente sind: ein Bewusstsein für die Konsequenzen von emotionaler Vermeidung zu fördern sowie Emotionen zu akzeptieren.
- Emotionales Begegnen (Sitzungen 10–12)
  Ziele dieser Komponente sind: Emotionen zu begegnen und Verhaltenstendenzen gegen Emotionen zu reduzieren sowie abschließend alle Komponenten zusammenzufassen.

In einer Untersuchung mit Patienten mit psychosomatischen Beschwerden war nach 12 wöchentlichen Gruppensitzungen eine signifikante Verbesserung der Emotionsregulation festzustellen (Mazaheri et al. 2014).

13.2.2   Emotionsfokussierte Therapie

Die hier beschriebenen emotionsfokussierten transdiagnostischen Behandlungsansätze erinnern auch an die emotionsfokussierte Therapie nach Leslie Greenberg (2004). Die Arbeit mit Emotionen ist zudem ein genereller Aspekte in der Psychotherapie (Hofmann 2015), insbesondere in neueren Konzepten der kognitiven Verhaltenstherapie, wie zum Beispiel in achtsamkeitsbasierten Behandlungsansätzen.

13.2.3   Transdiagnostische Anwendung der Dialektisch-Behavioralen Therapie

Ein weiterer Behandlungsansatz, in dem die Arbeit mit Emotion zentral ist, ist die transdiagnostische Anwendung der Dialektisch-Behavioralen Therapie (DBT) (Linehan und Wilks 2015; Ritschel et al. 2013; Ritschel et al. 2015). Zur Behandlung von Patienten mit Trauma und Schmerzen wird die DBT mit prolongierter Expositionstherapie («prolonged exposure therapy») verknüpft (Harned und Linehan 2008; Harned et al. 2012). Ein auf Basis der DBT entwickelter weiterer relevanter (transdiagnostischer) Ansatz ist das Skills-Training (siehe z. B. Sendera 2017).

13.3   Akzeptanz- und Commitment-Therapie (ACT)

Die Akzeptanz- und Commitment-Therapie (ACT), entwickelt von Steven Hayes (Hayes et al. 1999), ist ein weiterer transdiagnostischer Behandlungsansatz. ACT basiert auf verhaltenstherapeutischen Grundprinzipien. Eine zentrale Annahme ist dabei die Bezugsrahmentheorie («relational frame theory»). Die Bezugsrahmentheorie postuliert, dass die Verknüpfung von (sprachlichen) Beziehungen, wie zum Beispiel von einem Wort und seiner Bedeutung, ein gelerntes (konditioniertes) Verhalten ist, das auch wieder verlernt werden kann. Das Hauptbehandlungsziel ist die Förderung psychologischer Flexibilität. Folgende sechs Kernprozesse sind dafür relevant (Hayes et al. 2006):

- Akzeptanz wird als Alternative zu Vermeidung unangenehmer innerer Erlebnisse («experiental avoidance») vermittelt. Akzeptanz umfasst die aktive und bewusste Annahme innerer Erfahrungen ohne den Versuch, die Häufigkeit oder Form dieser zu verändern. Ein Angstpatient wird zum Beispiel ermutigt, Angst ohne Abwehr und Verdrängungsversuche als ein Gefühl zuzulassen.
- Mit kognitiver Entschärfung («cognitive defusion») wird die Funktion von unerwünschten Gedanken und anderer innerer Erlebnisse beeinflusst, indem ein Kontext geschaffen wird, in dem sich die nicht hilfreichen Funktionen dieser Gedanken auflösen. Ein Gedanken kann zum Beispiel unvoreingenommen beobachtet werden und wiederholt laut ausgesprochen werden, oder der Gedanke kann als ein externes Objekt behandelt werden. Das Ziel ist es, die (absolute) Glaubwürdigkeit von und die (zu starke) Bindung an («attachment») innere Erfahrungen zu verringern.
- Der andauernde Kontakt mit psychischen Erfahrungen und Ereignissen in der Umgebung, ohne diese zu bewerten, wird gefördert («being present»). Ziel ist, dass die Patienten die Welt und ihre Erlebnisse darin direkter erfahren und somit ihr Verhalten flexibler und konsistenter mit den eigenen Wertvorstellungen wird. Hierfür wird zum Beispiel Sprache als ein Werkzeug genützt, um fortlaufend alle Ereignisse zu beschreiben, die gerade vor sich gehen.

- Fundamental in ACT sind auch deiktische Rahmen («deictic frames») wie Ich–Du, Jetzt–Später, Hier–Dort. Diese führen dazu, dass das Selbst als ein Ort (wo etwas geschieht) oder eine Perspektive empfunden werden kann. Die Wahrnehmung des Selbst als Kontext («self as context») wird gefördert, z. B. durch Achtsamkeitsübungen, Metaphern und Erfahrungsprozesse.
- Wertvorstellungen («values») sind ausgewählte Eigenschaften von zweckbestimmtem Handeln, die als ein Objekt nie erreicht werden, aber von Moment zu Moment umgesetzt werden können. ACT beinhaltet verschiedene Übungen, die Patienten helfen, Richtungen für ihr Leben in unterschiedlichen Bereichen auszuwählen, ohne dass dies durch verbale Prozesse, die zu Vermeidung oder sozial angepasstem Verhalten führen, untergraben wird.
- Zuletzt werden die Patienten zu immer umfangreicheren Mustern an effektivem Verhalten ermutigt, das konsistent mit ihren eigenen Wertvorstellungen ist. Dadurch soll eine Verbindlichkeit zu den erlernten Handlungsweisen («committed action») gefördert werden.

Die Wirksamkeit von ACT wurde für Patienten mit verschiedenen Störungen in kontrollierten Studien (Hayes et al. 2006) sowie durch mehrere Metaanalysen (Öst, 2008; Powers et al. 2009; Pull 2009) bestätigt. Es stehen inzwischen speziell adaptierte ACT-Programme auch für Patienten mit PTBS (Orsillo und Batten 2005), mit stressbedingten Beeinträchtigungen und Schmerzsymptomen (Dahl et al. 2004) sowie mit chronischen Schmerzen (Wetherell et al. 2011) zur Verfügung.

13.4 Transdiagnostische Anwendung neuerer psychoanalytischer Ansätze

Neuere psychoanalytische Ansätze stellen einen weiteren transdiagnostischen Ansatz dar. Die Mentalisierungsbasierte Therapie (MBT) nach Anthony Bateman und Peter Fonagy (Bateman und Fonagy 2013) fokussiert vor allem entwicklungspsychologische Konzepte wie die Bindungstheorie und Theory of Mind bzw. Mentalisierungsfähigkeit. Mentalisierung («mentalizing») ist demnach eine Form von imaginativer mentaler Aktivität, nämlich die Wahrnehmung und Interpretation menschlichen Verhaltens im Sinne von intentionalen mentalen Zuständen, wie zum Beispiel Bedürfnisse, Wünsche, Gefühle, Überzeugungen, Ziele, Absichten, und Ursachen. Eine der grundlegenden Annahmen der MBT ist, dass Patienten mit psychischen Störungen Strategien verwenden, die auf ihre Mentalisierung entweder hyperaktivierend oder deaktivierend wirken. Ein zentrales Ziel in der MBT ist es, mit verschiedenen Strategien die Mentalisierung der Patienten vor allem in Bezug auf Bindungs- bzw. Beziehungssituationen zu fördern. Zu den Basisintervention der MBT zählen (Fonagy und Bateman 2006):

- Demonstrieren von Empathie mit dem aktuellen subjektiven Zustand des Patienten,
- Exploration, Klarstellung und, falls erforderlich, Herausforderung,
- Identifizieren von Affekt und Etablierung eines Affektfokus,
- Mentalisierung der Beziehung.

MBT wurde vor allem bei Patienten mit Borderline-Persönlichkeitsstörung untersucht (Bateman und Fonagy, 2008 2010) und die Wirksamkeit in randomisiert kontrollierten Studien bestätigt (Bateman und Fonagy 2009). Defizite in der Mentalisierungsfähigkeit bzw. Theory of Mind und im Emotionsverständnis wurden auch bei einigen anderen psychischen Störungen festgestellt, wie zum Beispiel bei Patienten mit frühkindlicher Traumatisierung (Nazarov et al. 2013) oder bei Patienten mit chronischen Schmerz- und somatoformen Störungen (Subic-Wrana et al. 2010; Stonnington et al. 2013). MBT wäre daher auch bei Patienten mit Traumatisierung und chronischen Schmerzen ein relevanter transdiagnostischer Behandlungsansatz.

13.5 Interoceptive Exposure

Interozeption ist in der Psychologie der Oberbegriff für jene Komponenten der Wahrnehmung, welche Informationen über die eigenen Körperabschnitte bzw. Körperteile liefern. Dabei unterscheidet man die Wahrnehmung von Körperlage und -bewegung im Raum (Propriozeption) und die Wahrnehmung von Organtätigkeiten (Viszerozeption). Interozeptive Exposition («Interoceptive Exposure») ist eine transdiagnostische Intervention, die darauf abzielt, die Sensitivität gegenüber Ängsten und das Leiden im Zusammenhang mit somatischen Empfindungen zu verringern (Boettcher et al. 2016). Zentrale Konzepte in der interozeptiven Exposition (IE) sind die Angstsensitivität und die interozeptive Sensitivität, welche sich vor allem auf somatische Empfindungen im Zusammenhang mit Furcht und Angst bezieht. Es wird angenommen, dass die Sensitivität gegenüber physischen Symptomen von Angst Teil einer weitreichenden Aversion von physischen Symptomen ist, welche in Verbindung mit aversiven Emotionen konditioniert wurde. Das Ziel der IE ist es, die interozeptive Sensitivität zu reduzieren. In anfänglichen Studien wurden verschiedene biochemische Substanzen wie CO_2-Inhalationen, Laktatinfusionen oder Koffein eingesetzt, um entsprechende körperliche Empfindungen hervorzurufen und so eine Konfrontation mit dieser Empfindung in einer sicheren Umgebung zu ermöglichen. Inzwischen werden jedoch anstatt biochemischer Substanzen eine Reihe von Provokationsmethoden eingesetzt, wie zum Beispiel Hyperventilation, durch einen Strohhalm atmen, schnelles Drehen, schnelles Laufen im Stand, Muskelanspannung, Kopfschütteln usw. (Boettcher et al. 2016).

Interozeptive Sensitivität wurde anfänglich bei Patienten mit Panikstörungen beobachtet und IE vor allem bei Patienten mit Panikstörungen erfolgreich eingesetzt (Gould et al. 1995). Neuere Untersuchungen zeigen, dass interozeptive Sensitivität auch bei verschiedenen anderen Störungen relevant ist, wie zum Beispiel bei PTBS, sozialen Angststörungen, verschiedenen spezifischen Phobien und somatischen Störungen (z. B. chronisch entzündlichen Darmerkrankungen oder chronischen Schmerzen) (Boettcher et al. 2016). Angstsensitivität spielt insbesondere auch bei PTBS eine Rolle und kann dazu beitragen, Symptome wie Hyperarousal und Hypervigilianz gegenüber Traumahinweisen zu verstärken (Wald und Taylor 2005, 2007). Entsprechende Untersuchungen haben gezeigt, dass IE in Kombination mit traumabezogener Expositionstherapie auch bei Patienten mit chronischen Schmerzen und PTBS wirksam ist (Wald et al. 2010). Ein wesentliches Merkmal von IE ist in diesem Zusammenhang, dass durch IE traumatische Erinnerungen während physiologischem Arousal hervorgerufen werden, wodurch eine Konfrontation sowohl mit den Erinnerungen als auch mit physischen Empfindungen im Zusammenhang mit dem Trauma ermöglich wird (Wald und Taylor 2008).

13.6 Biofeedback und narrative Exposition

Ein weiterer interessanter transdiagnostischer Behandlungsansatz für Patienten mit Trauma und Schmerzen ist eine Kombination von Biofeedback und (narrativer) Expositionstherapie. Biofeedback ist eine wirksame Methode, um schmerzbedingtes Leiden zu lindern, und wurde auch bereits bei Patienten mit posttraumatischen Schmerzen untersucht (Tatrow et al. 2003a,b). In der Biofeedbackbehandlung lernen Patienten, wie sie ihre psychophysiologischen Parameter verändern können, um ihren Gesundheitszustand zu verbessern, indem sie die Signale ihres eigenen Körpers nützen. Biofeedback alleine ist jedoch nicht ausreichend, um Patienten mit PTBS zu behandeln (Foa et al. 2008).

Von den verschiedenen Behandlungsansätzen für Patienten mit PTBS ist Narrative Expositionstherapie (NET) ein gut etablierter und wirksamer Ansatz (Neuner et al. 2004; Nickerson et al. 2011; Robjant und Fazel 2010). Narrative Expositionstherapie ist eine kurzzeitige traumafokussierte Therapie mit Schwerpunkt auf imaginative Konfrontation mit Erinnerungen an das traumatische Ereignis und die Neuorganisation dieser Erinnerungen in ein kohärentes chronologisches Narrativ.

Die Ergebnisse einer Untersuchung mit traumatisierten Flüchtlingen mit chronischen Schmerzen und PTBS, die mit eine Kombinationsbehandlung von Biofeedback und (narrativer) Expositionstherapie behandelt wurden, zeigen eine signifikante Reduktion der Schmerz- und PTBS Symptome sowie eine Verbesserung der Lebensqualität der Patienten (Morina et al. 2012). In einer weiteren Studie mit Patienten mit PTBS zeigt sich, dass Atem-Biofeedback in Ergänzung zu traumafokussierter kognitiver Verhaltenstherapie zu einer rascheren Reduktion von PTBS-Symptomen beiträgt (Polak et al. 2015).

Literatur

Barlow DH, Allen LB, Choate ML (2004) Toward a unified treatment for emotional disorders. Behavior Therapy 35(2): 205–230

Barlow DH, Farchione TJ, Fairholme CP, Ellard KK, Boisseau CL, Allen LB, May JTE (2010) Unified protocol for transdiagnostic treatment of emotional disorders: Therapist guide. Oxford University Press, Oxford

Bateman A, Fonagy P (2008) 8-year follow-up of patients treated for borderline personality disorder: mentalization-based treatment versus treatment as usual. American Journal of Psychiatry 165(5): 631–638

Bateman A, Fonagy P (2009) Randomized controlled trial of outpatient mentalization-based treatment versus structured clinical management for borderline personality disorder. American Journal of Psychiatry 166(12): 1355–1364

Bateman A, Fonagy P (2010) Mentalization based treatment for borderline personality disorder. World Psychiatry 9(1): 11–15

Bateman A, Fonagy P (2013) Mentalization-based treatment. Psychoanalytic Inquiry 33(6): 595–613

Boettcher H, Brake CA, Barlow DH (2016) Origins and outlook of interoceptive exposure. Journal of Behavior Therapy and Experimental Psychiatry 53: 41–51

Boisseau CL, Farchione TJ, Fairholme CP, Ellard KK, Barlow DH (2010) The development of the unified protocol for the transdiagnostic treatment of emotional disorders: A case study. Cognitive and Behavioral Practice 17(1): 102–113

Dahl J, Wilson KG, Nilsson A (2004) Acceptance and commitment therapy and the treatment of persons at risk for long-term disability resulting from stress and pain symptoms: A preliminary randomized trial. Behavior Therapy 35(4): 785–801

Ellard KK, Fairholme CP, Boisseau CL, Farchione TJ, Barlow DH (2010) Unified protocol for the transdiagnostic treatment of emotional disorders: Protocol development and initial outcome data. Cognitive and Behavioral Practice 17(1): 88–101

Farchione TJ, Fairholme CP, Ellard KK, Boisseau CL, Thompson-Hollands J, Carl JR, Gallagher MW, Barlow DH (2012) Unified protocol for transdiagnostic treatment of emotional disorders: a randomized controlled trial. Behavior Therapy 43(3): 666–678

Foa EB, Keane TM, Friedman MJ, Cohen JA (Eds) (2008) Effective treatments for PTSD: practice guidelines from the International Society for Traumatic Stress Studies. Guilford Press, New York

Fonagy P, Bateman AW (2006) Mechanisms of change in mentalization-based treatment of BPD. Journal of clinical psychology 62(4): 411–430

Greenberg LS (2004) Emotion-focused therapy. Clinical Psychology and Psychotherapy 11: 3–16

Harned MS, Korslund KE, Foa EB, Linehan MM (2012) Treating PTSD in suicidal and self-injuring women with borderline personality disorder: Development and preliminary evaluation of a dialectical behavior therapy prolonged exposure protocol. Behaviour Research and Therapy 50(6): 381–386

Harned MS, Linehan MM (2008) Integrating Dialectical Behavior Therapy and Prolonged Exposure to treat co-occurring borderline personality disorder and PTSD: Two case studies. Cognitive and Behavioral Practice 15: 263–276

Hayes SC, Luoma JB, Bond FW, Masuda A, Lillis J (2006) Acceptance and commitment therapy: Model, processes and outcomes. Behaviour Research and Therapy 44(1): 1–25

Hayes SC, Strosahl KD, Wilson KG (1999) Acceptance and commitment therapy: An experiential approach to behavior change. Guilford Press, New York

Hofmann SG (2015) Emotion in therapy: From science to practice. Guilford Press, New York

Linehan MM, Wilks CR (2015) The course and evolution of dialectical behavior therapy. American Journal of Psychotherapy 69(2): 97–110

Mazaheri M, Daghaghzadeh H, Afshar H, Mohammadi N (2014) The effectiveness of the unified protocol on emotional dysregulation and cognitive emotion regulation strategies in patients with psychosomatic disorders. International Journal of Body, Mind and Culture 1(1): 73–82

Morina N, Maier T, Bryant R, Knaevelsrud C, Wittmann L, Rufer M, Schnyder, U, Müller J (2012) Combining biofeedback and Narrative Exposure Therapy for persistent pain and PTSD in refugees: a pilot study. European Journal of Psychotraumatology: 3(1) 17660

Nazarov A, Frewen P, Parlar M, Oremus C, MacQueen G, McKinnon M, Lanius R (2014) Theory of mind performance in women with posttraumatic stress disorder related to childhood abuse. Acta Psychiatrica Scandinavica 129(3): 193–201

Neuner F, Schauer M, Klaschik C, Karunakara U, Elbert T (2004) A comparison of narrative exposure therapy, supportive counseling, and psychoeducation for treating posttraumatic stress disorder in an African refugee settlement. Journal of Consulting and Clinical psychology 72(4): 579–587

Nickerson A, Bryant RA, Silove D, Steel Z (2011) A critical review of psychological treatments of posttraumatic stress disorder in refugees. Clinical Psychology Review 31(3): 399–417

Orsillo SM, Batten SV (2005) Acceptance and commitment therapy in the treatment of posttraumatic stress disorder. Behavior Modification 29(1) 95–129

Öst LG (2008) Efficacy of the third wave of behavioral therapies: A systematic review and meta-analysis. Behaviour Research and Therapy 46(3): 296–321

Polak AR, Witteveen AB, Denys D, Olff M (2015) Breathing biofeedback as an adjunct to exposure in cognitive behavioral therapy hastens the reduction of PTSD symptoms: a pilot study. Applied Psychophysiology and Biofeedback 40(1): 25–31

Powers MB, Vörding M B Z VS, Emmelkamp PM (2009) Acceptance and commitment therapy: A meta-analytic review. Psychotherapy and Psychosomatics 78(2): 73–80

Pull CB (2009) Current empirical status of acceptance and commitment therapy. Current Opinion in Psychiatry 22(1): 55–60

Ritschel LA, Lim NE, Stewart LM (2015) Transdiagnostic applications of DBT for adolescents and adults. American Journal of Psychotherapy 69(2): 111–128

Ritschel LA, Miller AL, Taylor V (2013) Dialectical behavior therapy for emotion dysregulation. In: Ehrenreich-May J, Chu B (Eds) Transdiagnostic Mechanisms and Treatment for Youth Psychopathology. Guilford Press, New York, pp 203–232

Robjant K, Fazel M (2010) The emerging evidence for narrative exposure therapy: A review. Clinical psychology review 30(8): 1030–1039

Sendera A (2017) Skills-Training – ein Baustein im Rehabilitationsprozess. In: Riffer F, Kaiser E, Sprung M, Streibl L (Hrsg) Psychosomatik im Zentrum: Die Vielgestaltigkeit der Psychosomatik. Springer, Berlin Heidelberg, S 87–93

Stonnington CM, Locke DE, Hsu CH, Ritenbaugh C, Lane RD (2013) Somatization is associated with deficits in affective Theory of Mind. Journal of Psychosomatic Research 74(6): 479–485

Subic-Wrana C, Beutel ME, Knebel A, Lane RD (2010) Theory of mind and emotional awareness deficits in patients with somatoform disorders. Psychosomatic Medicine 72(4): 404–411

Tatrow K, Blanchard EB, Hickling EJ, Silverman DJ (2003a) Posttraumatic headache: biopsychosocial comparisons with multiple control groups. Headache: The Journal of Head and Face Pain 43(7): 755–766

Tatrow K, Blanchard EB, Silverman DJ (2003b) Posttraumatic headache: An exploratory treatment study. Applied Psychophysiology and Biofeedback 28(4): 267–278

Wald J, Taylor S (2005) Interoceptive exposure therapy combined with trauma-related exposure therapy for post-traumatic stress disorder: A case report. Cognitive Behaviour Therapy 34(1): 34–40

Wald J, Taylor S (2007) Efficacy of interoceptive exposure therapy combined with trauma-related exposure therapy for posttraumatic stress disorder: A pilot study. Journal of Anxiety Disorders 21(8): 1050–1060

Wald J, Taylor S (2008) Responses to interoceptive exposure in people with posttraumatic stress disorder (PTSD): a preliminary analysis of induced anxiety reactions and trauma memories and their relationship to anxiety sensitivity and PTSD symptom severity. Cognitive Behaviour Therapy 37(2): 90–100

Wald J, Taylor S, Chiri LR, Sica C (2010) Posttraumatic stress disorder and chronic pain arising from motor vehicle accidents: Efficacy of interoceptive exposure plus trauma-related exposure therapy. Cognitive Behaviour Therapy 39(2): 104–113

Wetherell JL, Afari N, Rutledge T, Sorrell JT, Stoddard JA, Petkus AJ, Solomon BC, Lehrman DH, Liu L, Lang AJ, Atkinson JH (2011) A randomized, controlled trial of acceptance and commitment therapy and cognitive-behavioral therapy for chronic pain. Pain 152(9): 2098–2107

Bibliotherapie bei posttraumatischer Belastungsstörung und zur Förderung der Resilienz: Romane und Geschichten therapeutisch nutzen

Norman Schmid

© Springer-Verlag GmbH Deutschland, ein Teil von Springer Nature 2018
F. Riffer et al. (Hrsg.), *Das Fremde: Flucht – Trauma – Resilienz*
https://doi.org/10.1007/978-3-662-56619-0_14

» Das Buch faszinierte ihn, oder, genauer gesagt, es bestärkte ihn. Es sagte ihm eigentlich nichts Neues, doch gerade das machte einen Teil seiner Anziehungskraft aus. Es sprach das aus, was er gesagt haben würde, hätte er Ordnung in seine konfusen Gedanken bringen können. Das Buch stammte von einem ihm verwandten Geist, der aber unendlich viel stärker, systematischer und weniger angstgepeinigt war. (*1984*, Orwell 2015, S. 241)

14.1   Definition von Bibliotherapie

Eine einheitliche Definition zur Bibliotherapie besteht bis dato nicht. Eine knappe und sehr treffende Definition haben Berthoud und Elderkin in ihrem Buch *Die Romantherapie. 253 Bücher für ein besseres Leben* (2013) gegeben: «Bibliotherapie: Der therapeutische Einsatz von Literatur zur Behandlung aller Leiden, die das Leben so mit sich bringt» (S. 9). Petzold und Ort (2015) rücken in ihrer Definition die Bibliotherapie und die Poesietherapie, das therapeutische Schreiben, zusammen: «Integrative Poesie- und Bibliotherapie ist ein methodischer Ansatz im Rahmen der Integrativen Therapie zur Behandlung seelischer und psychosomatischer Erkrankungen und zur Bewältigung von Lebenskrisen» (S. 58). Wenn wir den Kontext etwas erweitern, bietet sich folgende Definition für die Bibliotherapie an: Bibliotherapie ist der therapeutische Einsatz von Romanen zur Behandlung psychischer, psychosomatischer und körperlicher Erkrankungen, zur Bewältigung von Lebenskrisen und zur Förderung der Persönlichkeitsentwicklung.

Mit dieser Definition wird die Bibliotherapie als eigenständige Therapieform beschrieben, unabhängig vom therapeutischen Schreiben (Poesietherapie), jedoch die Anwendungsgebiete erweiternd auf alle Formen von Erkrankungen und Störungen und auch zur Gesundheitsförderung und zur Unterstützung der Persönlichkeitsentwicklung. Selbstverständlich wird die Bibliotherapie bei klinischen Störungen und Erkrankungen üblicherweise in ein Gesamtbehandlungsprogramm eingebettet, ähnlich anderen Methoden der Klinischen Psychologie und Psychotherapie. Obermüller (2005) stellt den Autor eines Romanes sogar an die Seite des Arztes und Therapeuten: «Beide, der Arzt [Anm.: /Psychologe/Therapeut] und der Schriftsteller, sind auf ihre Weise Fachleute für menschliches Leiden: der eine, indem er es behandelt, der andere, indem er es beschreibt» (zitiert nach Gerk 2015, S. 42).

14.2   Geschichte und Entwicklung der Bibliotherapie

Auch wenn die Bibliotherapie an den Universitäten ein Schattendasein fristet und an den meisten Fakultäten nicht einmal genannt wird, so reichen ihre Wurzeln dennoch zu den Anfängen der Sprache und Schrift zurück. Seit Geschichten erzählt und aufgeschrieben werden, werden diese auch therapeutisch verwendet. Der griechische Gott Apollon steht für die Verbindung von Poesie und Heilkunst. Aristoteles verknüpfte im 4. Jahrhundert v. Chr. in seiner Schrift der Poetik die reinigende Wirkung der Katharsis mit Dichtung und Musik. Dadurch sollen «Jammer (eleos) und Schaudern (phobos)» hervorgerufen werden «und hierdurch eine Reinigung von derartigen Erregungszuständen» bewirken (Gerk 2015, S. 30). Die Verbindung von Literatur und Heilung wird auch bei der berühmtesten Bibliothek der Antike, jener in Alexandria, deutlich, bei der nach Überlieferung folgender Schriftzug eingraviert war: «Heilstätte der Seele, in der die gestresste Person Ruhe finden kann.»

Bevor der Begriff «Bibliotherapie» erstmals geprägt wurde, gibt es noch einige interessante Vorläufer der Verknüpfung von Literatur und Psychologie. Henry James (1843–1916), der als Schriftsteller tätig war, wird auch als «Großmeister des psychologischen Erzählens» bezeichnet (Gerk 2015). Es ist wohl kein Zufall, dass er der jüngere Bruder von William James (1842–1910) war, dem Begründer der Psychologie in den USA. Eine weitere Besonderheit für Interessierte an der Geschichte der Psychologie ist die Freundschaft der Gebrüder James mit Henry David Thoreau, der mit seinem Roman *Walden* ein selbstbestimmtes, einfaches Leben propagierte und eine nachhaltige Wirkung auf die Gesellschaft und führende Denker ausübte. Auch B. F. Skinner, der prominenteste Vertreter des Behaviorismus und einer der einflussreichsten Psychologen des 20. Jahrhunderts, wurde durch Thoreau beeinflusst, indem er in seinem eigenen Roman *Walden 2* (deutsch: *Futurum Zwei*, Skinner 1978) eine utopische Gesellschaft beschrieb, die durch Lernprozesse organisiert wurde, um der Vision eines aggressionsfreien Zusammenlebens näherzukommen (Schmid 2017b).

Die erste Bezeichnung «Bibliotherapie» geht auf den englischen Pfarrer Samuel McCord Crothers zurück (Meyer 2016). Es wird angenommen, dass es sich um einen fiktiven Bericht im *Atlantic Monthly* handelt, in dem die Gründung des «Bibliopathic Institute» beschrieben wird. Wie treffend, dass die erste Nennung «Bibliotherapie» mit einer Geschichte verbunden ist! In den 1920er Jahren wurden erste Bibliotherapie-Kurse in den USA angeboten, zum Beispiel an der University of Minnesota School of Medicine. In den 1970er bis 1990er Jahren gab es im Herder Verlag mehrere Publikationen zur Bibliotherapie mit so klingenden Titeln wie *Was lese ich, wenn ich traurig bin*, *Lesen ist wie Wasser in der Wüste* oder *Das Buch als Therapeutikum in Buchwissenschaft und Buchwirkungsforschung* (Meyer 2016).

Auch Viktor Frankl hat das heilsame Lesen in seine Logotherapie integriert (Frankl 2009). Petzold und Orth (2015) haben im Rahmen ihrer Integrativen Therapie der Poesie- und Bibliotherapie einen besonderen Platz zugedacht und auch ein eigenes dreijähriges Curriculum entwickelt, das sehr umfangreich ist und sich an Absolventen eines humanwissenschaftlichen Studiums, eines Sozialberufes oder an Bibliothekare richtet. Es sei hier kritisch angemerkt, dass besonders für die Bibliotherapie die Notwendigkeit einer derart umfangreichen Fortbildung fraglich ist. Mit einer profunden psychologischen oder psychotherapeutischen Ausbildung sollte es gut möglich sein, die Bibliotherapie in das eigene Behandlungskonzept zu integrieren. Dies setzt selbstverständlich voraus, dass es einem selbst Freude bereitet, über Romane zu reflektieren.

14.3 Wirkungsweise und Wirkungsnachweis

14.3.1 Wirkungsweise

Romane können auf unterschiedliche Weise in der Therapie eingesetzt werden. Die Geschichten, die in Büchern erzählt werden, können Trost spenden, indem sich der Leser in die Protagonisten des Romans hineinversetzen kann und erlebt, dass er oder sie mit den Problemen nicht alleine ist. Während man dem Buch «zuhört», kann es auch umgekehrt so erlebt werden, als würde das Buch einem selbst zuhören. Die eigene Geschichte wird nochmals erlebt und dadurch einer besseren Verarbeitung zugänglich gemacht. Moritz (2007) beschreibt es folgendermaßen: «Auf verschlungene Art und Weise berührt uns oft, was sich Autorinnen und Autoren ausgedacht haben, und verbindet sich mit unserem Leben, ohne dass wir genau zu sagen wüssten, wie und weshalb» (S. 7).

Die Geschichte kann ebenfalls eine kathartische Wirkung haben, wie bereits weiter oben bei Sokrates ausgeführt wurde, der beschrieb, dass der Jammer und das Elend der Hauptdarsteller ähnliche Gefühle beim Zuseher bewirken sollen. Ähnliches kann auch beim Leser entstehen und eine Abreaktion hervorrufen. Sokrates hat es als «lustvoll erleichtern» beschrieben (Gerk 2015, S. 30). Das kann auch den Zugang zu unbewussten Anteilen ermöglichen, die dann im Sinne einer klärungsorientierten Therapie zugänglich sind.

Wenn die Romanfiguren mit ihren Problemen ringen, Lösungswege erarbeiten und dann auch die Möglichkeit finden, diese Belastungen zu bewältigen, dann kann das auch Mut machen, etwas zu versuchen, an das man noch nicht gedacht hat oder was man sich selbst nicht zugetraut hätte. Dies zu lesen hat den Vorteil, dass der Leser nicht direkt belehrt, sondern durch die Geschichte eines anderen angeregt wird und dadurch eigene Handlungsmöglichkeiten erkannt und aktiviert werden.

Jeder neue Input kann eine Perspektivänderung bewirken. Der Leser (Patient) wird ermuntert, die Probleme und Beschwerden von verschiedenen Seiten zu betrachten, kann sich bestenfalls selbst von außen beobachten und dadurch besser reflektieren. Das ist auch manchmal wie ein Spiegel, der vorgehalten wird, der jedoch auf subtile Art und Weise zum Umdenken einlädt. Durch das Buch besteht auch die Möglichkeit, in Gedanken neue Lösungswege auszuprobieren, indem mit den «Heldinnen und Helden» des Romans mitgelebt oder in deren Rollen geschlüpft wird.

Das Lesen von Büchern ist auch eine ausgezeichnete Möglichkeit, Ressourcen zu aktivieren. Das kann durch die Symbolkraft der Geschichte ausgelöst werden, aber auch durch den Schreibstil des Autors, der einen verzaubert. In dieser Hinsicht geht es weniger darum, dass die Problemlage des Patienten in dem Buch aufgegriffen wird, sondern dass der Leser durch das Buch in den Bann gezogen wird.

Wenn ein Buch derart fasziniert, dass alles andere vergessen wird, der Alltag, die Sorgen, die Befürchtungen und die Störungen in den Hintergrund treten, dann wirkt es durch Flucht und Vergessen – wobei in diesem Fall die Flucht durchaus positiv verstanden wird, um Abstand von der Problemfokussierung zu erreichen, den Kopf dadurch freier werden zu lassen, um sich später dem Problem besser widmen zu können. Manche Bücher beschreiben die Flucht auch dezidiert in ihrer Geschichte, indem der Hauptprotagonist mit einer Situation überfordert ist und Ausstieg bzw. Flucht die beste Option ist. Ein Beispiel dafür ist der Roman *Der Sommer ohne Männer* von Siri Hustvedt (2012), in dem sehr anschaulich beschrieben wird, wie eine Frau, nachdem sie «Hirnscherben» (S. 10) erleidet, durch die Flucht auf das Land zu ihrer Mutter über verschiedene Begebenheiten lernt, das Geschehene zu überwinden und neuen Lebensmut zu sammeln.

Das führt uns weiter zum Thema Lebenssinn, der durch Romane bestens angeregt werden kann. Für manche Leser ist das Lesen bereits Teil des Lebenssinns, für andere die Beschäftigung mit Themen, die einen ansprechen und tief im Inneren der Psyche etwas aktivieren. Indem sich die Romanhelden die Frage nach dem Sinn des Lebens stellen, wird diese auch beim Leser präsent.

Die Wirkung des Gelesenen auf Geist und Körper wurde bereits von Maimonides (1135–1204), dem berühmtesten Arzt seiner Zeit in Cordoba, Spanien beschrieben:

» Man vergesse ferner nicht, die vitalen Kräfte anzuregen, durch Instrumentalmusik, durch Erzählungen für den Kranken erfreulicher Geschichten, die seine Seele erfreuen und seine Brust tiefer atmen lassen, durch humoristische Neuigkeiten, die ihn ablenken, über die er mit der Gesellschaft lache.
(Gerk 2015, S. 44)

Dieser Ansatzpunkt kann nicht nur klinisch festgestellt werden, sondern wird auch durch EEG-Messungen bestätigt. Bei Aktivierung negativer Gefühle (z. B. durch negative Geschichten) kommt es zu einer erhöhten Aktivierung des rechten präfrontalen Cortex, bei Aktivierung positiver Gefühle zu einer Aktivierung des linken präfrontalen Cortex (Andreassi 2007). Dies kann auch relativ einfach in der Praxis mit einem Neurofeedbacksystem festgestellt werden (Schmid 2016). Dadurch lassen sich die Wirkungen von Romanen und Geschichten auch neurophysiologisch nachweisen. Diese Verknüpfung von Kunst und Naturwissenschaft kann für den Therapiefortschritt äußerst förderlich sein, wird doch durch den wissenschaftlichen Nachweis die Selbstwirksamkeit weiter verstärkt.

14.3.2 Wirkungsnachweis

Zur Bibliotherapie gibt es bislang keine umfangreiche Forschungsliteratur. Die Wirkungsforschung ist insofern nicht einfach, da der Einsatz von Romanen in der Therapie im Allgemeinen in einen Gesamtbehandlungsplan integriert wird. Die Identifikation der genuinen Wirkung der Bibliotherapie ist insofern problematisch. Zudem wird in manchen Studien der Begriff Bibliotherapie für die Verwendung von schriftlichen Informationen im Sinne von Selbsthilfematerial für Patienten verwendet, was jedoch nicht gleichzusetzen ist mit der therapeutischen Verwendung von Romanen. So zitiert Meyer (2016) in ihrem ansonsten guten Überblickswerk eine Studie von Williams et al. (2013), bei der «self-help materials» mit «bibliotherapy» gleichgesetzt wird. Der «books on prescription»-Ansatz, der von Großbritannien ausgeht, beinhaltet ebenfalls Selbsthilfe- bzw. Ratgeberliteratur und keine Romane, propagiert aber auch «mood-boosting books» (Reading Well 2017).

Einige kontrollierte Studien zur Bibliotherapie im Sinne der Verwendung von Romanen sind vielversprechend. Zum Beispiel die Studie von Jacob und De Guzman (2016), die in einem Kontrollgruppendesign den «Good based bibliotherapy»-Ansatz bei Depression von Adoleszenten untersuchten. In der Versuchsgruppe wurden sieben Geschichten zur Identifikation, Katharsis, Einsicht und Projektion verwendet und therapeutisch begleitet. Ein Schwerpunkt lag dabei auf der Entwicklung positiver Gefühle und Kognitionen, die durch die Romane angeregt werden sollten. Die Versuchsgruppe war in verschiedenen Fragebogenergebnissen der Kontrollgruppe hochsignifikant überlegen.

Weitere Forschungen zu diesem Thema sind wünschenswert, wobei besonders der zusätzliche Nutzen der Bibliotherapie zum «traditionellen» klinisch-psychologischen und psychotherapeutischen Vorgehen untersucht werden sollte.

14.4 Stärkung der Resilienz durch Romane

Romane können auf unterschiedliche Art und Weise eingesetzt werden, wenn es darum geht, Resilienz zu fördern. Im Sinne der Ressourcenaktivierung sind jene Geschichten geeignet, die eine positive Stimmung erzeugen, Gedanken und Gefühle anregen, die das Wohlbefinden und innere Gleichgewicht stärken. Bei Romanen über besondere Erlebnisse und Abenteuer geht es häufig auch um Persönlichkeitsentwicklung. Indem man die Protagonisten eines Romans als Leser begleitet oder noch besser in die Handlung eintaucht, können innere Anteile aktiviert werden, die Lust darauf machen, sich aus der Komfortzone herauszubewegen. Ein Beispiel dafür ist Daniel Kehlmanns *Die Vermessung der Welt* (Kehlmann 2008), ein Roman über zwei Genies ihrer Zeit, den Entdecker Alexander von

Humboldt und den Mathematiker Carl Friedrich Gauß. Letzterer ist auch psychologisch interessant, da er die Normalverteilung (Gauß'sche Glockenkurve) entdeckte. Kehlmann beschreibt mit subtilem Humor, wie sich beide, jeder auf seine Weise, zur Vermessung der Welt aufmachen. Dabei wird die Lebensgeschichte beider dargestellt und wie sie lernen müssen, verschiedenste Hindernisse zu überwinden und gerade dadurch etwas über sich lernen, was ansonsten nicht möglich gewesen wäre.

Ein anspruchsvoller Roman, der zur Entdeckung neuer Wege und zur Entdeckung von einem selbst einlädt, ist *Der Weltensammler* von Ilja Trojanow (2007) – eine phantastische Geschichte über Richard Burton, einen Offizier des britischen Königreichs im 19. Jahrhundert, der so intensiv in neue Länder und Kulturen eintaucht, dass bereits das Lesen ein wahres Abenteuer ist. Für jene, die sich scheuen, Neues auszuprobieren, ist dieses Buch wärmstens zu empfehlen.

> » Neues zu wagen muss nicht mit einem großen Risiko verbunden sein. Was zunächst radikal klingt, wie der Sprung ins kalte Wasser, ist vielleicht bei genauerem Hinsehen doch eine schrittweise Annäherung, wie das Kartographieren unbekannter Landstriche. (Schmid 2017a, S. 120)

Bei seinem ersten Auftrag in Indien erfährt Richard Burton:

> » Wir machen nichts anderes, als das Unbekannte an das Bekannte anzubinden. (Trojanow 2007, S. 121)

Wenn sich Patienten dieses Grundprinzip bewusst machen, dann werden mentale Hürden kleiner, und sie können sich eher zutrauen, etwas zu wagen.

In diesem Roman wird auch beschrieben, dass manches mit Mühsal und Strapazen verbunden ist.

> » Es gab Tage, an denen wir frühmorgens aufwachten, lange vor Sonnenaufgang, und das erste, was wir fühlten, war der Schmerz, den der Tag uns bereiten würde. An einem solchen Morgen aufzustehen, das erfordert Mut, in der Kälte verhöhnen dich deine eigenen Hoffnungen … (Trojanow 2007, S. 401)

Diese Strapazen werden allerdings als gegeben beschrieben, etwas, das man annehmen muss, um es verändern zu können. Damit kann auch das Thema der Achtsamkeit mit der Resilienz verbunden werden. Schließlich geht es aber noch weiter, indem die Selbstwirksamkeitsentwicklung betont wird.

> » «… hier und jetzt werden alle Öden entlohnt, in diesem Augenblick spürt er eine Befriedigung, so umfassend, er hätte doppelt so viele Schmerzen, Sorgen und Nöte auf sich genommen für diesen Preis, und er hätte es nicht bedauert.» (Trojanow 2007, S. 456).

14.5   Die Praxis der Bibliotherapie bei posttraumatischer Belastungsstörung

14.5.1   Wie Romane bei PTBS therapeutisch eingesetzt werden können

Für das praktische Vorgehen bei der Bibliotherapie gibt es keinen festen Leitfaden. Wie bereits zuvor beschrieben, hat die Bibliotherapie einen eher künstlerischen Zugang bei der Therapie von Störungen und Erkrankungen. Die heilsame Wirkung von Romanen wird begleitend zu den anderen Therapieverfahren der Klinischen Psychologie und Psychotherapie verwendet. Wie bei einer guten Geschichte sollen die verschiedenen Ansätze miteinander verwoben werden. Das erfordert, dass man sich als Psychologe und Therapeut in die Romane vertieft, im besten Sinne selbst davon ergriffen ist. Dann gelingt es, den Zauber, den die Geschichte offenbart, mit dem Patienten zu reflektieren. Natürlich sollte man nicht zu viel vorwegnehmen und dem Patienten die Möglichkeit geben, die Essenz des Romans weitgehend selbst zu entdecken. Durch den sokratischen Dialog können dann auch Aspekte aktiviert werden, die dem Patienten zunächst nicht bewusst sind.

Zu Beginn wird ein Roman ausgewählt, der für den Patienten passend wäre. Dieser wird angeboten, und wenn der Patient einwilligt, kann die Bibliotherapie beginnen. Oder der Patient hat selbst ein Buch gewählt, das ihn besonders angesprochen hat. Je nach Lesefortschritt wird das Buch beim nächsten Termin besprochen oder auch Teile davon. Die Therapie verläuft dann in verschiedenen Etappen, ähnlich einer Fortsetzungsgeschichte. Zunächst geht es darum, wie der Roman gefallen hat, ob und was dadurch beim Patienten angeregt wurde, welche Gedanken und Gefühle entstanden sind und ob sich vielleicht auch etwas im Verhalten und Erleben verändert hat. Bestimmte Textpassagen können markiert und gemeinsam gelesen werden, um die Wirkung weiter zu aktivieren. Es bietet sich auch an, dass die Patienten Textstellen oder Zitate notieren und immer wieder lesen – in modernen Zeiten auch ausgezeichnet als Begrüßungstext auf dem Smartphone möglich oder für die Freunde des Analogen als liebevoll gestaltete Karte, die auf dem Wohnzimmertisch aufgestellt wird. Durch das Wiederholen kommt es zu einer beständigen Aktivierung bestimmter Emotionen und Kognitionen, wodurch auch außerhalb der Therapiestunde genau das weitergeführt wird, was in der Therapie erarbeitet wurde. Das ist so vielfältig wie die Wirkungen der Therapie und reicht von Ressourcenaktivierung über lösungsorientierte Ansätze bis zur klärungsorientierten Therapie und umfasst somit alle Bereiche der Psychologischen Therapie im Sinne von Klaus Grawe (2000).

Es bedarf dabei einer klugen Therapieplanung, damit zum Beispiel eine Retraumatisierung durch die Konfrontation mit entsprechenden Geschichten vermieden wird. Das ist mit ein Grund, weshalb es von besonderer Wichtigkeit ist, dass man alle Romane, die man mit Patienten reflektiert, auch selbst gelesen haben sollte. Mit einem Roman zur Ressourcenaktivierung wird man im Allgemeinen einen guten Einstieg wählen. Bei entsprechendem Therapieverlauf können später im Sinne eines klärungsorientierten Ansatzes auch Inhalte gewählt werden, die traumatische Erlebnisse beschreiben. Dabei sollte man sich nicht zu sehr von den Titeln täuschen lassen, da es im Wesentlichen auf den Schreibstil des Autors ankommt, wie etwas beschrieben wird, und weniger nur auf den Inhalt alleine.

14.5.2   Die Praxis der Bibliotherapie am Beispiel von Cormac McCarthys *Die Straße*

Die Straße von Cormac McCarthy (2012) malt ein derart düsteres Szenario aus, voll von Trübsal und Hoffnungslosigkeit, dass man behaupten kann, dass es kaum einen Leser gibt, den dieser Roman unbeteiligt lässt. McCarthy gelingt es, den Leser in den Bann zu ziehen und trotz des Abgesanges auf die Welt, der in den dunkelsten Farben gezeichnet wird, auch wieder Mut zu machen. Ein Roman, der geeignet ist, um eine eigene Lebenssituation, wie die einer Flucht aus einem kriegsgebeutelten Land, widerzuspiegeln, aber immer auch mit dem Fokus auf den Weiterweg, einer Lösung entgegen. Insofern ist auch der Titel *Die Straße* sehr treffend. Es finden sich verschiedene Sequenzen, die Patienten helfen können, den eigenen Lebenssinn wieder zu finden, besonders dann, wenn sie bereits gelernt haben, über das Belastende zu reden und zu reflektieren.

In Schmid (2017a) wurde *Die Straße* psychologisch analysiert, und bestimmte Textstellen wurden als Vorschläge der Reflexion herausgearbeitet.

» Ein Mann und ein Junge unterwegs auf eine Straße durch ein ödes, verrottetes Land, durch Schutt und Asche, die Sonne mehr eine bleiche Kugel am Himmel denn ein Lebensspender. McCarthy versteht es, den Abgesang der Welt, wie wir sie kennen, in düsteren Worten zu schildern. Eine untergegangene Zivilisation mit marodierenden Banden, die weniger in direkten Konfrontationen beschrieben werden, sondern als ständige Bedrohung, die über den Protagonisten schwebt. Eine lauernde Angst, die es schwer macht, die wenigen Freuden im Leben, wie eine verrostete Konservendose, zu genießen. Und doch gelingt es Vater und Sohn, nach durchfrorenen Nächten in nasser Kleidung, sich wieder und wieder aufzuraffen, immer der Straße Richtung Süden entlang, wider aller Tatsachen einer vagen besseren Zukunft entgegen.
(Schmid 2017a, S. 178)

Für Patienten mit traumatischen Erlebnissen, besonders wenn es um Kriege, Naturkatastrophen oder Migration geht, kann *Die Straße* eine wertvolle Unterstützung zur Verarbeitung sein. Dem Therapeuten kommt dabei die Aufgabe zu, einzuschätzen, ob das Buch für den Patienten und den aktuellen Therapieverlauf geeignet ist. Trotz des Abgesanges auf die Welt, der in diesem Buch beschrieben wird, versteht es McCarthy, besondere Momente zu beschreiben, Momente der Hoffnung und der Liebe.

» Geht's dir gut?, fragte er. Der Junge nickte. Dann marschierten sie im stahlgrauen Licht der Asphaltstraße entlang, schlurften durch die Asche, jeder die ganze Welt des anderen.
(McCarthy 2012, S. 11)

Dann aber auch Momente, in denen die ganze Tragik des Schicksals vergessen wird, als sie einen alten Einkaufswagen finden:

» … dann setzte er den Jungen in den Korb, stellte sich wie der Führer eines Hundeschlittens auf die hintere Querstange, und sie fuhren hügelabwärts, wobei sie den Wagen in den Kurven wie Schlittenfahrer durch Verlagerung ihres Körpergewichts lenkten. Es war seit langem das erste Mal, dass er den Jungen lächeln sah.
(S. 30)

Diese Passagen können Patienten helfen, auch kleine Momente des Glücks zu genießen, Achtsamkeit zu fördern und, wenn auch nur für kurze Momente, die Sorgen und Beschwerden zu vergessen. Dadurch ergibt sich eine Ressourcenaktivierung, die mit Klärungsorientierung verbunden ist, und besonders durch die Förderung von positiven Emotionen, die Fähigkeit zu lachen, wie in unserem Beispiel der Junge im Einkaufswagen, wird der Prozess der Verarbeitung besser gefördert als durch eine zu starke Problemfokussierung.

14.5.3 Die Praxis der Bibliotherapie am Beispiel von Stefan Zweigs *Schachnovelle*

» Der Weltmeister im Schach, Mirko Czentovic, trifft auf einem Schiff, das Südamerika ansteuert, zufällig auf Dr. B., der seit über 20 Jahren kein Schachbrett angerührt hat, der aber über 1000 Partien der berühmtesten Schach-Großmeister im Kopf durchgespielt hat. Es kommt, wie es kommen muss, und beide finden sich in einer Schachpartie wieder. Eine Partie, die mit wachsender Nervosität von den anderen Passagieren verfolgt wird. Eine Nervosität, die auch bei Dr. B. immer stärker wird, angefacht von Erinnerungen an längst verdrängte Zeiten, als er Gefangener der Gestapo in Wien war, einer Zeit, bei der ihm das Schachspiel das Leben gerettet hat. (Schmid 2017a, S. 77)

Anders als in *Die Straße* ist der Ton in der *Schachnovelle* deutlich leichter und unterhaltsamer. Die ersten Seiten befassen sich mit den beiden Hauptprotagonisten und beschreiben deren Entwicklung hin zum Schachspiel. Selbst die traumatischen Erlebnisse, die erst im Verlauf der Novelle beschrieben werden, sind in einem Schreibstil geschildert, der einen in der Beobachterrolle belässt, ohne zu tief in das Belastende einzutauchen. Der Wortwitz lässt den Leser auch immer wieder schmunzeln.

» Wie genau und liebevoll die Gestapo mir längst ihre Aufmerksamkeit zugewandt hatte, erwies äußerst handgreiflich der Umstand, dass noch am selben Abend, da Schuschnigg seine Abdankung gab, und einen Tag, ehe Hitler in Wien einzog, ich bereits von den SS-Leuten festgenommen war. (Zweig 2013, S. 59)

Stefan Zweig beschreibt sehr treffend, wie die Gedanken den traumatischen Prozess immer wieder antreiben, besonders, wenn jemand von der Außenwelt isoliert wird.

» Aber diese Gedanken, einmal angekurbelt im leeren Raum, hörten nicht auf im Kopf zu rotieren, immer wieder von Neuem, in immer anderen Kombinationen, und das ging hinein bis in den Schlaf … (Zweig 2013, S. 69)

Doch dann, die Rettung durch ein Buch, das Dr. B. durch einen glücklichen Umstand in seinen Besitz bringt. Während eines Verhörs, zu dem er geholt wurde, entdeckt er ein Buch in einer Manteltasche.

» Ein Buch! Mir begannen die Knie zu zittern. Ein BUCH! Vier Monate lang hatte ich kein Buch in der Hand gehabt, und schon die bloße Vorstellung eines Buches, in dem man aneinandergereihte Worte sehen konnte, Zeilen, Seiten und Blätter, eines Buches, aus dem man andere, neue, fremde, ablenkende Gedanken lesen, verfolgen, sich ins Hirn nehmen könnte, hatte etwas Berauschendes und gleichzeitig Betäubendes. (Zweig 2013, S. 77)

Stefan Zweig beschreibt meisterhaft, welche Gedanken und Gefühle durch ein traumatisches Erlebnis ausgelöst werden können und wie ein Buch helfen kann, aus dem negativen Gedankenkarussell auszusteigen. Es wird aber auch darauf eingegangen, wie Trigger zur Aktivierung eines traumatischen Erlebnisses beitragen können und dass es für den Betroffenen wichtig ist, mit der eigenen Psyche sorgsam umzugehen. Insgesamt ein sehr gut lesbares Buch, als Novelle mit schlankem Umfang und durch den feinsinnigen Schreibstil sowohl für weniger routinierte Leser geeignet als auch für anspruchsvolle Buchliebhaber.

14.6   Zusammenfassung und Schlussfolgerungen

Die Ansatzpunkte der Bibliotherapie bei posttraumatischer Belastungsstörung und zur Förderung der Resilienz sind breit gefächert, von der Ressourcenaktivierung, Förderung einer Lösungsorientierung bis zur Unterstützung einer klärungsorientierten Therapie. Der therapeutische Einsatz von Romanen ist für beinahe jeden Patienten geeignet und bewirkt durch das Lesen zwischen den Therapieeinheiten eine Weiterführung der Inhalte über die Sitzungen hinaus. Die Rolle des Therapeuten wird dann in einem gewissen Ausmaß vom Buch übernommen. Jedoch sollte der Patient damit nicht alleine gelassen werden. Die gemeinsame Vorbereitung auf das Buch und die Reflexion im Verlauf des Lesens verstärken die Wirkung beträchtlich. Auch wenn der Leser im besten Fall von der Geschichte ergriffen wurde, bedarf es der reflexiven Therapiearbeit, um die Möglichkeiten der Bibliotherapie ausschöpfen zu können. Auch bei weniger lesefreudigen Patienten ist dieser Ansatz möglich, indem der Therapeut die Geschichten zusammenfasst und wichtige Episoden oder Textstellen herausgreift. Dies hat dann eine ähnliche Wirkung wie die Nutzung therapeutischer Geschichten und Metaphern während einer Hypnose (Revenstorf und Peter 2015). Wenn dadurch neue Sichtweisen, Einsichten und Aussichten eröffnet werden, dann kann dies einer psychologischen Therapie (Grawe 2000) nur förderlich sein. Vielleicht wird das Lesen eines Buches auch zur Romanze (Schmid 2017a), meisterhaft beschrieben von Siri Hustvedt in *Ein Sommer ohne Männer*:

> Ein Buch ist eine Zusammenarbeit zwischen demjenigen, der liest, und dem, was gelesen wird, und bestenfalls ist dieses Zusammentreffen eine Liebesgeschichte wie jede andere.
> (Hustvedt 2012, S. 248)

Literatur

Andreassi JL (2007) Psychophysiology. Human Behavior Physiological Response. Psychology Press, New York

Berthoud E, Elderkin S (2013) Die Romantherapie. 253 Bücher für ein besseres Leben. Insel Verlag, Berlin

Frankl V (2009) Trotzdem Ja zum Leben sagen. Kösel-Verlag, München

Gerk A (2015) Lesen als Medizin. Die wundersame Wirkung der Literatur. Rogner und Bernhard, Berlin

Grawe K (2000) Psychologische Therapie. Hogrefe, Göttingen

Hustevedt S (2012) Der Sommer ohne Männer. Rowohlt, Reinbek

Jacob J, De Guzman RG (2016) Effectiveness of taking in the good based-bibliotherapy intervention program among depressed Filipino female adolescents. Asian J Psychiatr 23: 99–107

Kehlmann D (2008) Die Vermessung der Welt: Rowohlt, Reinbek

McCarthy C (2012) Die Straße. Rowohlt, Reinbek

Meyer S (2016) Bibliotherapie. Eine aktuelle Bestandsaufnahme. Mainzer Institut für Buchwissenschaft, Mainz

Moritz R (2007) Die Überlebensbibliothek. Piper, München

Obermüller K (2005) Der Mensch in seiner ganzen Schwäche. Gedanken zum Verhältnis von Literatur und Medizin. In: Stulz P, Nager F (Hrsg) Literatur und Medizin, Zürich (zitiert nach Gerk, 2015)

Orwell G (2015) 1984. Ullstein, Berlin

Petzold H, Orth I (Hrsg) (2015) Poesie und Therapie. Über die Heilkraft der Sprache. Aisthesis Verlag, Bielefeld

Reading Well (2017) https://reading-well.org.uk

Revenstorf D, Peter B (Hrsg) (2015) Hypnose in Psychotherapie, Psychosomatik und Medizin. Springer, Berlin

Schmid N (2016) Mini-Brain-Mapping: Neurofeedback 2 und 4 Kanal Assessment bei ADHS, Burnout Co. Workshop bei der Jahrestagung der Deutschen Gesellschaft für Biofeedback (DGBfb), Berlin. http://www.schmid-schmid.at/blog/therapien-und-loesungen/neurofeedback-mini-brain-mapping

Schmid N (2017a) Auf der Couch mit Doktor Buch. Eine Bibliotherapie. Maudrich, Wien

Schmid N (2017b) Bibliotherapie. Romane und Geschichten therapeutisch nutzen. Vortrag am 5.9.2017 am Psychosomatischen Zentrum Waldviertel, Klinik Eggenburg (PSZW). http://www.schmid-schmid.at/blog/aktuelles/bibliotherapie-buecher-therapeutisch-nutzen

Skinner BF (1978) Futurum Zwei, «Walden Two». Die Vision einer aggressionsfreien Gesellschaft. Rowohlt, Berlin

Trojanow I (2007) Der Weltensammler. Dtv, München

Williams C et al. (2013) Guided self-help cognitive behavioural therapy for depression in primary care: A randomised controlled trial. Plos one 8(1): e52735

Zweig S (2013) Schachnovelle. Anaconda, Köln

Resilienz und posttraumatische Reifung

Manuel Sprung, Elmar Kaiser, Lore Streibl, Friedrich Riffer

© Springer-Verlag GmbH Deutschland, ein Teil von Springer Nature 2018
F. Riffer et al. (Hrsg.), *Das Fremde: Flucht – Trauma – Resilienz*
https://doi.org/10.1007/978-3-662-56619-0_15

15.1   Psychologische Resilienz

Die meisten Menschen sind im Laufe ihres Lebens mit verschiedensten Schwierigkeiten und Herausforderungen konfrontiert, von Alltagsstress bis zu schwerwiegenden Lebensereignissen. Untersuchungen zur Häufigkeit von traumatischen Ereignissen zeigen, dass die meisten Menschen im Laufe ihres Lebens mindestens ein potenziell traumatisches Ereignis (PTE) erleben (z. B. Copeland et al. 2007). Es gibt jedoch erhebliche Unterschiede, wie Menschen auf diese Ereignisse reagieren und ob sie durch ein PTE traumatisiert werden. Manche Menschen sind vom Alltagsstress überwältigt und entwickeln eine psychische Störung. Andere reagieren resilient auf die schlimmsten traumatischen Ereignisse, d. h., widerstandsfähig gegenüber den negativen Auswirkungen von traumatischen Ereignissen, oder sind sogar fähig, sich infolge traumatischer Erlebnisse weiterzuentwickeln (Bonanno und Mancini 2008; Fletcher und Sarka 2013).

15.1.1   Definitionen von psychologischer Resilienz

Zahlreiche Definitionen von psychologischer Resilienz wurden in der psychologischen Forschung vorgeschlagen. Im Folgenden sind die am häufigsten zitierten Definitionen aufgelistet (nach Fletcher und Sarkar 2013)[1]:

- «Protective factors which modify, ameliorate or alter a person's response to some environmental hazard that predisposes to a maladaptive outcome.»
- «The process of, capacity for, or outcome of successful adaptation despite challenging or threatening circumstances.»
- «A dynamic process encompassing positive adaptation within the context of significant adversity.»
- «A class of phenomena characterized by good outcomes in spite of serious threats to adaptation or development.»
- «The personal qualities that enable one to thrive in the face of adversity.»
- «The ability of adults in otherwise normal circumstances who are exposed to an isolated and Potentially highly disruptive event such as the death of a close relation or a violent or life-threatening situation to maintain relatively stable, healthy levels of psychological and physical functioning, as well as the capacity for generative experiences and positive emotions.»
- «Complex repertoire of behavioural tendencies.»
- «The capacity of individuals to cope successfully with significant change, adversity or risk.»
- «An individual's stability or quick recovery (or even growth) under significant adverse conditions.»

Zwei Kernkonzepte sind in allen Definitionen wiederzufinden (Fletcher und Sarkar 2013): einerseits «adversity», d. h., negative Ereignisse oder Umstände, die von Alltagsstress bis zu weitreichenden negativen Lebensereignissen reichen; anderseits «positive adaptation», d. h., positive Anpassung an diese negativen Ereignisse oder Umstände, die angemessen im Verhältnis zum Ereignis ist. Die Definition von psychologischer Resilienz und ob die positive Anpassung angemessen im Verhältnis zum Ereignis ist, ist auch beeinflusst vom soziokulturellen Kontext, im dem ein Mensch lebt (z. B. Ungar et al. 2008).

---

1   Bei Fletcher und Sarkar (2013) finden sich auch die Quellen der einzelnen Definitionen.

15.1.2   Häufigkeit und verschiedene Entwicklungsverläufe

Resilienz ist sehr häufig (Bonanno 2004). Obwohl 50–60 % der Bevölkerung der USA mit einem traumatischen Ereignisse konfrontiert sind, entwickeln nur 5–10 % eine PTBS (Ozer et al. 2003). Viele Studien zeigen, dass die Mehrheit der Menschen resilient ist. Zum Beispiel zeigt eine Untersuchung von Hanson et al. (1995), dass die Mehrzahl der Personen (78,2 %), die von gewaltsamen Ausschreitungen in Los Angeles betroffen waren, kaum PTBS-Symptome berichten. Auch von Personen, die von einem schweren Autounfall betroffen waren, zeigt die Mehrzahl (79 %) keine oder nur wenige PTBS-Symptome (Bryant et al. 2000). Selbst unter Golfkriegsveteranen zeigt sich, dass 62,5 % keine PTBS oder andere psychiatrischen Symptome aufweisen (Sutker et al. 1995), und auch von den Opfern der katastrophalen 9/11-Terrorattacke hatten 40 % keinerlei PTBS oder andere psychiatrische Symptome (Galea et al. 2002a,b).

Der Großteil der Menschen ist also nach einem potenziell traumatischen Ereignis resilient. Es sind jedoch erhebliche individuelle Unterschiede in den Verläufen der Anpassung («trajectories of adjustment») an potenziell traumatische Ereignisse zu berücksichtigen. Bonanno und Kollegen postulieren vier prototypische Verläufe im Ausmaß der Anpassung nach einem potenziell traumatischen Ereignis (Bonanno und Mancini 2008; Bonanno et al. 2011):

- Resilient: 35–65 % der Betroffenen ist resilient und zeigt weder kurzfristige noch langfristige Symptome.
- Wiederhergestellt («recovered»): 15–25 % der Betroffenen zeigt zwar unmittelbar nach dem Ereignis ausgeprägte Symptome, längerfristig (1–2 Jahre) nehmen diese Symptome aber wieder ab und kehren zu einem gesunde Ausmaß zurück.
- Verspätet («delayed»): 0–15 % der Betroffenen zeigen zwar direkt nach dem Ereignis ein relativ geringes Ausmaß an Symptomen. Mit einer gewissen Verspätung steigt das Ausmaß aber deutlich an und bleibt auf einem dysfunktionalen Niveau.
- Chronisch: 5–30 % der Betroffenen zeigen sowohl kurz- als auch langfristig eine ausgeprägte Symptombelastung, welche selbst nach mehreren Jahren noch in einem dysfunktionalen Bereich liegt.

Das Ausmaß der Symptome steht auch in einem deutlichen Zusammenhang mit der Anzahl der potenziell traumatischen Erlebnisse. Armstrong et al. (2011) analysierten das Ausmaß des Leidens (von normal bis extrem) im Verhältnis zur Anzahl der negativen Lebensereignisse (von niedrig bis hoch). Es zeigt sich, dass das Ausmaß des Leidens mit der Anzahl der negativen Lebensereignisse ansteigt, und die Autoren postulieren drei Klassen von Entwicklungsverläufen:

- Resilient: Eine Klasse von Betroffenen zeigt bei niedriger (1,49), durchschnittlicher (4,83), sowie hoher (8,17) Anzahl an negativen Lebensereignissen kaum Beeinträchtigungen
- Durchschnittlich: Eine andere Klasse von Betroffenen zeigt ein durchschnittliches (geringes) Ausmaß an Leiden, das mit der Anzahl der negativen Lebensereignisse zu einem mäßig ausgeprägten Leiden ansteigt.
- Vulnerabel: Eine weitere Klasse von Betroffenen zeigt ein überdurchschnittlich hohes Ausmaß an Leiden, welches mit der Anzahl an negativen Lebensereignissen von mäßig über schwer bis extrem ansteigt.

15.1.3   Resilienzfaktoren

In verschiedenen Studien konnten Kinder identifiziert werden, die, obwohl sie unter widrigsten Umständen aufwachsen mussten (wie zum Beispiel mit alkohol- oder drogenabhängigen Eltern), zu psychisch gesunden Erwachsenen heranwuchsen (Werner 1993; Wolin und Wolin 1995). Anhand von Analysen der Merkmale von resilienten Kindern und Jugendlichen wurden verschiedene Resilienzfaktoren festgestellt. So konnten beispielsweise in Untersuchungen mit Kindern aus suchtbelasteten Familien folgende intrapsychische Resilienzfaktoren identifiziert werden (Wolin und Wolin 1995; Jordan 2010):

- Einsicht: Wissen und Wahrhaben über das Vorliegen der Krankheit «Sucht» in der Familie.
- Unabhängigkeit: gefühlsmäßiges und räumliches Distanzieren von den Eltern, besonders in belastenden familiären Situationen.
- Beziehungen: altersgemäße Entwicklung stabiler wechselseitiger Beziehungen zu Personen außerhalb der Familie (soziales Netzwerk).
- Initiative: Überwindung des Gefühls der Hilflosigkeit durch Ausprobieren neuer Verhaltensweisen bis hin zu zielgerichteten Verhaltensstrategien.
- Kreativität: künstlerische Ausdrucksformen als Möglichkeit, innere Konflikte darzustellen.
- Humor: eine Art der Kreativität, um die Absurdität des problematischen Familienlebens zu erkennen.
- Moral: Entwicklung eines eigenen familienunabhängigen Wertesystems, um andere zu unterstützen und ihnen Gutes zu tun.

Basierend auf einem Review der Literatur zur psychologischen Resilienz seit den 1970er Jahren schlagen O'Dougherty et al. (2013) eine Shortlist von Resilienzfaktoren in folgenden vier Bereichen vor:

- **Individuelle Charakteristika (Individuum/Kind):**
    - soziales und anpassungsfähiges Temperament,
    - gute kognitive Fähigkeiten, Problemlösefertigkeiten und exekutive Funktionen,
    - Fähigkeit, positive Beziehungen zur Peers aufzubauen und aufrechtzuerhalten,
    - effektive emotionale und verhaltensbezogene Regulationsstrategien,
    - positives Selbstbild (Selbstbewusstsein, Selbstwert, Selbstwirksamkeit),
    - positive Perspektive auf das Leben (Hoffnung),
    - Vertrauen und ein Empfinden von Bedeutung im Leben,
    - Eigenschaften, die von der Gesellschaft und Selbst wertgeschätzt werden (Talente, Sinn für Humor, Attraktivität).
- **Familiäre Charakteristika:**
    - stabiles und unterstützendes häusliches Milieu (harmonische Elternbeziehung, enge Beziehung zu sensiblen und empfänglichen Bezugspersonen, autoritativer Erziehungsstil der Eltern, positive Geschwisterbeziehungen, unterstützende Verbindungen mit dem erweiterten Familienkreis),
    - Eltern, die in die Ausbildung ihres Kindes involviert sind,
    - Eltern, welche die oben beschriebenen individuellen Charakteristika haben,
    - sozioökonomische Vorteile,
    - Hochschulausbildung der Eltern,
    - Glaube und Religionszugehörigkeit.

- **Charakteristika der Gemeinschaft:**
  - hohe Qualität der Nachbarschaft (Sicherheit, wenig Kriminalität, leistbares Wohnen, Zugang zu Erholungszentren, saubere Luft und Wasser),
  - effektive Schulen (gute ausgebildete und bezahlte Lehrer, außerschulische Nachmittagsbetreuungsprogramme, schulische Freizeitangebote, z. B. Sport-, Musik-, Kunstunterricht),
  - Beschäftigungsmöglichkeiten für Eltern und Teenager,
  - gutes öffentliches Gesundheitssystem,
  - Zugang zu Notfallservice (Polizei, Feuerwehr, medizinische Hilfe),
  - Verbindungen zu fürsorglichen erwachsenen Mentoren und prosozialen Peers.
- **Kulturelle oder soziale Charakteristika:**
  - protektive Kinderpolitik (bzgl. Kinderarbeit, Kindergesundheit und Wohlfahrt),
  - Wertschätzung und Ressourcen für Bildung,
  - Prävention von und Schutz vor Unterdrückung oder politischer Gewalt,
  - niedrige Akzeptanz von physischer Gewalt.

15.1.4 Resilienzmodelle

Anhand von Untersuchungen mit Kindern von alkohol- oder drogenabhängigen Eltern wurde ein Rahmenmodell für psychologische Resilienz postuliert (Kumpfer 1999; Jordan 2010). Demnach beeinflussen sowohl Umweltbedingungen als auch personale Resilienzfaktoren, wie eine Person auf potenziell traumatische Ereignisse reagiert. Relevante Umweltbedingungen, die sowohl Risiko- als auch Schutzfaktor sein können, sind zum Beispiel Familie, Kultur, soziales Umfeld, Schule und Peers. Personale Resilienzfaktoren sind kognitive, emotionale, körperliche, spirituelle und soziale Aspekte. Umweltbedingungen und personale Faktoren sowie ein Person-Umwelt-Transaktionsprozess, in dem zum Beispiel Aspekte der Wahrnehmung, Umdeutung, Veränderung und Bewältigung einen Einfluss haben, sind entscheidend, ob es letztendlich in Resilienzprozessen infolge eines Stressors bzw. PTE zu einer resilienten Entwicklung, Adaptation oder fehlangepassten Entwicklung kommt.

15.1.5 Resilienzförderung

Inzwischen sind eine Reihe von Programmen verfügbar, die darauf abzielen, die Resilienz von Menschen mit potenziell traumatischen Erlebnissen zu fördern (z. B. Durlak und Wells 1997; Macedo et al. 2014; Robertson et al. 2015). Die generelle Wirksamkeit von Resilienzförderprogrammen wurde in eine Metaanalyse bestätigt (Leppin et al. 2014). Es ist jedoch noch weitere Forschung notwendig, um Resilienzfaktoren genauer zu spezifizieren und entsprechende spezifische Resilienzförderprogramme zu entwickeln. Ein interessantes Resilienzförderprogramm für Patienten mit PTBS, Adipositas oder chronischen Schmerzen ist das «Goal-Directed Resilience in Training (GRIT)»-Programm von Kent und Kollegen (Kent et al. 2011; Kent et al. 2015). Das GRIT-Programm beinhaltet folgende fünf Teile:

Einführung und Psychoedukation   Patienten identifizieren aus ihrem eigenen Leben Beispiele für Resilienz und lernen diese wertzuschätzen. Außerdem lernen die Patienten die vier nachstehenden Module kennen und üben Aktivitäten, welche diese Konzepte illustrieren.

Modul I: Annäherung/Verbindlichkeit   In diesem Modul werden Interesse, Neugierde, Dankbarkeit und Aufmerksamkeit für Schönes als Beispiele für Annäherung und Verbindlichkeit behandelt. Dazu werden auch relevante frühere Erfahrungen aus Kindheit und frühem Erwachsenenalter herangezogen. Die Patienten sollen diese Episoden möglichst detailreich schildern und dabei auch auf ihre multisensorischen Empfindungen eingehen. Eine visuelle Repräsentation der Annäherung/Verbindlichkeit soll von den Patienten erstellt werden, z. B. in Form von Bildern, Skulpturen, etc. Relevante Literatur und audiovisuelles Material zur Annäherung/Verbindlichkeit werden für Hausübungen verordnet.

Modul II: Soziale Bezogenheit   Erfahrungen von Empathie, Hilfe, Freundschaft und Liebe werden in diesem Modul behandelt. Relevante frühere Erfahrungen aus Kindheit und früherem Erwachsenenalter werden herangezogen, und die Patienten sollen diese detailreich schildern und dabei auch ihre multisensorischen Empfindungen berücksichtigen. Eine visuelle Repräsentation sozialer Verbundenheit soll erstellt werden, und relevante Literatur und Aktivitäten werden als Hausübungen gegeben.

Modul III: Transformation   Simulation wird genutzt, um die neu erarbeiteten Erfahrungen von Annäherung und Verbundenheit in belastenden Kontexten wie zum Beispiel stresshaften Lebensereignissen zu integrieren. Dabei werden Herausforderungen in mehreren verschiedenen Bereichen wie etwa intra- und interpersonelle Probleme, Schwierigkeiten mit Personengruppen oder kulturelle Herausforderungen behandelt. Mittels Rollenspiel bzw. einer «Life on stage»-Übung sowie mit relevanter Literatur und Aktivitäten wird das Erarbeitete weiter vertieft.

Modul IV: Ein gutes Leben aufbauen   In diesem Modul identifizieren die Patienten die Hauptmerkmale eines gut geführten Lebens. Die Definition von gutem Leben wird mit den Patienten diskutiert. Dabei wird darauf hingewiesen, dass es im Leben der meisten Menschen Einschränkungen gibt und dass das Leben nicht automatisch Bedeutung hat. Mittels Rollenspiel bzw. der «Life on stage»-Übung sollen die Patienten die Bedeutung ihres eigenen Lebens erarbeiten. Mit relevanter Literatur und Aktivitäten wird dies weiter gefestigt.

In einer Untersuchung mit Kriegsveteranen mit PTBS, die an dem GRIT-Programm teilnahmen, zeigten sich Verbesserungen bei PTBS-Symptomen, beim allgemeinen Wohlbefinden sowie bei Symptomen komorbider Diagnosen, insbesondere chronischem Schmerz und Adipositas (Kent et al. 2015).

15.2 Posttraumatische Reifung

Posttraumatische Reifung («posttraumatic growth») umfasst eine subjektiv empfundene Transformation oder (positive) qualitative Veränderungen infolge belastender und traumatischer Ereignisse, wie zum Beispiel eine Orientierung auf vorhandene Stärken, Lebenssinn oder verstärkte Wertschätzung persönlicher Beziehungen (Tedeschi et al. 1998; Davis et al. 1998). Posttraumatische Reifung beinhaltet alle positiv bewerteten Veränderungen des Selbst- und Weltkonzepts sowie Zuwächse in den Bereichen Wissen, Handlungskompetenz, Verbundenheit mit anderen Menschen, Sinnfindung, philosophische Reflexion und religiöse Gläubigkeit (Spiritualität) (Maercker und Langner 2001). Beispielsweise berichten in Untersuchungen mit Frauen, die an Brustkrebs erkrankt sind, 60–80 % der Betroffenen positive Veränderungen (etwa in Bezug auf ihre Prioritäten im Leben) (Taylor et al. 1984; Cordova et al. 2007).

Skalen zu Erfassung posttraumatischer Reifung beinhalten Fragen zu positiven Veränderungen in folgen Bereichen (Tedeschi und Calhoun, 1996; Maercker und Langner 2001):

- **Neue Möglichkeiten:**
  Neue Interessen, neue Wege im Leben. Mehr mit dem Leben anfangen. Neue Möglichkeiten, die es sonst nicht gegeben hätte, sind verfügbar. Eher geneigt sein, Dinge zu ändern, die geändert werden müssen.
- **Beziehungen zu anderen:**
  Wissen, dass man in schweren Zeiten auf andere Menschen zählen kann. Sinn für Verbundenheit mit anderen. Wunsch, eigene Gefühle mehr auszudrücken. Mehr Mitgefühl mit anderen. Mehr in Beziehungen investieren. Erfahrung, wie gut Menschen sind. Akzeptanz, dass man andere Menschen braucht.
- **Wertschätzung des Lebens:**
  Neue Vorstellung darüber, was im Leben wichtig und vorrangig ist. Neues Gefühl dafür, wie wichtig eigenes Leben ist. Jeden Tag würdigen.
- **Persönliche Stärken:**
  Gefühl des Selbstvertrauens entwickelt. Wissen, dass man mit Schwierigkeiten umgehen kann. Eher in der Lage, Wendungen zu akzeptieren. Eigene nicht bewusste Stärken entdeckt.
- **Religiöse Veränderungen:**
  Größeres Verständnis für religiöse und geistige Dinge. Stärkerer religiöser oder spiritueller Glaube.

Eine Frage, die in der Literatur zur posttraumatischen Reifung immer wieder auftaucht, ist die, ob die subjektiv wahrgenommen Veränderungen auch extern festgestellt werden können oder nur eine Illusion der Betroffenen widerspiegeln. Eine Untersuchung, in der neben einer subjektiven Selbsteinschätzung der Betroffenen auch deren Angehörige die Veränderungen beurteilten, fand jedoch eine hohe Übereinstimmung zwischen Selbst- und Fremdbeurteilung (Park et al. 1996). Dies bestätigt, dass es sich bei posttraumatischer Reifung nicht ausschließlich um subjektive Artefaktwahrnehmung bzw. Illusionen der Betroffenen handelt. Auf Basis eines umfangreichen Reviews der Literatur zur posttraumatischen Reifung im klinischen Kontext schlagen Zoellner und Maercker (2006) ein Zwei-Komponenten-Modell vor, das sowohl extern feststellbare als auch illusorische Aspekte einschließt (s. auch Maercker und Zoellner 2004).

Im klinischen Kontext sollte daher posttraumatische Reifung neben PTBS und anderen Traumafolgestörungenn als eine weitere mögliche (positive) Reaktion infolge potenziell traumatischer Ereignisse berücksichtigt werden und in eine breitere Perspektive auf Trauma und Traumafolgen einfließen (Christopher 2004). Posttraumatische Reifung stellt demnach eine zusätzliche Perspektive in der klinischen Arbeit dar, wodurch ein Behandler erkennen kann, dass die Schwierigkeiten, die Patienten damit haben, die Auswirkungen des Traumas zu begreifen, nicht nur als eine PTBS-Reaktion (= Störung) verstanden, sondern auch als eine mögliche Vorbedingung für (posttraumatische) Reifung gesehen werden können (Zoellner und Maercker 2006).

Literatur

Armstrong AR, Galligan RF, Critchley CR (2011) Emotional intelligence and psychological resilience to negative life events. Personality and Individual Differences 51(3): 331–336

Bonanno GA (2004) Loss, trauma, and human resilience: have we underestimated the human capacity to thrive after extremely aversive events? American Psychologist 59(1): 20–28

Bonanno GA, Mancini AD (2008) The human capacity to thrive in the face of Potenzial trauma. Pediatrics 121(2): 369–375

Bonanno GA, Westphal M, Mancini AD (2011) Resilience to loss and Potenzial trauma. Annual Review of Clinical psychology 7: 511–535

Bryant RA, Harvey AG, Guthrie RM, Moulds ML (2000) A prospective study of psychophysiological arousal, acute stress disorder, and posttraumatic stress disorder. Journal of Abnormal Psychology 109(2): 341–344

Christopher M (2004) A broader view of trauma: A biopsychosocial-evolutionary view of the role of the traumatic stress response in the emergence of pathology and/or growth. Clinical Psychology Review 24(1): 75–98

Copeland WE, Keeler G, Angold A, Costello EJ (2007) Traumatic events and posttraumatic stress in childhood. Archives of General Psychiatry 64(5): 577–584

Cordova MJ, Giese-Davis J, Golant M, Kronenwetter C, Chang V, Spiegel D (2007) Breast cancer as trauma: Posttraumatic stress and posttraumatic growth. Journal of Clinical Psychology in Medical Settings 14(4): 308–319

Davis CG, Nolen-Hoeksema S, Larson J (1998) Making sense of loss and benefiting from the experience: two construals of meaning. Journal of Personality and Social Psychology 75(2): 561

Durlak JA, Wells AM (1997) Primary prevention mental health programs for children and adolescents: A meta–analytic review. American Journal of Community Psychology 25(2): 115–152

Fletcher D, Sarkar M (2013) Psychological resilience: A review and critique of definitions, concepts, and theory. European Psychologist (18): 12–23

Galea S, Ahern J, Resnick H, Kilpatrick D, Bucuvalas M, Gold J, Vlahov D (2002a) Psychological sequelae of the September 11 terrorist attacks in New York City. New England Journal of Medicine 346(13): 982–987

Galea S, Resnick H, Ahern J, Gold J, Bucuvalas M, Kilpatrick D, Stuber J, Vlahov D (2002b) Posttraumatic stress disorder in Manhattan, New York City, after the September 11th terrorist attacks. Journal of Urban Health 79(3): 340–353

Hanson RF, Kilpatrick DG, Freedy JR, Saunders BE (1995) Los Angeles County after the 1992 civil disturbances: Degree of exposure and impact on mental health. Journal of Consulting and Clinical Psychology 63(6): 987–996

Jordan S (2010) Die Förderung von Resilienz und Schutzfaktoren bei Kindern suchtkranker Eltern. Bundesgesundheitsblatt-Gesundheitsforschung-Gesundheitsschutz 53(4): 340–346

Kent M, Davis MC, Stark SL, Stewart LA (2011) A resilience-oriented treatment for posttraumatic stress disorder: Results of a preliminary randomized clinical trial. Journal of Traumatic Stress 24(5): 591–595

Kent M, Rivers CT, Wrenn G (2015) Goal-Directed Resilience in Training (GRIT): A biopsychosocial model of self-regulation, executive functions, and personal growth (eudaimonia) in evocative contexts of PTSD, obesity, and chronic pain. Behavioral Sciences 5(2): 264–304

Kumpfer KL (2002) Factors and processes contributing to resilience. In: Glantz MD, Johnson JL (Eds) Resilience and development. Springer, New York, pp 179–224

Leppin AL, Bora PR, Tilburt JC, Gionfriddo MR, Zeballos-Palacios C, Dulohery MM, Sood A, Erwin PJ, Brito JP, Boehmer KR, Montori VM (2014) The efficacy of resiliency training programs: a systematic review and meta-analysis of randomized trials. PLoS One 9(10): e111420

Macedo T, Wilheim L, Gonçalves R, Coutinho E SF, Vilete L, Figueira I, Ventura P (2014) Building resilience for future adversity: a systematic review of interventions in non-clinical samples of adults. BMC Psychiatry 14(1): 227

Maercker A, Langner R (2001) Persönliche Reifung (personal growth) durch Belastungen und Traumata: Validierung zweier deutschsprachiger Fragebogenversionen. Diagnostica 47(3): 153–162

Maercker A, Zoellner T (2004) The Janus face of self-perceived growth: Toward a two-component model of posttraumatic growth. Psychological Inquiry 15(1): 41–48

O'Dougherty Wright M, Masten AS, Narayan AJ (2013) Resilience Processes in Development: Four Waves of Research on Positive Adaptation in the Context of Adversity. In: Goldstein S, Brooks RB (Eds) Handbook of Resilience in Children. Springer, New York, pp 15–37

Ozer EJ, Best SR, Lipsey TL, Weiss DS (2003) Predictors of posttraumatic stress disorder and symptoms in adults: a meta-analysis. Psychological Bulletin 129(1): 52–73

Park CL, Cohen LH, Murch RL (1996) Assessment and prediction of stress-related growth. Journal of Personality 64(1): 71–105

Robertson IT, Cooper CL, Sarkar M, Curran T (2015) Resilience training in the workplace from 2003 to 2014: A systematic review. Journal of Occupational and Organizational Psychology 88(3): 533–562

Taylor SE, Lichtman RR, Wood JV (1984) Attributions, beliefs about control, and adjustment to breast cancer. Journal of Personality and Social Psychology 46(3): 489–502

Tedeschi RG, Calhoun LG (1996) The Posttraumatic Growth Inventory: Measuring the positive legacy of trauma. Journal of Traumatic Stress 9(3): 455–471

Tedeschi RG, Park CL, Calhoun LG (Eds.). (1998) Posttraumatic growth: Positive changes in the aftermath of crisis. Lawrence Erlbaum Associates, London

Ungar M, Liebenberg L, Boothroyd R, Kwong WM, Lee TY, Leblanc J, Duque L, Makhnach A (2008) The study of youth resilience across cultures: Lessons from a pilot study of measurement development. Research in Human Development 5(3): 166–180

Werner EE (1993) Risk, resilience, and recovery: Perspectives from the Kauai Longitudinal Study. Development and Psychopathology 5(4): 503–515

Wolin S, Wolin S (1995) Resilience among youth growing up in substance-abusing families. Pediatric Clinics of North America 42(2): 415–429

Zoellner T, Maercker A (2006) Posttraumatic growth in clinical psychology – A critical review and introduction of a two component model. Clinical Psychology Review 26(5): 626–653

Resilienzförderung bei Flüchtlingen: Förderung der Flexibilität als Schlüsselaufgabe (Beispiele aus der kulturell adaptierten Multiplex Cognitive Behavioral Therapy)

Devon E. Hinton

© Springer-Verlag GmbH Deutschland, ein Teil von Springer Nature 2018
F. Riffer et al. (Hrsg.), *Das Fremde: Flucht – Trauma – Resilienz*
https://doi.org/10.1007/978-3-662-56619-0_16

16.1   Evidenz für die Wirksamkeit der kulturell adaptierten CBT

In randomisierten kontrollierten Studien hat sich die kulturell adaptierte Multiplex CBT sowohl bei Latino-Patienten als auch bei südostasiatischen Flüchtlingspatienten aus Kambodscha und Vietnam als wirksam erwiesen (Hinton et al. 2004, 2005, 2009a, 2011a). Die Therapie ist ebenfalls bei einer ägyptischen Gruppe sowie einer Gruppe von Bepedi, einer südafrikanischen Ethnie, erfolgreich eingesetzt worden (Jalal et al. im Druck, 2017). Diese Studien haben die Wirksamkeit der kulturell adaptierten Multiplex CBT im Vergleich zu einer Wartelistenkontrollgruppe und angewandter Muskelentspannung nachgewiesen, mit vergleichbar höheren Effektstärken als bei der traditionellen CBT. Diese Untersuchungen haben die Wirksamkeit der kulturell adaptierten Multiplex CBT sowohl in individuellen als auch in Gruppenformaten gezeigt. Die Mechanismen der Wirksamkeit und der Adaptionsprozess sind in mehreren Publikationen diskutiert (Hinton und Jalal 2014a,b; Hinton und LaRoche 2013; Hinton et al. 2013a,b; Hinton et al. 2012; Jalal et al. im Druck, 2017). Alle durchgeführten Interventionsstudien wurden mit Studienteilnehmern mit minimalen Englischkenntnissen und geringer Bildung durchgeführt. Die Behandlungstechniken wurden gut angenommen. Wie aus der Beschreibung der Therapie hervorgeht, sind die damit verbundenen Techniken derart entworfen, dass sie für solche Gruppen leicht verständlich sind.

16.2   Das Modell der kulturell adaptierten Multiplex CBT

Das Multiplex-Modell der traumabezogenen Störungen dient als Grundlage für unseren Behandlungsansatz und ist in ◘ Abb. 16.1 dargestellt. In diesem Modell werden die Prozesse konzeptualisiert, die traumabezogene Störungen aufrechterhalten. Einige der therapeutischen Ziele und Behandlungsmechanismen werden im Folgenden besprochen (für weitere Diskussionen s. Hinton und Jalal 2014a,b; Hinton und LaRoche 2013; Hinton et al. 2013a,b; Hinton, et al. 2012).

Eine mangelhafte Emotionsregulation führt zur posttraumatischen Belastungsstörung (PTBS) sowie zu verschiedensten Formen des Leidens (Fairholme et al. 2010; King und Sloan 2010). Emotionsregulation ist auch ein Schwerpunkt der Interventionen im Rahmen der kulturell adaptierten Multiplex CBT. Eine schlechte Emotionsregulation verstärkt alle in ◘ Abb. 16.1 dargestellten symptomverursachenden Prozesse. Daher zielt die Behandlung auf die Verbesserung der Emotionsregulation durch das Lernen von Emotionsregulationsfähigkeiten, die Steigerung der psychologischen Flexibilität sowie auf die Reduktion negativer Affekte ab. Es soll angemerkt werden, dass psychologische Flexibilität und Emotionsregulation derart eng miteinander verknüpft sind, sodass die Förderung des einen auch das andere fördert. Zum Beispiel führen mangelhafte Emotionsregulationsfähigkeiten bei den betroffenen Personen dazu, dass diese bei aufkommenden Sorgen oder bei traumatischen Erinnerungen schnell beunruhigt werden. Negative Affekte wiederum verstärken die Tendenz, schnell verärgert oder wütend zu sein oder katastrophisierende Gedanken oder traumatische Wiedererinnerungen zu haben.

Neben Schwierigkeiten in der Bewältigung von Ängsten im Kontext traumatischer Wiedererinnerungen haben Traumaüberlebende häufig Probleme bei der Bewältigung von Wut, generalisierten Ängsten und Sorgen (Hinton et al. 2009b, 2011b). Wenn ein Patient gute Emotionsregulationsfähigkeiten besitzt, dann ist das Auftreten von negativen Emotionen und anderen Auslösereizen für Anfälle von Dysphorie wesentlich unwahrschein-

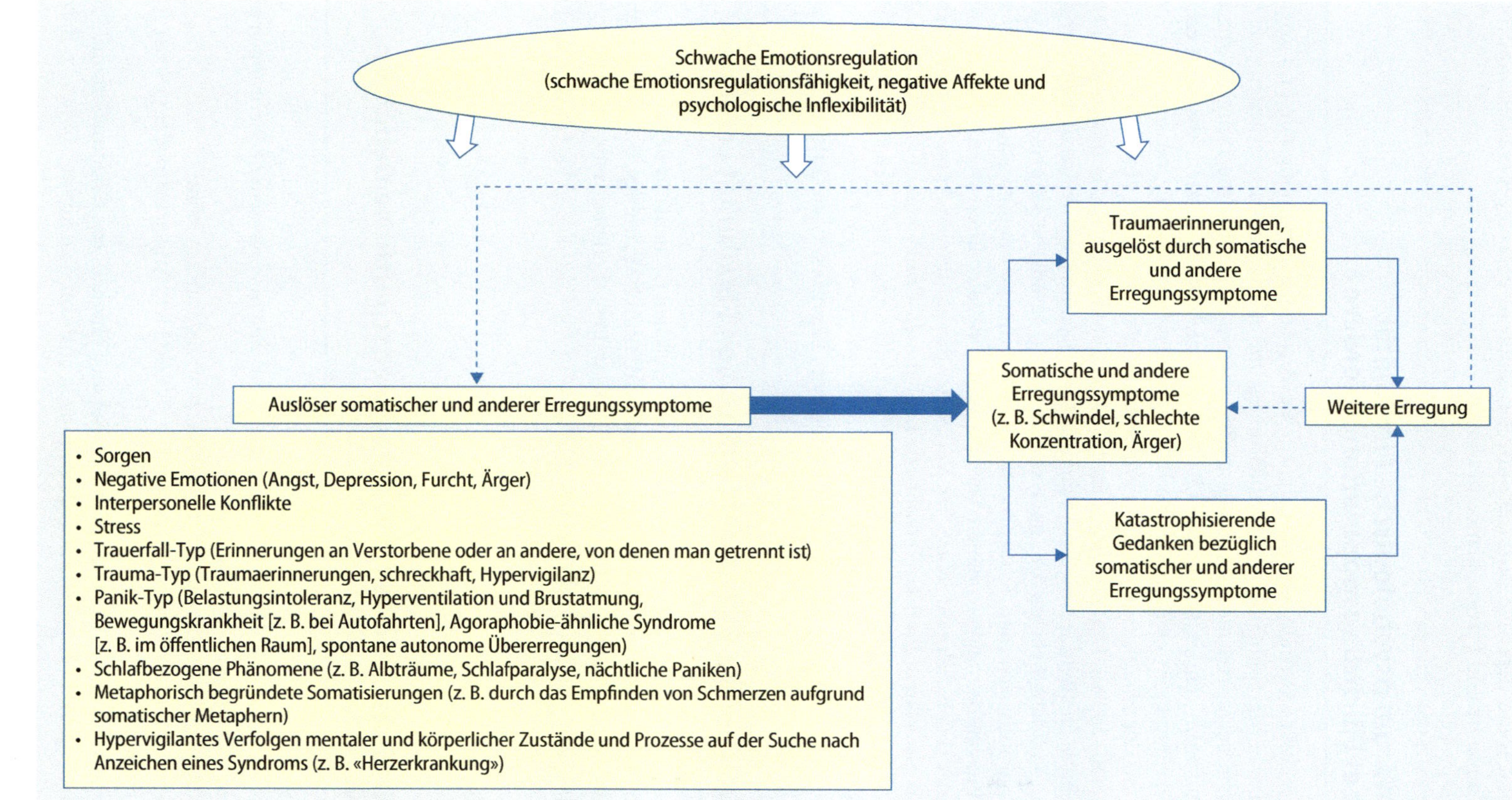

■ **Abb. 16.1** Das Multiplex-Modell der Entstehung traumabezogener Störungen

licher, und wenn derartige Auslöser auftreten, dann ist es weniger wahrscheinlich, dass diese Symptome und Erregungen verursachen.

16.3 Warum psychologische Flexibilität bei Flüchtlingspopulationen fördern?

Es gibt mehrere Gründe, warum versucht werden sollte, die emotionale und kognitive Flexibilität bei der Behandlung von Flüchtlingen und ethnischen Minderheiten zu fördern. Zum einen verbessert die emotionale und kognitive Flexibilität die Fähigkeit zur Emotionsregulation – ein entscheidendes Behandlungsziel, wie im letzten Abschnitt erläutert wurde. Zweitens gibt es Befunde, die nahelegen, dass emotionale und kognitive Inflexibilität eine der Hauptursachen für Psychopathologien darstellt (Ehrenreich et al. 2007; Hinton et al. 2009a). Drittens sind Flüchtlinge mit multiplen Anpassungen konfrontiert, die eine hohe Flexibilität erfordern: Flüchtlinge müssen ihre eigene Kultur mit einer neuen Kultur in Einklang bringen, um neue soziale und geografische Verortungen zu erlernen. Flüchtlinge müssen lernen, Sprachregister zu wechseln und mit unterschiedlichen Vorstellungen hinsichtlich angemessenen Verhaltens und sozialer Interaktion umzugehen, z. B. wie Kinder sich benehmen sollen. Ein Verfechter der kulturellen Anpassung der Behandlung von amerikanischen Ureinwohnern hebt diesen Punkt hervor und betont als ein Hauptziel die Erlangung «postkolonialer Hybridität» angesichts der komplexen **«Bricolage» (Bastelei)**, die notwendig ist, um in solchen Verortungen Identität zu konstruieren (für eine Diskussion von Durans Verwendung des Begriffs s. Gone 2010).

16.4 Warum ein Selbstverständnis von Flexibilität erzeugen?

Die Förderung eines Selbstverständnisses von Flexibilität ist nicht nur deshalb wichtig, weil dadurch psychologische Flexibilität gefördert wird (durch «Priming», d. h., entsprechende Handlungsbereitschaft), sondern auch, weil dies weitere therapeutische Effekte hat:

- Empfinden von Selbstwirksamkeit,
- positives Aufmerksamkeitsobjekt,
- positives Selbstbild,
- positive Affekte.

16.5 Das Laienmodell und die wissenschaftliche Definition von Flexibilität

Das Wort «flexibel» leitet sich vom lateinischen Verb flectere, «biegen, beugen», ab. Es bedeutet, sich als Reaktion auf äußere Krafteinwirkung in verschiedene Richtungen neigen zu können. Konkrete Beispiele sind:

- flexible Objekte in der Natur, wie ein Ast oder Bambus im Wind,
- flexible, von Menschenhand geschaffene Objekte wie Angelruten oder gewisse Rohrleitungen,
- flexible menschliche Körper, zum Beispiel die Fähigkeit, mit Gliedmaßen und Rumpf ein breites Spektrum an Bewegungen ausführen zu können (wie es z. B. im Yoga kultiviert wird).

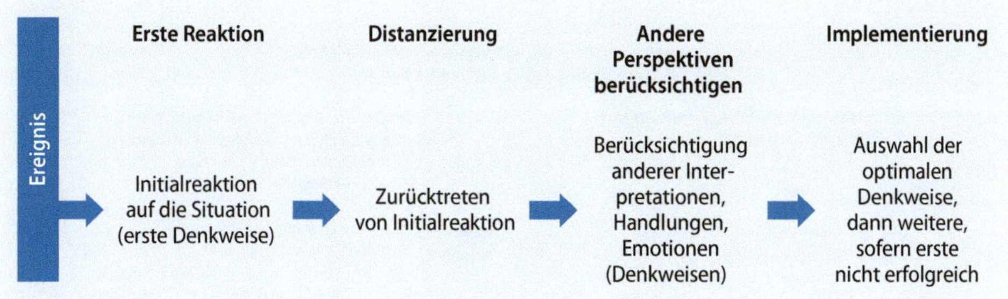

Abb. 16.2 Lebensereignis-Adaptationssequenz: flexible Anpassung

Es gibt metaphorische Bedeutungen, die etwa einer Person zugeschrieben werden, die bereit und fähig ist, sich zu verändern, um sich unterschiedlichen Situationen anzupassen («ready and able to change so as to adapt to different circumstances»; Oxford University Press 1989). Zur Operationalisierung von Flexibilität wird diese als die Fähigkeit verstanden, sich adaptiv an den jeweils gegenwärtigen Kontext anpassen zu können. Dies schließt die Fähigkeit ein, unterschiedliche Handlungsmöglichkeiten zu berücksichtigen und auszuführen ein (wobei Handlungen hier breit zu verstehen sind, sodass auch Emotionen, Interpretationen und spezifische Tätigkeiten eingeschlossen sind). Diese Fähigkeit zur adaptiven Anpassung erfordert

- ein weites Reaktionsrepertoire und
- die Fähigkeit zur Auswahl der optimalen Handlungsmöglichkeit für den gegenwärtigen Kontext.

16.6 Das Lebensereignis-Modell der Flexibilität

Unsere Behandlung basiert auf einem Modell von Flexibilität, die bei der Anpassung an Lebensereignisse hilfreich ist (■ Abb. 16.2).

16.7 Das Verarbeitungsmodus-Modell der Flexibilität

Als weitere Orientierungshilfe für die Behandlung haben wir auch ein Verarbeitungsmodus-Modell der Flexibilität erarbeitet (■ Abb. 16.3). Ziel der Behandlung ist die Aktivierung dieses Verarbeitungsmodus durch die Aktivierung seiner unterschiedlichen Dimensionen. Bei Aktivierung einer einzigen Dimension tendieren auch alle anderen zur Aktivierung. Es handelt sich dabei um einen Verarbeitungsmodus, der als verteiltes Netzwerk fungiert. Dieses Modell ähnelt in vielerlei Hinsicht dem von Teasdale (1996) entwickelten Modell zu «interacting cognitive subsystems» (interagierenden kognitiven Subsystemen; ICS). Das Model basiert auf der aktuellen Emotionsforschung (Fairholme et al. 2010; Teasdale 1996).

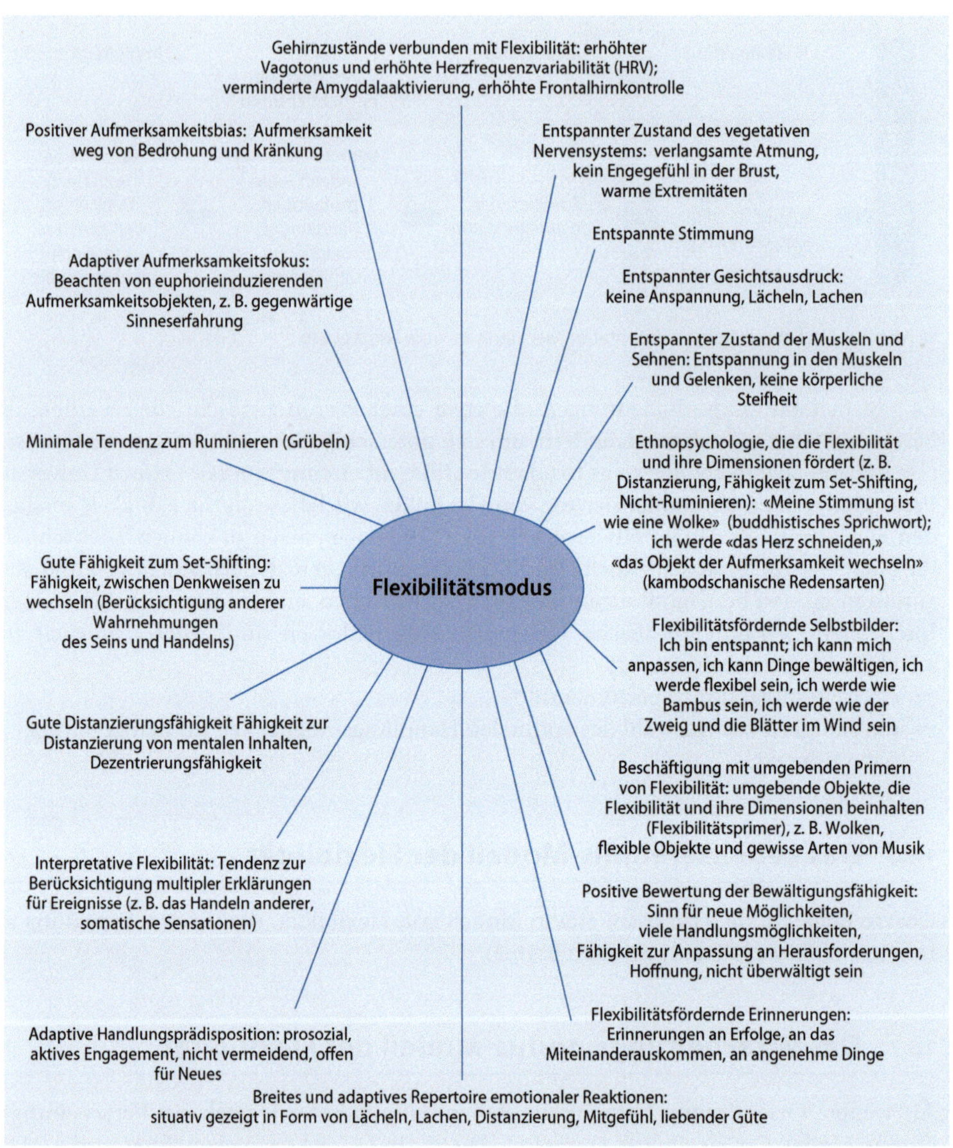

◘ Abb. 16.3   Flexibilitätsmodus: ein Netzwerkmodell (Aktivierung einer Dimension führt tendenziell zur Aktivierung aller anderen Dimensionen)

16.8   Wie die kulturell adaptierte CBT die psychologische Flexibilität fördert

Ziel der kulturell adaptierten CBT ist es, die Flexibilität auf vielfältige Weise zu fördern: durch die Förderung von Selbstbildern der Flexibilität, durch das Erlernen emotionaler Distanzierung (z. B. Labeling und Distanzierung von Affekten), durch die Angstreduktion (z. B. angewandtes Stretching, Angstprotokolle, Protokolle zu Traumaerinnerungen), da

◘ Tab. 16.1 Techniken zur Verbesserung der psychologischen Flexibilität im Rahmen der Multiplex CBT

Technik	Beschreibung der Technik	Beeinflusste psychologische Flexibilitätsdimension
Angewandtes Stretching mit Selbstaussagen zur Flexibilität	Mehrfach angewandtes Stretching mit Selbstaussagen zur Flexibilität, z. B. im Verlauf der Angstübung, zum Ende jeder Sitzung, sowie nachts vor dem Einschlafen	Selbstbild der Flexibilität, Muskelentspannung, verminderte Erregung, Orientierung hin zu gutem Aufmerksamkeitsobjekt, vermindertes Ruminieren, Anwendung des Set-Shiftings
Positive Konditionierung hin zu einem Selbstbild und Selbstaussagen zur Flexibilität	Kopplung des Selbstbilds und der Selbstaussagen zur Flexibilität an das Stretching	Selbstbild der Flexibilität, Orientierung hin zu gutem Aufmerksamkeitsobjekt, Anwendung des Set-Shifting
Förderung des Selbstbildes, das zur flexiblen Anpassung ermutigt	Selbstbilder, die die flexible Anpassung fördern (Selbstikonen der Flexibilität), z. B. das flexible Blatt, die flexible Kerzenflamme, der flexible Lotus	Selbstbild der Flexibilität, Erkennen von umgebenden Objekten, die die Flexibilität fördern (Flexibilitätsprimer), Orientierung hin zu einem guten Aufmerksamkeitsobjekt, Anwendung des Set-Shiftings
Blattbewegungsmeditation	Eine Blattbewegungsmeditation, die sich auf die Beschäftigung mit deren durch den Wind bedingten Bewegungen konzentriert (diese führt anschließend zu einer häufigen Aktivierung der Metabotschaft der Flexibilität aufgrund der häufigen Betrachtung von Blattbewegungen und analogen Objekten in der Natur)	Selbstbild der Flexibilität, Erkennen von umgebenden Objekten, die die Flexibilität fördern (Flexibilitätsprimer), gutes Aufmerksamkeitsobjekt, vermindertes Ruminieren, verminderte Erregung
Üben adaptiver Emotionen	Üben verschiedener adaptiver Emotionen im Verlaufe von Emotionsübungen, z. B. liebende Güte	Breites und adaptives Emotionsrepertoire, Anwendung des Set-Shiftings
Stimmungsdistanzierung	Üben der Stimmungsdistanzierung, manchmal mit einer Stimmung-als-Wolke-Metapher (diese Metapher führt zu einer häufigen Aktivierung der Botschaft aufgrund der häufigen Betrachtung von Wolken)	Anwendung der Dezentrierung, Ethnopsychologie, die die Distanzierung fördert, verminderte Erregung

Tab. 16.1   (Fortsetzung)

Technik	Beschreibung der Technik	Beeinflusste psychologische Flexibilitätsdimension
Achtsamkeit	Üben der Achtsamkeit, die die Anwendung des Set-Shiftings einbezieht. Dies ereignet sich bei Bewegungen - von einem Verarbeitungsmodus zum anderen, z. B. von der verbalen Verarbeiten zum sensorischen Erfahren, - zwischen sensorischen Kanälen, z. B. von taktilen zu auditorischen zu visuellen Kanälen (z. B. von der Atembewegung hin zu dem, was durch ein Fenster gesehen wird), - von negativen Denkweisen, z. B. Ruminieren, hin zur Beschäftigung mit sensorischem Erfahren	Set-Shifting, gutes Aufmerksamkeitsobjekt, Aufmerksamkeitskontrolle, vermindertes Ruminieren, verminderte Erregung
Reframing und alternative Erklärungen für Symptome	Reframing von Symptomen auf verschiedene Weisen, u. a. - Erklärungen dahingehend, dass die Symptome auf Angst zurückzuführen sind und keinen gefährlichen physiologischen Prozess darstellen, und - die Reassoziation von somatischen Empfindungen, die interozeptiv durch den Einfluss von positiven Bildern hervorgerufen wird, z. B. die Assoziation von Schwindel, der durch Kopfrollen bewirkt wird, mit der Erinnerung an den Schwindel beim Herunterrollen von einem Hügel, anstelle einer katastrophisierenden physiologischen Beeinträchtigung und der Vorstellung einer körperlichen Katastrophe	Interpretative Flexibilität, Fähigkeit zum Set-Shifting, verminderte Erregung
Trauma- und Emotionsprotokolle	Übungen, die einige der oben beschriebenen Techniken beinhalten, welche die psychologische Flexibilität unterstützen, z. B. angewandtes Stretching gekoppelt mit Selbstbildern der Flexibilität sowie Achtsamkeit und liebender Güte	Verminderte Erregung, Anwendung des Set-Shiftings, gutes Aufmerksamkeitsobjekt, vermindertes Ruminieren

die Erregung durch eingeengte Aufmerksamkeit und einen rigiden Reaktionsstil gekennzeichnet ist (Ayduk und Kross 2010; Hinton 2008).

Die verschiedenen Arten, wie die Techniken der Multiplex CBT zur Förderungen der Flexibilität eingesetzt werden, sind in ◻ Tab. 16.1 dargestellt. Zum Beispiel wird am Ende jeder Sitzung eine angewandte Muskeldehnung, gekoppelt mit Selbstaussagen zur Flexibilität («Möge ich in meinem Leben so flexibel sein, wie ich es jetzt in meinem Körper werde»), ausgeführt, wobei in den verschiedenen Sitzungen jeweils unterschiedliche Muskelgruppen anvisiert werden. Die Patienten werden zum Stretching ermutigt, jedes Mal im Laufe des Tages, wenn sie eine Muskelanspannung bemerken. Zusätzlich soll das gesamte Stretching-Protokoll nochmals vor dem Zubettgehen ausgeführt werden, um den Schlaf zu fördern.

16.9 Fazit

Ein entscheidender Weg zur Förderung der Resilienz bei Flüchtlingspopulationen ist die Steigerung der psychologischen Flexibilität. Dies verbessert zum Beispiel die Kapazität zur Emotionsregulation. Viele der Techniken zur Förderung der psychologischen Flexibilität können von Flüchtlingen leicht erlernt werden, wie die angewandte Muskeldehnung und die Achtsamkeitsmeditation. Empirische Studien werden untersuchen müssen, in welchem Ausmaß die gesteigerte psychologische Flexibilität ein Hauptmediator für Behandlungseffekte ist. Der vorliegende Beitrag hat Modelle aufgezeigt, die zur weiteren Untersuchung und Förderung der psychologischen Flexibilität bei Flüchtlingspopulationen eingesetzt werden können. Außerdem wurden die Techniken beschreiben, die eingesetzt werden können, um psychologische Flexibilität zu steigern.

Anmerkungen
Die Übersetzung des Textes stammt von Mag. Karl Thomanek und wurde von einem der Herausgeber (PD Dr. Manuel Sprung) sprachlich nachbearbeitet.

Literatur

Ayduk O, Kross E (2010) From a distance: implications of spontaneous self-distancing for adaptive self-reflection. Journal of Personality and Social Psychology 98(5): 809–829

Ehrenreich JT, Fairholme CP, Buzzella BA, Ellard KK, Barlow DH (2007) The role of emotion in psychological therapy. Clinical Psychology: Science and Practice 14(4): 422–428

Fairholme CP, Boisseau CL, Ellard KK, Ehrenreich JT, Barlow DH (2010) Emotions, emotion regulation, and psychological treatment: A unified perspective. In: King AM, Sloan DM (Eds) Emotion regulation and psychopathology: A transdiagnostic approach to etiology and treatment. Guilford, New York, pp 283–309

Gone JP (2010) Psychotherapy and traditional healing for American Indians: Exploring the prospects for therapeutic integration. The Counseling Psychologist 38(2): 166–235

Hinton DE (2008) Healing through flexibility primers. In: Koen B (Ed) The Oxford handbook of medical ethnomusicology. Oxford University Press, Oxford, pp 121–163

Hinton DE, Chhean D, Pich V, Safren SA, Hofmann SG, Pollack MH (2005) A randomized controlled trial of cognitive-behavior therapy for Cambodian refugees with treatment-resistant PTSD and panic attacks: A cross-over design. Journal of Traumatic Stress 18(6): 617–629

Hinton DE, Hofmann SG, Pollack MH, Otto MW (2009a) Mechanisms of efficacy of CBT for Cambodian refugees with PTSD: Improvement in emotion regulation and orthostatic blood pressure response. CNS Neuroscience and Therapeutics 15(3): 255–263

Hinton DE, Hofmann SG, Rivera E, Otto MW, Pollack MH (2011a) Culturally adapted CBT for Latino women with treatment-resistant PTSD: A pilot study comparing CA-CBT to Applied Muscle Relaxation. Behaviour Research and Therapy 49(2): 275–280

Hinton DE, Jalal B (2014a). Guidelines for the implementation of culturally sensitive CBT among refugees and in global contexts. Intervention 12(suppl 1): 78–93

Hinton DE, Jalal B (2014b). Parameters for Creating Culturally Sensitive CBT: Implementing CBT in Global Settings. Cognitive and Behavioral Practice 21(2): 139–144

Hinton DE, LaRoche M (2013) Cultural context and CBT. In: Hofmann SG (Ed) The Wiley Handbook of Cognitive Behavioral Therapy. Wiley, Hoboken, NJ, pp 401–430

Hinton DE, Nickerson A, Bryant RA (2011b) Worry and its relationship to PTSD among traumatized Cambodian refugees: A path analysis. Soc Sci Med 72: 1817–1825

Hinton DE, Ojserkis R, Jalal B, Peou S, Hofmann SG (2013a) Loving-kindness in the treatment of traumatized refugees and minority groups: A typology of mindfulness and the Nodal Network Model (NNM) of Affect and Affect Regulation. Journal of Clinical Psychology 69(8): 817–828

Hinton DE, Pham T, Tran M, Safren SA, Otto MW, Pollack MH (2004) CBT for Vietnamese refugees with treatment-resistant PTSD and panic attacks: A pilot study. Journal of Traumatic Stress 17(5): 429–433

Hinton DE, Pich V, Hofmann SG, Otto MW (2013b) Acceptance and mindfulness techniques as applied to refugee and ethnic minority populations with PTSD: Examples from «Culturally adapted CBT». Cognitive and Behavioral Practice 20(1): 33–46

Hinton DE, Rasmussen A, Nou L, Pollack MH, Good MJ (2009b) Anger, PTSD, and the nuclear family: A study of Cambodian refugees. Social Science and Medicine 69(9): 1387–1394

Hinton DE, Rivera E, Hofmann SG, Barlow DH, Otto MW (2012) Adapting CBT for traumatized refugees and ethnic minority patients: Examples from culturally adapted CBT (CA-CBT). Transcultural Psychiatry 49(2): 340–365

Jalal B, Kruger Q, Hinton DH (im Druck) Adaptation of CBT for a traumatized South African indigenous group (Sepedi): Examples from culturally adapted somatic-focused CBT (CA-CBT). Cognitive and Behavioral Practice

Jalal B, Samir SW, Hinton DH (2017) Adaptation of CBT for traumatized Egyptians: Examples from culturally adapted CBT (CA-CBT). Cognitive and Behavioral Practice 24(1): 58–71

King AM, Sloan DM (Eds) (2010) Emotion regulation and psychopathology: A transdiagnostic approach to etiology and treatment. New York: Guilford

Oxford University Press (1989) The Oxford English Dictionary, 2nd ed. Oxford University Press, Oxford

Teasdale JD (1996) Clinically relevant theory: Intergrating clinical insight with cognitive science. In: Salkovskis PM (Ed) Frontiers of cognitive therapy. New York: Guilford, pp 26–47

Panorama: aktuelle Forschungsergebnisse

Inhaltsverzeichnis

Stationäre medizinische Rehabilitation von Patienten mit psychiatrischen oder psychosomatischen Erkrankungen: erste Evaluationsergebnisse der Rehabilitationsklinik Gars am Kamp

Friedrich Riffer, Manuel Sprung, Lore Streibl, Elmar Kaiser

© Springer-Verlag GmbH Deutschland, ein Teil von Springer Nature 2018
F. Riffer et al. (Hrsg.), *Das Fremde: Flucht – Trauma – Resilienz*
https://doi.org/10.1007/978-3-662-56619-0_17

17.1   Einleitung

Inzwischen liegen einige Evaluationsstudien vor, die Wirksamkeit und Nutzen psychiatrischer bzw. psychosomatischer Rehabilitation untersuchen. Alle Studien bestätigen die Wirksamkeit (Haberfellner et al. 2006, 2008; Lange und Petermann 2010; Lenz 2013; Piso und Reinsperger 2014; Stefanowski et al. 2007). Psychiatrische bzw. psychosomatische Rehabilitation kann demnach als eine wirksame Behandlungsform angesehen werden. Eine fortlaufende und vergleichende Evaluation der Behandlung ist aber notwendig, um kontinuierliche und vergleichbare Behandlungsergebnisse erzielen zu können und Behandlungsangebote zu optimieren und weiterzuentwickeln. Hierfür ist auch ein Vergleich der Behandlungsergebnisse verschiedener Behandlungseinrichtungen relevant. In diesem Beitrag werden daher die Ergebnisse der Evaluation der Behandlung in der Rehabilitationsklinik Gars am Kamp mit bisherigen Ergebnissen anderer Kliniken in Deutschland und Österreich verglichen.

17.1.1   Ergebnisse stationärer psychosomatischer Rehabilitation in Deutschland

In der MESTA-Studie sind alle Evaluationsstudien stationärer psychosomatischer Rehabilitation, die zwischen 1980 und 2004 in Deutschland durchgeführt wurden, zusammengefasst (Stefanowski et al. 2007). Insgesamt nahmen 29.777 Patienten mit einem durchschnittlichen Altersmittelwert zwischen 40–44 Jahren und einem durchschnittlichen mittleren Frauenanteil von 64 % an den 65 in der MESTA-Studie zusammengefassten Studien teil. In den Studien, die Angaben zur Erwerbstätigkeit der Patienten dokumentieren, sind durchschnittlich 66,1 % der Patienten erwerbstätig, 16,6 % sind arbeitslos und 5,2 % Frührentner oder Altersrentner (bzw. in Frühpension oder Alterspension). Die häufigsten Diagnoseverteilungen (nach ICD-10) sind 29,9 % depressive Störungen (F32–33, F34.1), 18,1 % somatoforme Störungen (F45), 8,3 % Anpassungsstörungen (F43.2, F48), 8,3 % Angststörungen (F40, F41), 6,7 % posttraumatische Belastungsstörungen und dissoziative Störungen (F43.0–1, F44), 5,3 % körperliche Erkrankungen (A-E, G-Z), 5,6 % Persönlichkeits- und Verhaltensstörungen (F6), 4,7 % Essstörungen (F5), 4,6 % Zwangsstörungen (F42). Zusammengefasst kann man sagen, dass Depressionen, Angst-, Anpassungs- und körperbezogene Störungen mehr als zwei Drittel aller Hauptdiagnosen ausmachen.

Für die Analyse der Behandlungseffekte werden in der MESTA-Studie verschiedene Teilstichproben von Studien mit unterschiedlichem Studiendesigns gebildet. Die größte Teilstichprobe (M1) enthält 56 Studien, die Messungen behandlungsrelevanter Ergebniskriterien bei Aufnahme und Entlassung vergleichen[1]. Die Analyse der mittleren Studieneffekte in Teilstrichprobe M1 zeigt, dass der gemittelte Studieneffekt in 52 von 56 Studien (92,9 %) statistisch signifikant ist. Die mittleren Studieneffekte variieren zwischen Effektstärken (Cohen's d) von $ES = 0{,}14$ und 2,20, wobei der mittlere Studieneffekt von $ES = 2{,}20$ ein «Ausreißer» einer einzelnen Studie mit einer kleinen Stichprobe bei einer homogenen

---

1   Da die bisherigen Daten zur Evaluation der Behandlung in der Rehabilitationsklinik Gars am Kamp keine katamnestischen Messungen enthalten, werden hier auch nur die Ergebnisse der für einen Vergleich primär relevanten Teilstichprobe (M1), welche Messungen bei Aufnahme und Entlassung miteinander vergleichen, angeführt.

Patientengruppe (Zwangserkrankungen) mit einem entsprechenden störungsspezifischen Testverfahren als Ergebnismaß ist (Müller-Svitak et al. 2002). Der gewichtete Gesamteffekt über alle 56 Studien ergibt eine mittlere Effektstärke (ES) von $ES = 0,51$ (p < 0,001). Der geschätzte Populationsparameter liegt mit einer Wahrscheinlichkeit von 95 % im Bereich $0,49 < ES < 0,53$. Die gewichteten Gesamteffekte werden auch separat für sieben verschiedene Kriterienbereiche – physisch, psychisch, kognitiv, sozial, funktional, kostenrelevant und Allgemeinbefinden – berichtet. Die relativ größten Effekte waren im Allgemeinbefinden ($ES = 0,69$) und im psychischen Bereich ($ES = 0,59$) festzustellen. Die relativ kleinsten Effekte waren im funktionalen Bereich (ES = 0,41) und im sozialmedizinisch/kostenrelevanten Bereich (ES = 0,41) zu beobachten. Neben den Effekten für die Gesamtstichprobe werden in der MESTA-Studie auch die Effekte verschiedener Diagnosegruppen verglichen: depressive Störungen (F32, F33, F34.1), Angststörungen (F40, F41) und somatoforme Störungen (F45). Die relativ größten Effekte sind demnach für die Diagnosegruppe Depression ($ES = 0,84$) und Angst ($ES = 0,71$ bzw. 0,70) festzustellen. Für die Diagnosegruppe Somatoforme Störungen sind die Effekte geringer ($ES = 0,49$ bzw. 0,48). In der MESTA-Studie werden außerdem die gewichteten Gesamteffekte eines einzelnen Ergebnismaßes berichtet, welches in insgesamt 11 Studien als Indikator für psychisches Befinden eingesetzt wurde, nämlich der Symptomcheckliste SCL-90-R (Franke und Derogatis 1995). Der gewichtete Gesamteffekt für den Gesamtwert der SCL-90 (GSI) ist $ES = 0,72$.

17.1.2 Ergebnisse bisheriger Studien zur stationären medizinisch-psychiatrischen Rehabilitation in Österreich

Von vier der insgesamt ca. zehn psychiatrischen Rehabilitationskliniken in Österreich liegen bereits erste Ergebnisse zur Evaluation stationärer medizinisch-psychiatrischer Rehabilitation in Österreich vor. Eine Untersuchung zur Evaluation der psychiatrischen Rehabilitationsklinik Sonnenpark Bad Hall berichtet die Evaluationsergebnisse von 355 Patienten mit einem durchschnittlichen Alter von 41,13 Jahren ($SD = 9,59$) und einem Frauenanteil von 65,1 % (Haberfellner et al. 2008). Die häufigsten Diagnosen (Hauptdiagnosen bei Entlassung) waren affektive Störungen, unipolare (F3) (40,3 %), neurotische, Belastungs- und somatoforme Störungen (F4) (31 %), Schizophrenie, schizotype und wahnhafte Störungen (F2) (14,4 %) und affektive Störungen, bipolar (F3) (9,3 %). Zum Zeitpunkt der Aufnahme waren von den Patienten 36,3 % berufstätig, 35,5 % arbeitslos und 19,2 % in Pension. Es war sowohl in allgemeiner Symptombelastung (ermittelt anhand des Global Severity Index des Brief Symptom Inventory) als auch in der Lebensqualität (ermittelt anhand des Global-Wertes des WHOQOL-BREF) eine hoch signifikante Verbesserung ($p < 0,001$) mit mittelgroßen Effektstärken ($ES = 0,59$ bzw. 0,62) festzustellen. Das allgemeine Funktionsniveau, gemessen mit der GAF-Skala (Skalenbereich 0–100), verbesserte sich von 54,69 ($SD = 8,24$) bei Aufnahme auf 66,53 ($SD = 9,14$) bei Entlassung.

Lenz (2013) fasst die Ergebnisse zur Evaluierung der Reha-Klinik Bad Hall nochmals zusammen und berichtet die Evaluationsergebnisse von drei weiteren österreichischen Kliniken (Sonnenpark Podersdorf, Reha-Klinik Klagenfurt und Zentrum für Seelische Gesundheit Wien-Leopoldau): einer Stichprobe von 240 Patienten der Reha-Klinik Podersdorf[2] mit einem durchschnittlichen Alter von 42,6 ($SD = 9,5$) Jahren und einem Frauenanteil von 62,9 %, die häufigsten Diagnosegruppen in Podersdorf waren F3 (47,6 %),

---

2   Diese Klinik ist inzwischen nach Rust übersiedelt.

F4 (29,9 %), F2 (13 %) und F6 (7,8 %); einer Stichprobe von 828 Patienten der Reha-Klinik Klagenfurt mit einem Durchschnittsalter von 44,9 ($SD = 9,6$) Jahren und einem Frauenanteil von 66,1 %; die häufigsten Diagnosegruppen in Klagenfurt waren F3 (54,2 %), F4 (38,6 %), F2 (2,8 %), F6 (2,3 %); einer Stichprobe von 1144 Patienten der ambulanten Reha-Klinik Wien-Leopoldau; von diesen Patienten waren 66 % weiblich, das durchschnittliche Alter war 42 Jahre, die häufigsten Diagnosegruppen waren F3 (61,9 %), F4 (25,2 %), F6 (6,1 %), F2 (5,6 %).

Zum beruflichen Status (Erwerbstätigkeit) werden von Lenz (2013) Daten zusätzlich zu den Daten der Stichproben aus Bad Hall auch Daten aus Klagenfurt berichtet. Demnach waren von den Patienten der Stichprobe ($N = 323$) aus Klagenfurt bei der Aufnahme 42,1 % berufstätig, 25,4 % arbeitslos und 19,5 % in Pension. Es zeigte sich für alle Kliniken eine Reduktion der allgemeinen Symptombelastung (gemessen mittels GSI-Wert), mit mittleren Effektstärken (ES = zwischen 0,53 und 0,59), mit Ausnahme der Reha-Klinik Klagenfurt, wo eine geringere Effektstärke ($ES = 0,38$) beobachtet wurde. Im Qualitätsbericht der Reha-Klinik Klagenfurt, in welchem diese Daten auch berichtet sind, wird die niedrigere Effektstärke mit einer vergleichsweise höheren Ausgangssymptombelastung in dieser Stichprobe begründet. Es zeigte sich auch eine Verbesserung der allgemeinen Lebensqualität in den Studienstichproben aus den drei Kliniken, in denen diese erhoben wurde (Bad Hall, Klagenfurt und Wien-Leopoldau) , mit mittleren Effektstärken zwischen $ES = 0,57$ und 0,71. Veränderungen in der allgemeinen Funktionsfähigkeit werden nur für die Stichprobe aus Bad Hall berichtet (Haberfellner et al. 2008) (s. Angaben oben).

17.2   Ergebnisse zur stationären medizinisch-psychiatrischen Rehabilitation in der Reha-Klinik Gars am Kamp, Psychosomatisches Zentrum Waldviertel (PSZW)

In der vorliegenden Untersuchung werden die ersten Evaluationsergebnisse einer weiteren österreichischen psychiatrischen Reha-Klinik, der Rehabilitationsklinik Gars, berichtet. Basierend auf den Ergebnissen der MESTA-Studie und bisheriger österreichischer Studien wurde erwartet, dass sich die positiven Effekte der Rehabilitationsbehandlung hinsichtlich relevanter Veränderungen in allgemeiner Symptombelastung, Lebensqualität und Funktionsfähigkeit sowie in anderen relevanten Bereichen, wie sie in anderen psychiatrischen bzw. psychosomatischen Rehabilitationskliniken beobachtet wurden, bestätigen.

17.2.1   Methode

Studiendesign

Evaluationsergebnisse aller Patienten, die im Zeitraum zwischen Januar 2011 und März 2016 im Routineprogramm der Klinik zur Rehabilitation waren, wurden ausgewertet. Die vorliegende Studie ist eine naturalistische Prä-Post-Studie ohne Kontrollgruppe, die die Daten zwischen Aufnahme (A) und Entlassung (E) vergleicht. Es wurden mit entsprechenden Erhebungsinstrumenten relevante Veränderungen zwischen Aufnahme und Entlassung in allgemeiner Symptombelastung, Lebensqualität und Funktionsfähigkeit sowie im physischen, psychischen, funktionalen und sozialen Bereich sowie im Allgemeinbefinden gemessen.

Stichprobe

Im Studienzeitraum wurden 4558 Patienten zur Rehabilitationsbehandlung aufgenommen. Von 2260 dieser Patienten liegen die vollstänen Ergebnisse aller Outcomevariablen der routinemäßigen Evaluationserhebung (Aufnahme- und Entlassungserhebung) vor. Die durchschnittliche Behandlungsdauer der Patienten in der Studienstichprobe war 42,1 Tage ($SD = 3,52$). Die geschätzte durchschnittliche Abbruchrate von Aufenthalten im Studienzeitraum liegt bei 4,3 %. Die Geschlechts- und Altersverteilung, die Verteilung der Diagnosen (Hauptdiagnosen bei Entlassung) sowie der berufliche Status (Erwerbstätigkeit) der Patienten in der Studienstichprobe sind in ◻ Tab. 17.1 angeführt.

Demnach waren 62,5 % der Patienten in der Stichprobe weiblich, das durchschnittliche Alter war 46,14 ($SD = 8,84$) Jahre, die häufigsten Diagnosen waren Depression (F31-F33, F34.1) (63,7 %), Angststörungen (F40-F41) (10,4 %), Belastungs- und Anpassungsstörungen (F43) (14,1 %), Burnout (Z73.0) (3 %) und Somatoforme Störungen (F45) (1,9 %). Zum Zeitpunkt der Aufnahme waren 49,4 % der Patienten in der Stichprobe berufstätig, 21,4 % waren arbeitslos und 4,5 % waren in Pension bzw. hatten einen Pensionsantrag gestellt oder waren im Bezug von Reha- oder Krankengeld.

Erhebungsinstrumente

Soziodemographische und klinische Basisdaten   Im Rahmen der Basisdokumentation wurden Daten zum Alter, Geschlecht, Diagnosen (insbesondere Hauptdiagnosen bei Entlassung) sowie Angaben zum beruflichen Status (Erwerbstätigkeit) erhoben.

Symptom Checklist 90-R (SCL-90-R)   (Franke und Derogatis 1995; Franke 2000). Mit der SCL-90-R wird die subjektiv empfundene Beeinträchtigung durch körperliche und psychische Symptome erfasst. Die SCL-90-R umfasst 90 Items bzw. Fragen, mit denen der Patient anhand einer 5-stufigen Antwortskala angibt, wie sehr ihn körperliche und psychische Empfindungen und Wahrnehmungen bzw. «Symptome» in den letzten sieben Tagen belastet haben. Die Items können neun verschiedenen Syndromskalen zugeordnet werden, die folgende Bereiche erfassen: Aggressivität/Feindseligkeit, Ängstlichkeit, Depressivität, paranoides Denken, phobische Angst, Psychotizismus, Somatisierung, Unsicherheit im Sozialkontakt, Zwanghaftigkeit sowie einen Bereich Zusatzitems. Es können einerseits Kennwerte für die einzelnen Skalen berechnet, andererseits drei globale Kennwerte gebildet werden. In der Literatur wird am häufigsten der Global Severity Index (GSI), der Summenwert aller 90 Items, berichtet, welcher für ein allgemeines Maß der grundsätzlichen psychischen Belastung steht.

Brief Symptom Checklist (BSCL) bzw. Brief Symptom Inventory (BSI)   (Franke 2000; Derogatis und Spencer 1993). Die deutsche Fassung des Brief Symptom Inventory (BSI) bzw. die Brief Symptom Checklist (BSCL) ist eine Kurzfassung der SCL-90-R, die mit 53 Items dieselben neun Symptombereiche erfasst wie die SCL-90-R. Die Items wurden auf Basis einer Faktorenanalyse der SCL-90-R erstellt, wobei jene Items mit der höchsten Ladung auf die jeweiligen Bereiche ausgewählt wurden (Derogatis 1993). Die BSI verwendet dieselbe 5-stufige Antwortskala, und es können dieselben Kennwerte für die einzelnen Skalen sowie dieselben globalen Kennwerte (inkl. GSI) gebildet werden wie in der SCL-90-R.

WHO Quality of Life-BREF (WHOQOL-BREF)   (Angermeyer et al. 2000). Die Kurzversion des WHO Quality of Life-Fragebogens (WHOQOL-BREF) erfasst anhand von 26 Items (mit 5-stufiger Antwortskala) die gesundheitsbezogene Lebensqualität. Die Items sind

◘ Tab. 17.1 Stichprobenbeschreibung ($N = 2260$)

Soziodemographische und klinische Basisdaten			N	%
Geschlecht	männlich		848	37,5
	weiblich		1412	62,5
Alter (in Jahren)	≤ 20		9	0,4
	21–30		132	5,8
	31–40		399	17,7
	41–50		838	37,1
	≥ 51		882	39,0
	$N = 2260$: $M = 46,14$, $SD = 8,84$			
*Hauptdiagnose bei Entlassung (ICD-10)	Depression (F31, F32, F33, F34.1)		1415	63,7
	Angststörungen (F40, F41)		232	10,4
	Somatoforme Störungen (F45)		43	1,9
	Belastungs- und Anpassungsstörungen (F43)		315	14,1
	davon	F43.1	34	
		F43.2	275	
		Andere F43	6	
	Burnout (Z73.0)		66	3,0
	Andere F-Diagnosen		154	6,9
	davon	F0	5	
		F1	19	
		F2	37	
		Andere F3 (F34.0, F34.8, F38.1)	5	
		Andere F4 (F42, F44, F48)	41	
		F5	10	
		F6	35	
		F9	2	
	Andere nicht F		6	0,3
Erwerbstätigkeit	Arbeitslos		484	21,4
	Pension/Pensionsantrag/Reha- oder Krankengeld		102	4,5
	Berufstätig		1116	49,4
	Keine Angaben		558	24,7

* Im Datenerfassungsfile fehlen (zum Zeitpunkt der Auswertung) die Angaben über die Hauptdiagnose von 29 Patienten.

folgenden vier Bereichen oder Domänen der Lebensqualität zugeordnet: physisch, psychisch, soziale Beziehungen und Umwelt. Es können Kennwerte für die einzelnen Domänen sowie ein Globalwert berechnet werden (welche zur Vergleichbarkeit alle in einen Wertebereich von 0–100 transformiert werden).

Global Assessment of Functioning Scale (APA 1996). Die Global Assessment of Functioning (GAF)-Skala des Diagnostischen und Statistischen Manuals Psychischer Störungen (DSM-IV) (APA 1996) erfasst das aktuelle allgemeine Funktionsniveau des Patienten mittels Fremdbeurteilung durch den behandelnden Arzt. Die GAF-Skala wird in 10 Funktionsniveaus unterteilt (abgestuft in 10er Schritten von 1–100 %). Es wird ein einzelner Wert festgelegt, der das aktuelle allgemeine Funktionsniveau des Patienten am besten widerspiegelt.

Behandlungsprogramm

Alle Patienten der vorliegenden Untersuchung waren für einen planmäßig durchschnittlich sechs Wochen dauernden Aufenthalt in der Rehabilitationsklinik Gars am Kamp (mit 100 Betten) stationär. Die Aufenthaltsdauer der 2260 Patienten in der Stichprobe lag zwischen 39 und 62 Tagen ($M = 42{,}1$; $SD = 3{,}5$; *Modus* $= 41{,}0$). Das Standardtherapieprogramm für alle Patienten umfasste 22,5 Stunden Therapie pro Woche. Ein Großteil dieser Therapie fand in Gruppen mit je 11 Patienten statt. Diese Gruppen waren störungsunspezifische und offene Gruppen, d. h., Patienten mit unterschiedlichen Störungen und unterschiedlichen Anreise- bzw. Abreisedaten waren zusammen in einer von insgesamt neun Gruppen. Jede Gruppe wurde von einem multidisziplinären Behandlerteam betreut. Das standardmäßige und verpflichtende Behandlungsprogramm umfasste folgende Behandlungselemente:

- (1) Fachärztliche und allgemeinmedizinische Betreuung.
- (2) Psychotherapie im Einzel- und Gruppensetting durch Psychotherapeuten verschiedener psychotherapeutischer Ausrichtungen bzw. Schulen.
- (3) Klinisch-psychologische und gesundheitspsychologische Untersuchung und Behandlung. Insbesondere Gruppentherapien zur Stressbewältigung, Gesundheitsförderung und Entspannungsverfahren sowie klinisch-psychologische Diagnostik und Evaluation zu Beginn und am Ende des Aufenthalts, inklusive einer individuellen Rückmeldung der Ergebnisse.
- (4) Ergotherapie einzeln in einer Gruppe.
- (5) Musiktherapie in Gruppen.
- (6) Physiotherapie.
- (7) Pflegedienst.
- (8) Sozialarbeit.
- (9) Ernährungslehre.
- (10) Vorträge zu verschiedenen gesundheitsbezogenen Themen.
- (11) Mechano-, Thermo-, Elektro- und Lichttherapie.

Statistische Datenauswertung

Die Datenerfassung erfolgte elektronisch mittels Hogrefe-Testsystem (Testverfahren) und Klinik-Informationssystem (Care Station) (Basisdaten). Mittels Datenexport wurden die Daten aus dem Klinik-Informationssystem und dem Hogrefe-Testsystem (von einer Informatikfachkraft) in eine Excel-Dateimatrix zusammengeführt. Diese wurde zur weiteren Datenverarbeitung in das Statistiksoftwarepaket SPSS (Version 23) importiert, und die

Daten wurden mit SPSS ausgewertet. Es wurden zunächst Häufigkeitsverteilungen (Alter, Geschlecht, Diagnosen und Erwerbstätigkeit) und Mittelwerte (Standardabweichungen etc.) für die verschiedenen Outcomevariablen bei der Aufnahme- und Entlassungserhebung berechnet. Veränderungen in den verschiedenen Outcomevariablen im Vergleich zwischen Aufnahme und Entlassung wurden danach mit entsprechenden statistischen Methoden (t-Tests) auf Signifikanz geprüft ($p < 0{,}05$) und anschließend entsprechende Effektstärken (Cohen's d) (Cohen 1988) berechnet. Da unterschiedliche Berechnungsarten[3] von Cohen's d den Vergleich zwischen Studieneffekten erschweren können, haben wir Cohen's d nach mehreren verschiedenen Berechnungsmethoden (Fritz et al. 2012; Lakens 2013) ermittelt und in den Ergebnissen berichtet.

17.2.2   Ergebnisse

Die Auswertungen der fünf Jahre umfassenden Untersuchung der Evaluationsergebnisse der psychiatrischen Rehabilitationsklinik Gars am Kamp sind hier dargestellt. Es werden zunächst die Ergebnisse zur allgemeinen Symptombelastung, Lebensqualität und Funktionsfähigkeit dargestellt. Danach werden die Ergebnisse in unterschiedlichen relevanten Bereichen (Symptome/Lebensqualität) berichtet.

Ergebnisse allgemeiner Symptombelastung, Lebensqualität und Funktionsfähigkeit

Die Ergebnisse zeigen signifikante Verbesserungen im Rahmen der Rehabilitationsbehandlung sowohl in der allgemeinen Symptombelastung der Patienten, ermittelt anhand des Global Severity Index (GSI) der BSI/SCL-90-R, als auch der allgemeinen Lebensqualität, ermittelt anhand des WHOQOL-BREF-Globalwerts, und in der globale Funktionsfähigkeit, gemessen mit dem GAF-Wert.

Der durchschnittliche GSI-Wert der Patienten lag in der Woche der Aufnahme bei 1,23 ($SD = 0{,}70$) und sechs Wochen später zum Entlasszeitpunkt bei 0,85 ($SD = 0{,}69$). Damit zeigt sich eine hoch signifikante Verringerung der Symptombelastung im Rahmen der Rehabilitationsbehandlung: $t\,(1\,2259) = 27{,}39$, $p < 0{,}001$, mit einer mittleren Effektstärke (Cohen's $d_{av} = 0{,}56$).

Der durchschnittliche WHOQOL-BREF-Globalwert war bei Aufnahme 43,83 ($SD = 21{,}37$) und bei Entlassung 57,23 ($SD = 22{,}45$). Dies entspricht einer hoch signifikanten Verbesserung der allgemeinen Lebensqualität: $t\,(1\,2259) = 30{,}18$, $p < 0{,}001$, mit einer mittelgroßen Effektstärke (Cohen's $d_{av} = 0{,}61$).

Die durchschnittliche globale Funktionsfähigkeit, gemessen mit dem GAF-Wert, war bei Aufnahme 59,54 ($SD = 6{,}85$) und bei Entlassung 66,08 ($SD = 8{,}07$). Das entspricht einer hoch signifikanten Verbesserung der Funktionsfähigkeit im Rahmen der Rehabilitationsbehandlung: $t\,(1\,2259) = -59{,}64$, $p < 0{,}001$, mit einer hohen Effektstärke (Cohen's $d_{av} = 0{,}88$).

---

3   Leider wird häufig in den Artikeln nicht angegeben, welche Berechnungsart verwendet wurde (Fritz et al. 2012; Lakens 2013).

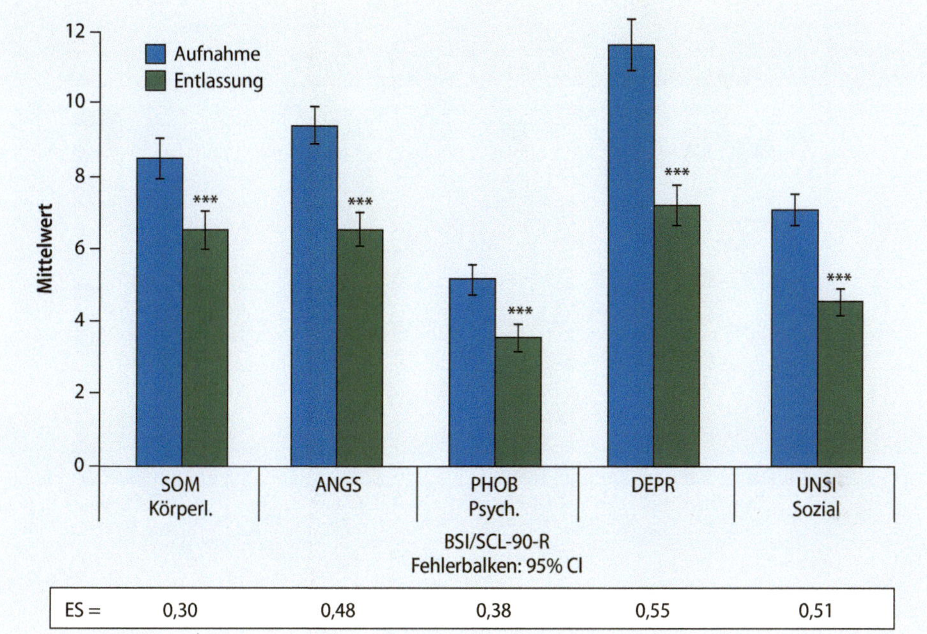

◘ Abb. 17.1 Ergebnisse BSI/SCL-90-R-Subskalen. SOM = Somatisierung, ANGS = Ängstlichkeit, PHOB = phobische Angst, DEPR = Depressivität, UNSI = Unsicherheit im Sozialkontakt, ES = Effektstärken (Cohen's d_{av}), ***p < 0,001 (t-Test)

Ergebnisse in verschiedenen relevanten Bereichen

Da in der MESTA-Studie die Ergebnisse auch für verschiedene Teilbereiche berichtet sind, wurden zum Vergleich die Ergebnisse auch getrennt nach den entsprechenden Bereichen (d. h., physisch, psychisch, funktional, sozial und Allgemeinbefinden) analysiert. Dafür wurden die Veränderungen in verschiedenen relevanten Symptombereichen anhand der Subskalen des BSI/SCL-90-R ermittelt (◘ Abb. 17.1). Es zeigte sich eine hoch signifikante Symptomreduktion in allen Bereichen (physisch, psychisch und sozial). Außerdem wurden die Veränderungen in verschiedenen relevanten Bereichen der Lebensqualität anhand der Subskalen des WHOQOL-BREF ermittelt (◘ Abb. 17.2). Auch hier zeigte sich eine hoch signifikante Verbesserung in allen Bereichen der Lebensqualität (physisch, psychisch, sozial und Allgemeinbefinden).

In ◘ Tab. 17.2 sind die Ergebnisse der T-Tests sowie die entsprechenden Effektstärken[4] dargestellt. Insgesamt waren die Effekte im funktionalen Bereich (gemessen mit dem GAF-Wert) mit einem Cohen's d_{av} von 0,88 am größten. Am geringsten waren die Effekte im sozialen Bereich der Lebensqualität, mit einem Cohen's d_{av} von 0,26. Für alle anderen Bereiche der Lebensqualität (physisch, psychisch und Allgemeinbefinden) waren mittlere Effektstärken zu beobachten. Die Effekte der Verbesserung der Symptome im psychischen Bereich waren mittelgradig (Ängstlichkeit, Depressivität) oder gering (phobische Angst)

---

4   Zur besseren Vergleichbarkeit mit den Ergebnissen anderer Studien sind die Effektstärken nach mehreren verschiedenen Berechnungsformeln angegeben. Cohen's d_{av} ist dabei zum direkten Vergleich mit der MESTA-Studie und den bisherigen österreichischen Studien am ehesten geeignet.

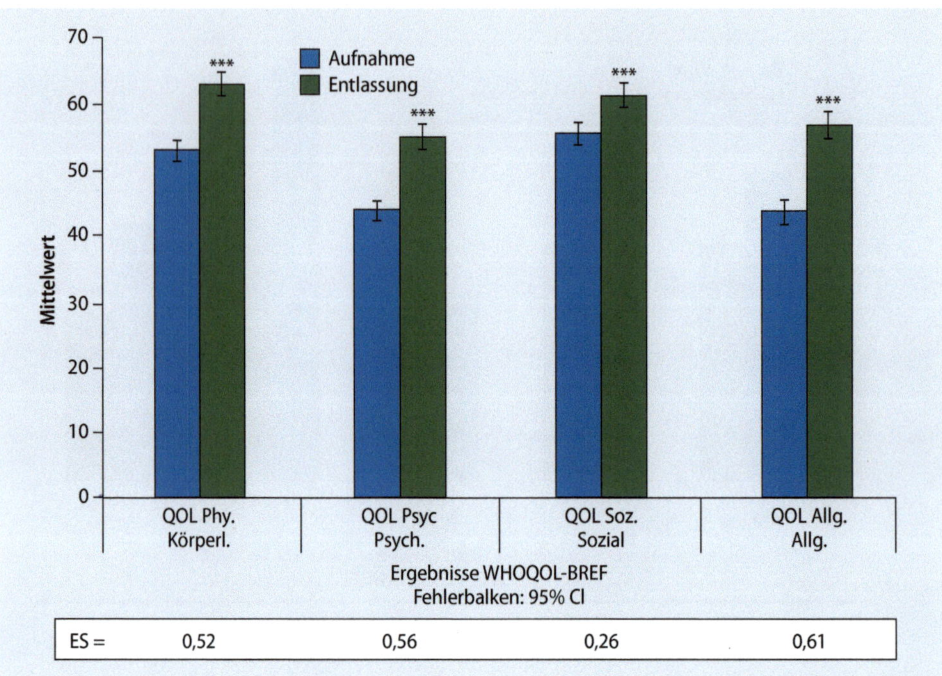

◨ Abb. 17.2   Ergebnisse WHOQOL-BREF-Subskalen. ES = Effektstärken (Cohen's d_{av}). ***p < 0,001 (t-Test)

bzw. ebenfalls gering im physischen Bereich (Somatisierung). Im sozialen Bereich (Unsicherheit im Sozialkontakt) zeigte sich eine mittlere Effektstärke in der Verbesserung der Symptome.

Die Ergebnisse anderer Subskalen der BSI/SCL-90-R und WHOQOL-BREF sind in ◨ Tab. 17.3 berichtet. Dieser werden jedoch in diesem Kapitel nicht näher diskutiert.

17.3 Diskussion

Die vorliegenden Evaluationsergebnisse der Reha-Klinik Gars am Kamp zeigen mittlere Behandlungseffekte sowohl in der Reduktion der allgemeinen Symptombelastung als auch in der Steigerung der allgemeinen Lebensqualität der Patienten. Die Auswertungen der Ergebnisse zu Veränderungen in der allgemeinen Funktionsfähigkeit ergaben sogar starke Behandlungseffekte in der Steigerung der allgemeinen Funktionsfähigkeit der Patienten. Die Verbesserungen waren in allen relevanten Ergebnisbereichen (physisch, psychisch, funktional, sozial und Allgemeinbefinden) zu beobachten, wobei die stärksten Effekte im funktionalen Bereich und die vergleichsweise geringfügigsten in der Steigerung der Lebensqualität, im sozialen Bereich sowie in der Reduktion der Symptombelastung im physischen Bereich (Somatisierung) festgestellt wurde.

Die Ergebnisse zur Evaluation der Behandlung in der Rehabilitationsklinik Gars am Kamp sind demnach vergleichbar mit den Ergebnissen der MESTA-Studie und bisheriger Studien in Österreich. Die Effekte in der Verbesserung der allgemeinen Symptombelastung sind ähnlich hoch bzw. teilweise sogar etwas größer als in bisherigen Studien zur Evalua-

◘ Tab. 17.2 Ergebnisse t-Test, Korrelationen und Effektstärken (Prä-Post-Test-Vergleich) ($N = 2260$)

Outcome-variable	T-Test Statistik				Effektstärke (Cohen's d)				Bereich
	T	df	p	r	d_z	d_{rm}	d_{av}	CL	
BSI/SCL-90-R Somatisierung	19,0	2259	< 0,001	0,72	0,40	0,30	0,30	0,66	Physisch
WHOQOLF-BREF Physisch	-31,38	2259	< 0,001	0,70	0,67	0,51	0,52	0,75	
BSI/SCL-90-R Ängstlichkeit	27,22	2259	< 0,001	0,65	0,58	0,48	0,48	0,72	Psychisch
BSI/SCL-90-R Phobische Angst	22,87	2259	< 0,001	0,70	0,48	0,37	0,38	0,68	
BSI/SCL-90-R Depressivität	31,25	2259	< 0,001	0,67	0,66	0,53	0,55	0,75	
BSI/SCL-90-R oder GSI	27,39	2259	< 0,001	0,53	0,58	0,56	0,56	0,72	
WHOQOLF-BREF Psychisch	-32,95	2259	< 0,001	0,68	0,70	0,56	0,56	0,76	
GAF	-59,64	2259	< 0,001	0,77	1,26	0,85	0,88	0,90	Funktion
BSI/SCL-90-R Unsicherheit im Sozialkontakt	28,55	2259	< 0,001	0,65	0,60	0,50	0,51	0,73	Sozial
WHOQOLF-BREF Soziale Beziehungen	-14,63	2259	< 0,001	0,66	0,31	0,26	0,26	0,62	
WHOQOLF-BREF-Globalwert	-30,18	2259	< 0,001	0,54	0,63	0,61	0,61	0,74	Allgemein

$$d_z = \frac{Mdiff}{\sqrt{\frac{\sum(Xdiff - Mdiff)^2}{N-1}}}$$

$$d_{rm} = \frac{Mdiff}{\sqrt{SD1^2 + SD2^2 - 2 \times r \times SD1 \times SD2}} \times \sqrt{2(1-r)}$$

$$d_{av} = \frac{Mdiff}{\frac{SD1 + SD2}{2}}$$

CL = Common Language Effect Size = Wahrscheinlichkeit, unter Berücksichtigung individueller Unterschiede, dass eine Person bei M1 (AUF) höhere (bzw. niedrigere) Werte hat als bei M2 (ENT) (Lakens 2013).

◻ Tab. 17.3   Ergebnisse weitere Skalenmesswerte SCL-90-R und WHOQOL-BREF (N = 2260)

Outcomevariable	Aufnahme	Entlassung	T-Test Statistik				Effektstärke (Cohen's d)				Bereich
	$M\,(SD)$	$M\,(SD)$	T	df	p	r	d_z	d_{rm}	d_{av}	CL	
SCL-90-R oder BSI Aggressivität/Feindseligkeit	4,49 (3,46)	3,19 (3,33)	19,11	2259	< 0,001	0,55	0,40	0,38	0,38	0,66	Psychisch
SCL-90-R oder BSI Paranoides Denken	6,74 (4,74)	4,23 (4,08)	29,68	2259	< 0,001	0,60	0,65	0,59	0,59	0,74	
SCL-90-R oder BSI Psychotizismus	5,72 (4,79)	3,78 (4,34)	23,91	2259	< 0,001	0,65	0,51	0,42	0,42	0,69	
SCL-90-R oder BSI Zwanghaftigkeit	11,28 (6,58)	7,68 (6,11)	32,67	2259	< 0,001	0,66	0,69	0,57	0,57	0,75	
SCL-90-R oder BSI Zusatzitems	5,59 (4,09)	4,01 (3,67)	23,01	2259	< 0,001	0,65	0,48	0,40	0,41	0,69	
SCL-90-R oder BSI Positive Symptom Distress Index (PSDI)	1,85 (0,59)	1,47 (0,56)	29,92	2259	< 0,001	0,46	0,64	0,66	0,66	0,74	
SCL-90-R oder BSI Positive Symptom Total (PST)	38,33 (15,53)	31,36 (17,88)	19,42	2259	< 0,001	0,49	0,41	0,41	0,42	0,66	
WHOQOLF-BREF Umwelt	66,93 (16,18)	69,09 (16,96)	−8,40	2259	< 0,001	0,73	0,18	0,13	0,13	0,57	Andere

$$d_z = \frac{Mdiff}{\sqrt{\dfrac{\sum (Xdiff - Mdiff)^2}{N-1}}} \; ; \quad d_{rm} = \frac{Mdiff}{\sqrt{SD1^2 + SD2^2 - 2 \times r \times SD1 \times SD2}} \times \sqrt{2(1-r)} \; ; \quad d_{av} = \frac{Mdiff}{\dfrac{SD1+SD2}{2}}$$

CL = Common Language Effect Size = Wahrscheinlichkeit, unter Berücksichtigung individueller Unterschiede, dass eine Person bei M1 (AUF) höhere (bzw. niedrigere) Werte hat als bei M2 (ENT) (Lakens 2013).

tion anderer psychiatrischer Reha-Kliniken in Österreich. Lediglich in einer österreichischen Reha-Klinik (Bad Hall) waren die Effekte noch etwas größer (Haberfellner et al. 2008; Lenz 2013). Im Vergleich zur MESTA-Studie (Steffanowski et al. 2007) jedoch sind die Effekte hinsichtlich der Reduktion der allgemeinen Symptombelastung sowohl in der vorliegenden Studie als auch in anderen bisherigen österreichischen Studien niedriger. Die Behandlungseffekte in der Steigerung der allgemeinen Lebensqualität in der Reha-Klinik Gars sind ebenfalls vergleichbar hoch wie in anderen psychiatrischen Reha-Kliniken in Österreich und in der MESTA-Studie. Ergebnisse zu Veränderungen in der allgemeinen Funktionsfähigkeit im Rahmen der Rehabilitationsbehandlung in Gars, gemessen anhand der GAF-Skala, sind ebenfalls vergleichbar mit den Effekten anderer österreichischer Reha-Kliniken. Überraschenderweise fallen die betreffenden Effekte in der MESTA-Studie deutlich niedriger aus. Dies liegt vermutlich daran, dass in der MESTA-Studie sowohl Ergebnisse von Studien, die allgemeine Funktionsfähigkeit anhand der GAF-Skala (Einschätzung durch den behandelnden Arzt/Therapeuten) messen, als auch von Studien, die diese anhand anderer Verfahren (in denen Patienten selbst ihre Funktionsfähigkeit einschätzen) messen, zusammengefasst sind. Die Ergebnisse sind daher nicht direkt vergleichbar, und möglicherweise liegt eine Verzerrung der Ergebnisse zur allgemeinen Funktionsfähigkeit vor, wenn diese ausschließlich anhand der GAF-Skala gemessen wird. Es sollten daher in zukünftigen Studien neben der GAF-Skala auch andere Verfahren, die nicht ausschließlich auf einer Beurteilung durch den behandelnden Arzt/Therapeuten beruhen, zur Erfassung der Funktionsfähigkeit eingesetzt werden (z. B. WHODAS 2.0; s. Üstün et al. 2010).

Hinsichtlich neuerer Ansätze zur Optimierung psychiatrischer bzw. psychosomatischer Rehabilitation führen Petermann und Koch (2009) unter anderem auch Patientenmerkmale als Erfolgs- bzw. Misserfolgsprädiktor an. Außerdem diskutieren Petermann und Koch unterschiedliche Konzepte und Maßnahmen zur Vorbereitung der stationären psychosomatischen Rehabilitation (z. B. ambulante prästationäre Einzel- oder Gruppengespräche) sowie Behandlungsmotivation als relevante Faktoren zur Optimierung der Behandlungseffekte. Aktuelle Studienergebnisse aus einer deutschen psychosomatischen Rehabilitationsklinik zeigen zum Beispiel, dass sich ein prästationäres Telefoninterview durch einen Psychologen oder Facharzt positiv auf das Behandlungsergebnis sowie die Therapiemotivation auswirkt (Sander et al. 2016). Auch eine systematische Erfassung von Kontextfaktoren vor oder zu Beginn des Reha-Aufenthalts kann wichtige Hinweise für die individuelle Behandlungsplanung liefern, womit psychosomatische Rehabilitationsmaßnamen weiter optimiert werden können (Bülau et al. 2016). Es gibt inzwischen auch einige interessante Nachsorgeprogramme, wie zum Beispiel das unimodale Nachsorgeangebot «Psy-RENA» der Deutschen Rentenversicherung (Boes 2016), welche die Nachhaltigkeit psychosomatischer Rehabilitation unterstützen sollen. Moderne Informations- und Kommunikationstechnologie ermöglichen hier neue Formen von Nachsorgeangeboten, die insbesondere genützt werden können, um Schnittstellenprobleme zu überwinden (Pohontsch et al. 2013).

Eine Limitation der vorliegenden Untersuchung ist das Fehlen einer Kontrollgruppe, wobei dieses Studienmerkmal auch in allen anderen bisherigen Studien zur Evaluation der medizinisch-psychiatrischen Rehabilitation in Österreich fehlt. Auch in den Studien zur Evaluation der psychiatrischen bzw. psychosomatischen Rehabilitation in Deutschland sind Untersuchungen, die eine Kontrollgruppe einschließen, die Ausnahme (Piso und Reinsperger 2014; Steffanowski et al. 2007). Eine andere Limitation der gegenwärtigen Studie ist, dass bisher keine katamnestischen Daten nach dem Rehabilitationsaufenthalt erhoben wurden. Eine katamnestische Datenerhebung ist jedoch für die Zukunft geplant.

Die Ergebnisse katamnestischer Erhebungen in der MESTA-Studie und in anderen österreichischen Studien lassen hier mehr oder weniger stabile Behandlungseffekte erwarten. Eine weitere Limitation der vorliegenden Untersuchung in diesem Zusammenhang besteht darin, dass bisher kaum sozialmedizinische/kostenrelevante Outcomes erhoben wurden. Die Erhebung sozialmedizinischer/kostenrelevanter Outcomevariablen (z. B. Arbeitsunfähigkeitszeiten, Arztbesuche, Krankenhausaufenthalte) ist daher zukünftig geplant.

17.4 Kernbotschaft

Abschließend und zusammenfassend kann festgehalten werden, dass die Behandlungseffekte in der Rehabilitationsklinik Gars am Kamp vergleichbar sind mit den in der MESTA-Studie berichteten Effekten und mit Effekten in bisherigen Studien zur psychiatrischen Rehabilitation in Österreich. Dies bestätigt den international vergleichbaren Standard der multimodalen rehabilitativen Behandlung im PSZW. Eine fortlaufende Evaluation der Behandlung ist jedoch notwendig, um kontinuierliche Behandlungserfolge zu sichern und weiter zu optimieren.

Anmerkungen

Die in diesem Kapitel berichteten Ergebnisse zur Evaluation der psychiatrischen Reha-Klinik Gars am Kamp wurden in einer Kurzfassung bereits in einem Artikel in der Zeitschrift *Spectrum Psychiatrie* veröffentlicht (s. Riffer F, Sprung M, Kaiser E (2017) Erste Evaluationsergebnisse der Rehabilitationsklinik Gars am Kamp. Spectrum Psychiatrie 3 (17): 34–37). Der Abdruck dieser Langfassung erfolgt mit freundlicher Genehmigung der Redaktion von *Spectrum Psychiatrie*.

Literatur

American Psychiatric Association (APA) (1996) Diagnostisches und statistisches Manual psychischer Störungen DSM-IV. Hogrefe, Göttingen
Angermeyer MC, Kilian R, Matschinger H (2000) WHOQOL-100 und WHOQOLBREF. Hogrefe, Göttingen
Boes N (2016) Nachsorge im Bereich der psychosomatischen Rehabilitation nach dem neuen Rahmenkonzept der Deutschen Rentenversicherung. Die Rehabilitation 55: 369–373
Bülau NI, Kessemeier F, Petermann F et al. (2016) Evaluation von Kontextfaktoren in der psychosomatischen Rehabilitation. Die Rehabilitation 55: 381–387
Cohen J (1988) Statistical power analysis for the behavioural sciences. Lawrence Earlbaum Associates, Hillside. NJ
Derogatis LR, Spencer P (1993) Brief symptom inventory: BSI. Pearson, Upper Saddle River, NJ:
Franke GH, Derogatis LR (1995) SCL-90-R. Die Symptom-Checkliste von Derogatis-Deutsche Version. Beltz, Göttingen
Franke GH (2000) Brief Symptom Inventory von L. R. Derogatis (Kurzform der SCL-90-R) – Deutsche Version. Beltz Test, Göttingen
Fritz CO, Morris PE, Richler JJ (2012) Effect size estimates: current use, calculations, and interpretation. Journal of Experimental Psychology General 141: 2
Haberfellner EM, Schöny W, Platz, T, Meise U (2006) Evaluationsergebnisse Medizinischer Rehabilitation für Menschen mit psychiatrischen Erkrankungen-ein neues Modell im komplexen psychiatrischen Leistungsangebot. Neuropsychiatrie 20: 215–218
Haberfellner EM, Jungmayr J, Grausgruber-Berner R et al. (2008) Stationäre medizinische Rehabilitation von Patienten mit psychiatrischen oder psychosomatischen Erkrankungen in Österreich – eine katamnestische Studie. Die Rehabilitation 47: 164–17
Lakens D (2013) Calculating and reporting effect sizes to facilitate cumulative science: a practical primer for t-tests and ANOVAs. Frontiers in Psychology 4: 863

Lange M, Petermann F (2010) Psychosomatische Rehabilitation. Zeitschrift für Psychiatrie, Psychologie und Psychotherapie 58: 207–217

Lenz G (2013) Evaluationsergebnisse der medizinischen Rehabilitation bei psychischen Störungen. Spectrum Psychiatrie 3: 20–23

Müller-Svitak S, Reinecker H, Rief W et al. (2002) Kognitiv-verhaltenstherapeutische Behandlung von Patienten mit Zwangsstörungen: Ein stationäres Gruppentherapieprogramm. Verhaltenstherapie 12: 108–115

Petermann F, Koch U (2009) Psychosomatische Rehabilitation: Quo vadis? Die Rehabilitation 48: 257–262

Pohontsch N, Träder JM, Scherer M et al. (2013) Empfehlungen zur Überwindung von Schnittstellenproblemen in der medizinischen Rehabilitation der gesetzlichen Renten-und Krankenversicherung. Die Rehabilitation 52: 322–328

Piso B, Reinsperger I (2014) Nachhaltigkeit der stationären psychiatrischen Rehabilitation für Erwachsene: systematischer Review (LBI-HTA Projektbericht Nr.: 75). Wien: Ludwig Boltzmann Institut für Health Technology Assessment. http://eprints.hta.lbg.ac.at/1025/1/HTA-Projektbericht_Nr.75.pdf

Sander K, Winkler G, Hofer N et al. (2016) Verbesserung des Rehabilitationsergebnis durch prästationäre Intervention. Die Rehabilitation 55: 388–394

Steffanowski A, Löschmann C, Schmidt J et al. (2007) Meta-Analyse der Effekte stationärer psychosomatischer Rehabilitation: Mesta-Studie. Huber, Bern

Üstün TB, Kostanjsek S, Chatterji S et al. (Eds) (2010) Measuring health and disability: Manual for WHO disability assessment schedule WHODAS 2.0. World Health Organization. http://apps.who.int/iris/bitstream/10665/43974/1/9789241547598_eng.pdf?ua = 1&ua = 1

Serviceteil

© Springer-Verlag GmbH Deutschland, ein Teil von Springer Nature 2018
F. Riffer et al. (Hrsg.), *Das Fremde: Flucht – Trauma – Resilienz*
https://doi.org/10.1007/978-3-662-56619-0

Sachverzeichnis